Heike Malisic · Beate Nordstrand

lebe leichter®

für Vielbeschäftigte

SCM Hänssler

SCM

Stiftung Christliche Medien

SCM Hänssler im SCM-Verlag GmbH & Co. KG · 71088 Holzgerlingen
Internet: www.scm-haenssler.de; E-Mail: info@scm-haenssler.de

Gesamtgestaltung: OHA Werbeagentur GmbH, Grabs, Schweiz; www.oha-werbeagentur.ch
Titelbild: shutterstock.com
Bilder im Innenteil: Seiten 18, 38, 44, 70, 102, 114, 132, 144, 148, 158, 160: Michael Weber, Kehl; Seite 6: Klaus Hohnwald, Appenweier; sonstige Bilder: shutterstock.com
Druck und Bindung: Těšínská Tiskárna, a.s.
Gedruckt in Tschechien
ISBN 978-3-7751-5417-8
Bestell-Nr. 395.417

Inhalt

Vorwort 6

Das Lebe-leichter-Programm auf einen Blick 8

Das Lebe-leichter-6x1 8

Werden Sie konkret: Machen Sie Nägel mit Köpfen 19

Buchen Sie einen Lebe-leichter-Kurs 19

- Online-Coaching 19
- Starten Sie alleine 20
- Starten Sie durch 23

Lebe leichter – das erste ganzheitliche Programm zum Abnehmen 26

- Das 12-Wochen-Programm – Kurzversion für Vielbeschäftigte 26

Erschwerte Bedingungen 39

- Warum Homeoffice dick macht 39
- Selbst & ständig will gelernt sein 40
- Außendienstler aus dem Rhythmus 40
- Die mit den extrem langen Arbeitstagen 40
- Schichtarbeiter essen anders 41
- »Lohnt sich das?«, denkt der Single 41
- Berufstätige Mütter – die mit den vielen Hüten 42

Mit Lebe leichter durch den Tag 45

Der Morgen 46

- Frühstücken – für einen guten Start in den Tag 50
- Lebe-leichter-Frühstücksideen 51
- Frühstücken unterwegs 56
- Die schlanke Wahl beim Bäcker 60
- Nutze den Morgen 62
- Der Arbeitstag beginnt 64
- Am Arbeitsplatz 64
- Primetime 68
- Meetings und ihr dickes Ende 68

Mahlzeit – Mittagszeit 71

- Kantinenessen 72
- Restaurantbesuche 74
- Selbst gemacht und mitgebracht 76
- Rezepte zum Mitnehmen 76
- Gute Wahl im Supermarkt 80
- Ihre Hauptmahlzeit des Tages 84
- Rezepte für leichte Hauptmahlzeiten 84
- Die süße Versuchung am Nachmittag 91
- 10 Tipps für den Umgang mit Süßigkeiten 96
- Die Lieblingsmaxis unserer Lebe-leichter-Coaches 97

Bereit für die zweite Halbzeit? 98

- Die Pause nutzen 98
- Zurück am Arbeitsplatz 98
- Nehmen Sie Haltung an 99
- Lachen heißt, das Leben lieben 100
- Tea-Time und andere Rituale 100

Endlich Feierabend 103

- Abendessen 104
- Eine Pause für den Magen 110
- Der Biorhythmus 112

Gut geplant ist halb gewonnen 115

- Ein leichtes Wochenende 115
- Gesunder Rhythmus 118
- Planung fängt beim Einkauf an 119

Inhalt

Checkliste für den leichten Vorrat 121
Leichte Vorratshaltung 121
Unentbehrliche Helfer in der leichten Küche 123
Zeitspartipps fürs leichte Kochen 124
Leckere Kombinationen aus Resten 128
Fertiggerichte ganz leicht aufgepeppt 129

Alternativen und Alternativen 133

Mehr Alternativen 133
Alternativen in der Küche 133
Tauschliste 135
Leichte Alternativen für den Süßhunger 136
Leichte Blitzrezepte für einen kleinen Teller oder als Maxi 137
Alternativen, die nichts mit Essen zu tun haben 137
Alternativen für den ganz anderen Hunger 138

Wenn's nicht so läuft, wie's laufen soll 145

Gute Zeiten 145
Schlechte Zeiten 145
Die kleinen täglichen Entscheidungen 145
Malen Sie ein Bild 146
Ins Sichtfeld holen 146

Wichtige Programmfragen 149

Mit Bewegung leichter leben 155

Mehr als sieben Gründe, sich zu bewegen 155
Ganz praktisch 158
Bewegungstipps für Vielbeschäftigte 159

Einen ausgewogenen Lebensstil entwickeln 161

14 Möglichkeiten, Nein zu sagen 161
Ein neuer Lebensstil 165

Werden Sie Lebe-leichter-Coach 166

»Lebe leichter für Vielbeschäftigte« ist all denen gewidmet, die angesichts ihres turbulenten Alltags öfter mal aus der Puste kommen. Die immer wieder neu ihre Prioritäten setzen müssen, um Körper, Seele und Geist im Gleichgewicht zu halten. So wie wir.

Wir wünschen Ihnen, dass Sie schon beim Lesen ein bisschen leichter werden.

Ihre Beate Nordstrand und Heike Malisic

Vorwort

Kennen Sie das? Den schnellen Griff zu irgendetwas Essbarem, weil Sie gerade so gestresst sind. Zu kaputt, um etwas zu kochen. Nichts im Kühlschrank, was sich auf die Schnelle in eine anständige Mahlzeit verwandeln ließe. Keine Zeit für Bewegung an der frischen Luft, geschweige denn fürs Fitnessstudio.

Wir Autorinnen, Beate Nordstrand und Heike Malisic, kennen die Tage, an denen es einfach schnell gehen muss. Wo wir unsere Fähigkeit als (Über-)Lebenskünstler unter Beweis stellen müssen, so vielfältig sind die Aufgaben und Herausforderungen, die an uns gestellt werden.

Der Beruf, der Partner, die Familie, Ehrenamt und Hobbys: Alle zehren an unserem knappen Zeitbudget und erfordern unser Talent als Allrounder.

Wo bleibt da noch die Energie für einen gesunden Lebensstil? Kann man auch mit weniger Zeit- und Kraftaufwand schlank werden oder bleiben?

Aber ja! Davon sind wir fest überzeugt. Auch als Vielbeschäftigte können Sie, mit dem genial normalen Konzept von *Lebe leichter,* Pfunde verlieren. Ganz nebenbei.

Das *Lebe-leichter*-Konzept hilft Ihnen, das gesunde Maß beim Essen wiederzufinden. Kein Kalorienzählen. Keine aufwendige oder komplizierte Diät. Kein doppeltes Kochen.

Sie dürfen alles essen, was Sie wollen, aber nicht wann und auch nicht so viel Sie wollen.

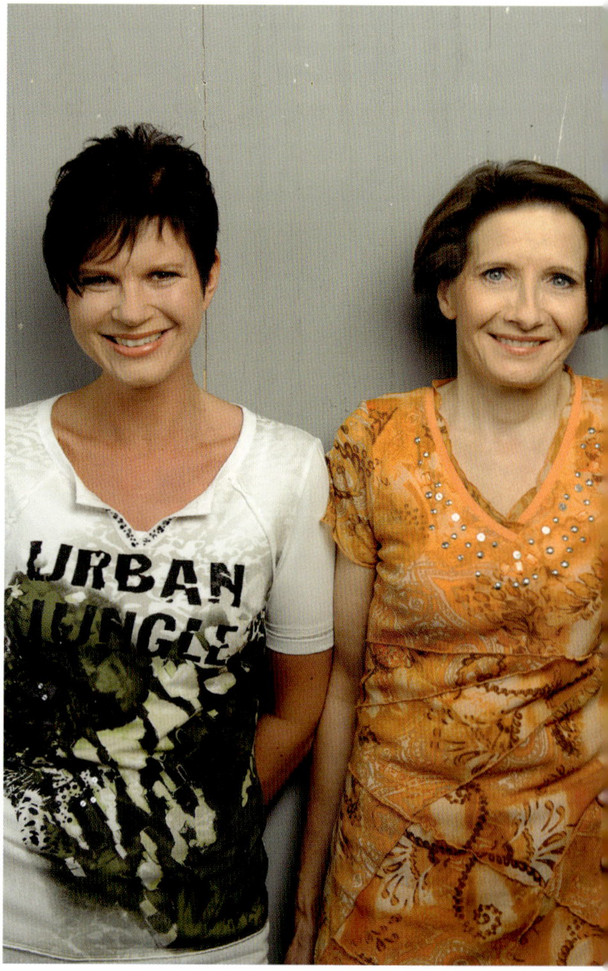

Wir, Beate Nordstrand, Diätassistentin und Heike Malisic, Ernährungsberaterin, arbeiten seit vielen Jahren im Bereich des Ernährungscoachings.

Als Urheberinnen des *Lebe-leichter*-Konzepts wissen wir, wovon wir reden und über was wir schreiben. Beide hatten wir phasenweise selbst mit Gewichtsproblemen zu kämpfen und wissen, wie sehr überflüssige Pfunde den Alltag vermiesen können.

Auch mit Zeit- und hohem Belastungsdruck kennen wir uns beide bestens aus. Trotz Management unserer Mehrpersonenhaushalte stehen wir seit vielen Jahren im Berufsleben.

Lange haben wir für eine große Firma gearbeitet, in der Nervenstärke, Pünktlichkeit und hoher Einsatz gefragt waren. Wo die Wochenenden durch Buchhaltung, Seminare und Arbeitstreffen verkürzt wurden.

Heute jonglieren wir zwischen der Arbeit im Homeoffice, mehreren *Lebe-leichter*-Kursen, Seminaren, Vorträgen, Coach-Ausbildungen, Ehrenamt und unserem Familienleben hin und her.

Und beide schreiben wir Blogs. Auch über die aufregende Entwicklung von *Lebe leichter* im letzten Jahr. Ein paar Auszüge haben wir Ihnen in die verschiedenen Kapitel mit eingestreut.

Wenn Sie Lust auf mehr Lesestoff haben, besuchen Sie uns im Internet:

www.*lebe-leichter*.org (Beates Blog),
www.lebeleichter.com (Heikes Blog).

Mit diesem Buch möchten wir Ihnen ein flexibles Konzept vorstellen, das sich Ihnen und Ihren Bedürfnissen anpasst, nicht umgekehrt.

Wir haben die besten Ideen für uns selber gesammelt und hoffen, Sie als Leser werden davon profitieren.

Ob Sie sich als Selbständiger vor Aufträgen kaum retten können, ob Sie einen langen Anfahrtsweg zur Arbeit haben, mit der Pflege von Angehörigen an Ihre Grenzen kommen, im Schichtdienst arbeiten oder wenig Zeit haben, weil Sie mit Ihrer Rasselbande beschäftigt sind: In diesem Buch möchten wir Ihnen Alternativen vorstellen. Bewegungstipps für Vielbeschäftigte. Sättigende Mahlzeiten, die ruck, zuck fertig sind. Ideen zum Mitnehmen, die nur wenig Vorbereitung erfordern. Schlanke Wahlmöglichkeiten im Supermarkt und beim Bäcker.

Und natürlich alternative Entspannungstipps, die mit Essen gar nichts zu tun haben. Damit Sie es leicht haben, leichter zu werden.

Ihre Beate Nordstrand
und Heike Malisic

Die Zeit vergeht so oder so.
Aber leichter vergeht sie schöner.

Das *Lebe-leichter*-Programm auf einen Blick

Das *Lebe-leichter*-6x1

1. *Genießen Sie täglich drei Mahlzeiten nach Ihrem Geschmack, einen Teller voll.*
2. *Gönnen Sie dem Magen zwischen den Mahlzeiten eine Pause.*
3. *Trinken Sie täglich zwei bis drei Liter.*
4. *Zweimal in der Woche ist ein Maxi gestattet.*
5. *Bewegen Sie sich täglich eine halbe Stunde.*
6. *Nehmen Sie einmal wöchentlich an einem Lebe-leichter-Treffen teil oder buchen Sie unser Online-Angebot.*

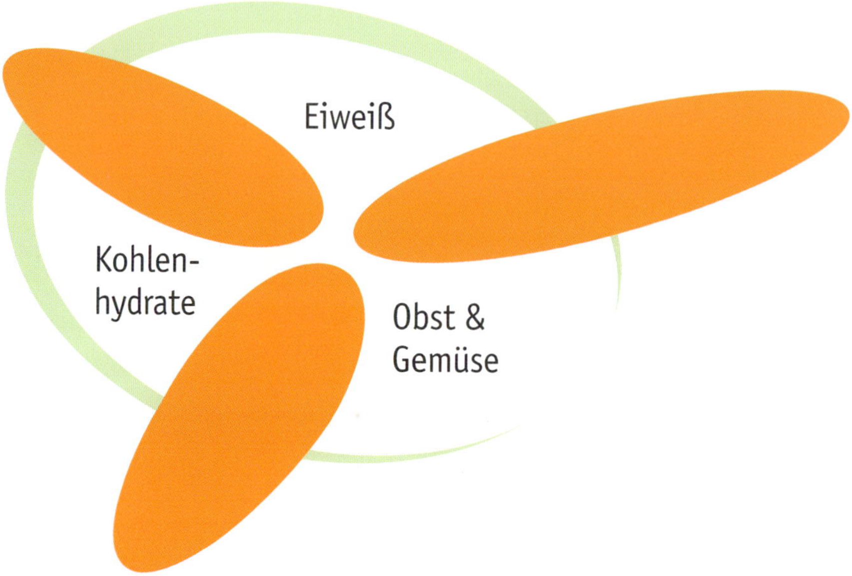

Dreimal am Tag einen Teller voll

Lebe leichter hat ein einfaches Konzept. Genießen Sie täglich drei Mahlzeiten nach Ihrem Geschmack, je einen Teller voll. Dazwischen ist Esspause. Wichtig ist die Portion Obst oder Gemüse, die ein Drittel jeden Tellers ausmachen sollte, sowohl morgens als auch mittags und abends. Wenn Sie bei Ihrer Mahlzeit nicht satt geworden sind, dürfen Sie vom Obst oder Gemüse nachnehmen, bis Sie satt sind.

Lebe leichter empfiehlt eine abwechslungsreiche Mischkost. Nichts ist verboten, doch Sie sollten darauf achten, dass sich alle wichtigen Nährstoffe, Eiweiß, Fett und Kohlenhydrate auf Ihrem Teller befinden. Auch die von der Deutschen Gesellschaft für Ernährung empfohlenen fünf Portionen Obst und Gemüse sollten in die drei Mahlzeiten integriert werden. Eine Portion entspricht in etwa einer Handvoll.

Nach BMI gestaffelt

Die Zahl der Teller, die Ihnen für Ihre drei Mahlzeiten zur Verfügung stehen, ist nach Ihrem aktuellen BMI gestaffelt. Liegt dieser unter 30, sollten Sie versuchen, ohne den Nachschlag auszukommen.

Liegt er über 30, haben Sie bei einer der Mahlzeiten einen zweiten Teller zur Verfügung. Bei welcher Mahlzeit Sie den Extrateller zu sich nehmen, bestimmen Sie.

Liegt er über 40, haben Sie für Ihre drei Mahlzeiten insgesamt fünf Teller zur Verfügung. Wir empfehlen, nicht mehr als zwei Teller zum Abendessen zu sich zu nehmen. Der Body-Mass-Index, kurz BMI, gilt als international anerkannte Bewertungsmethode für das Körpergewicht. Mit ihm können Sie feststellen, ob Sie unter-, normal- oder übergewichtig sind.

Die BMI-Formel: Körpergewicht (in Kilogramm) geteilt durch Körpergröße (in Meter) im Quadrat.

$$\textbf{BMI} = \frac{\textbf{Körpergewicht (kg)}}{\textbf{Körpergröße (m)} \times \textbf{Körpergröße (m)}}$$

Der gesunde BMI hängt vom Alter ab. Folgende Tabelle zeigt BMI-Werte für verschiedene Altersgruppen:

Alter	BMI
19–24 Jahre	19–24
25–34 Jahre	20–25
35–44 Jahre	21–26
45–54 Jahre	22–27
55–64 Jahre	23–28
>64 Jahre	24–29

Auf unserer Webseite
www.lebe-leichter.com
ist ein BMI-Rechner installiert.

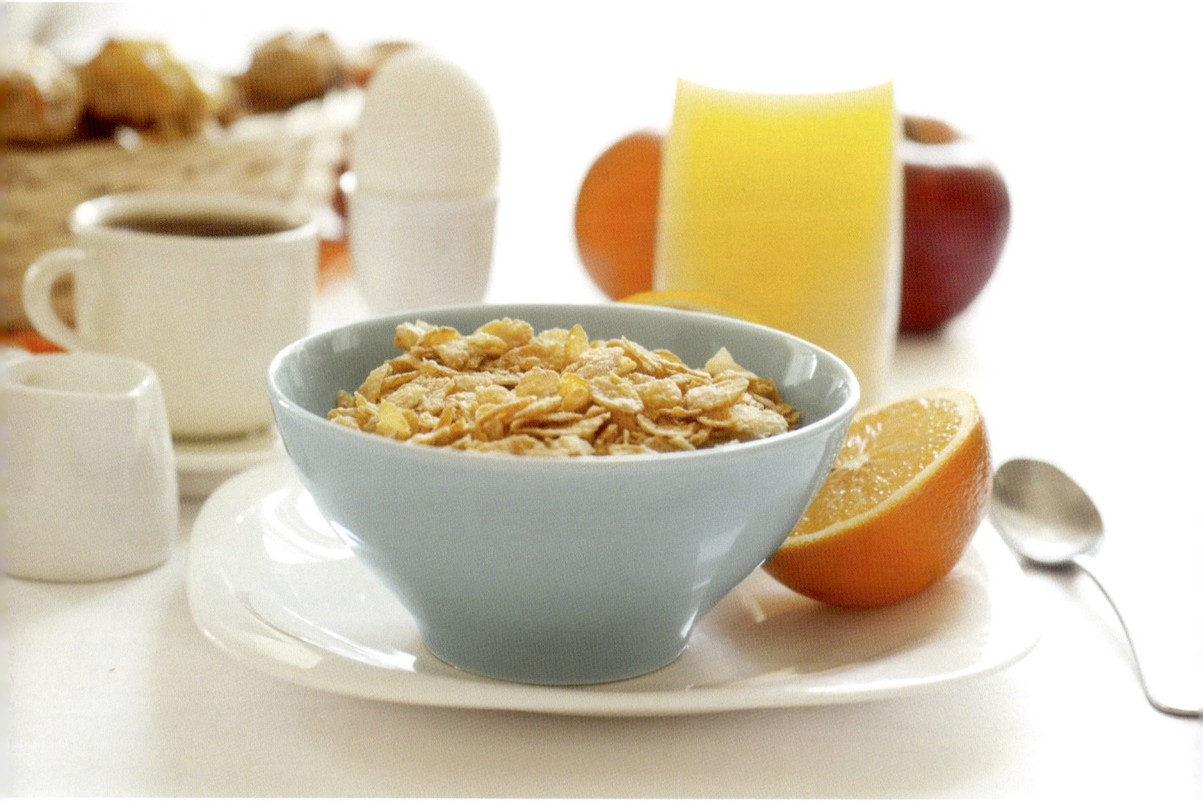

Sind die drei Mahlzeiten an bestimmte Uhrzeiten und Zeitabstände gebunden?

Ob Sie das Frühstück schon um 6 Uhr einnehmen oder erst um 9 Uhr, liegt an Ihnen. Erfahrungsgemäß reagiert der Körper positiv auf Regelmäßigkeit. Zwischen den Mahlzeiten sollte ein zeitlicher Abstand von mindestens vier bis fünf Stunden eingehalten werden.

Zwischen dem Abendessen und dem Frühstück sollte eine längere Esspause von mindestens zehn Stunden liegen. Während der Blutzuckerspiegel durch viele kleine Mahlzeiten ständig in Bewegung ist, kann der Körper in der insulinfreien Zeit Fett abbauen.

Die optimale Zeit für das Abendessen liegt zwischen 17 und 19 Uhr. Je früher Sie zu Abend essen können, desto besser.

Das entspricht dem biologischen Rhythmus unseres Körpers, der seine Verdauungstätigkeit am Abend verlangsamt. Sie nehmen leichter ab.

Wenn das Abendessen erst am späteren Abend stattfindet und Sie sich an die empfohlene Portionsgröße halten, nehmen Sie natürlich trotzdem gut ab.

Gut zu wissen:

Die Biochemikerin Linda Morgan von der University of Surrey (England) belegt in zahlreichen Studien die Auswirkung später, gehaltvoller Abendmahlzeiten auf das Gewicht.

Morgan stellte fest, dass dieselbe Mahlzeit abends einen deutlich stärkeren Anstieg des Blutzucker- und Insulinspiegels zur Folge hat als morgens. Ein hoher Insulinspiegel fördert die Fetteinlagerung. In vier- bis fünfstündigen Essenspausen kann der Insulinspiegel absinken, sodass Fett verbrannt wird. Laut Morgan ist es bei Abnahmewunsch von Vorteil, morgens und mittags mehr und abends etwas weniger Kalorien aufzunehmen.[1]

Physiologie des Abnehmens

Beim Abnehmen kommt es grundsätzlich auf eine negative Energiebilanz an. Weder das Wissen um die Zusammenhänge zwischen Insulinausschüttung und Blutzuckerspiegel auf die Abnahme noch das Beachten der Pausen zwischen den Mahlzeiten noch der optimale Fettverbrennungsbereich beim Sport entlässt Menschen, die Gewicht reduzieren wollen, langfristig aus der Verantwortung, eine negative Energiebilanz zu erzielen.

Für eine erfolgreiche Abnahme muss die Gesamtkalorienaufnahme unter dem tatsächlichen Verbrauch liegen.

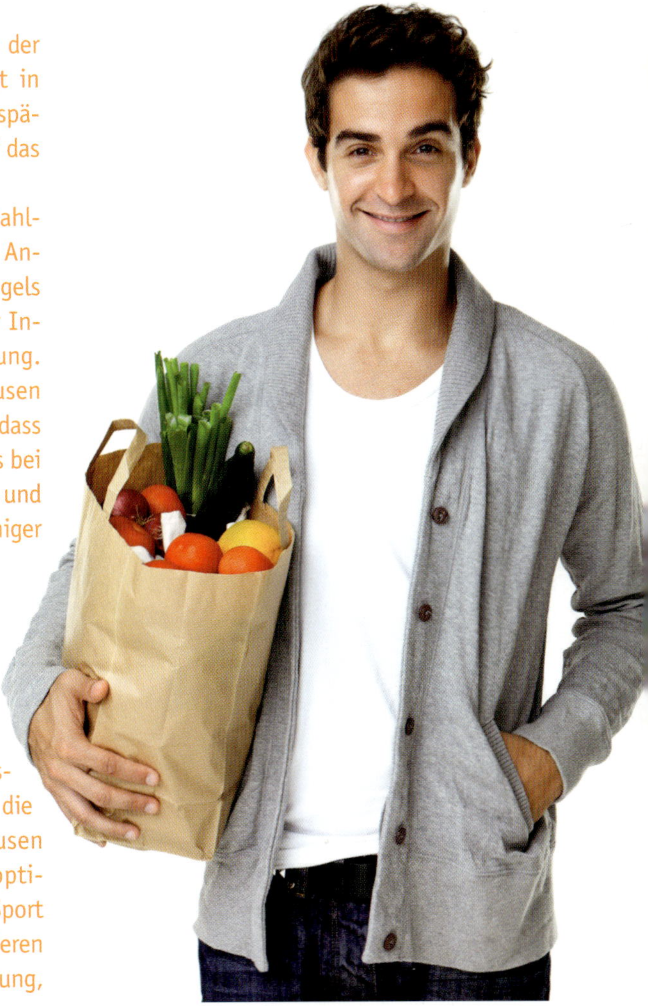

Gibt es für Männer andere Portionen?

Die Anzahl der Teller wird auch für Männer über den BMI definiert. Viele Männer beladen ihren Teller üblicherweise voller als Frauen. Das dürfen Sie auch bei *Lebe leichter* tun. Wenn Sie mit Ihrer Portion nicht satt werden, dürfen Sie Obst oder Gemüse nachnehmen.

[1] Semler, E.: UGB-FORUM, 6/2010, S. 295–297.

Was ist ein Teller voll?

Heikes Blog (1.3.2012)

Die Frage nach dem Teller

Die große Frage, die sich immer wieder unseren Teilnehmern stellt: »Was passt alles auf einen Teller?«
Den Teller dritteln, lautet die Antwort von *Lebe leichter.*
1/3 Kohlenhydrate
1/3 Eiweiß
1/3 Obst und/oder Gemüse
Und wer dann noch WIRKLICH HUNGER hat, ich meine nicht
LUST,
GIER,
APPETIT,
WEILESSOGUTSCHMECKT,
DIERESTEVONDENKINDERN,
DENRESTAUSDEMTOPF,
der darf vom Obst/Gemüse/Salat nochmals nachnehmen.
Ist nicht so schwer, oder?
Und natürlich kann man sich den Teller so oder so beladen. Und natürlich gibt es manchmal auch Mahlzeiten, die enthalten nicht so viel Eiweiß oder nicht so viele Kohlenhydrate. Das macht ja nichts. Hauptsache, die Bilanz stimmt hinterher wieder.
Willst du mal sehen, wie meine Teller gestern aussahen?
Zwei kleine Vollkornbrote mit Wurst, 4 Erdbeeren, eine Pflaume.
Risotto mit Parmesan und Basilikum mit Schwarzwurzelsalat.
Mein Herz und mein Kopf hätten von dem Risotto auch gern noch mal nachgenommen. Aber mein Bauch war satt. Darum geht's.

Beim Frühstück

Beim Frühstück bezieht sich die Maßeinheit »Teller« auf die übliche Größe eines Kaffeegedecks oder die Schale mit Müsli. Auch beim Frühstück sollte ein »Platzhalter Obst oder Gemüse« auf den Teller oder mit ins Müsli passen. Für den guten Start in den Tag empfehlen wir sättigende Vollkornprodukte. Ideen für den Tagesanfang finden Sie ab Seite 51.

Beim Mittagessen

Nehmen Sie mittags Ihre Hauptmahlzeit zu sich? Dann bezieht sich die Maßeinheit »Teller« auf einen Essteller. Ein Drittel Gemüse, zwei Drittel mit dem Essen, das Ihnen schmeckt. Sind Sie noch hungrig, dürfen Sie sich Gemüse oder Salat nachnehmen oder Sie können noch ein Stück Obst essen.

Der Nachtisch

Vielleicht haben Sie das Bedürfnis nach einem süßen Abschluss? Dann gönnen Sie sich ruhig noch ein Dessert. Dieser einmal am Tag erlaubte Nachtisch sollte direkt im Anschluss an die Mahlzeit verzehrt werden, wenn der Blutzuckerspiegel noch erhöht ist. Der Nachtisch

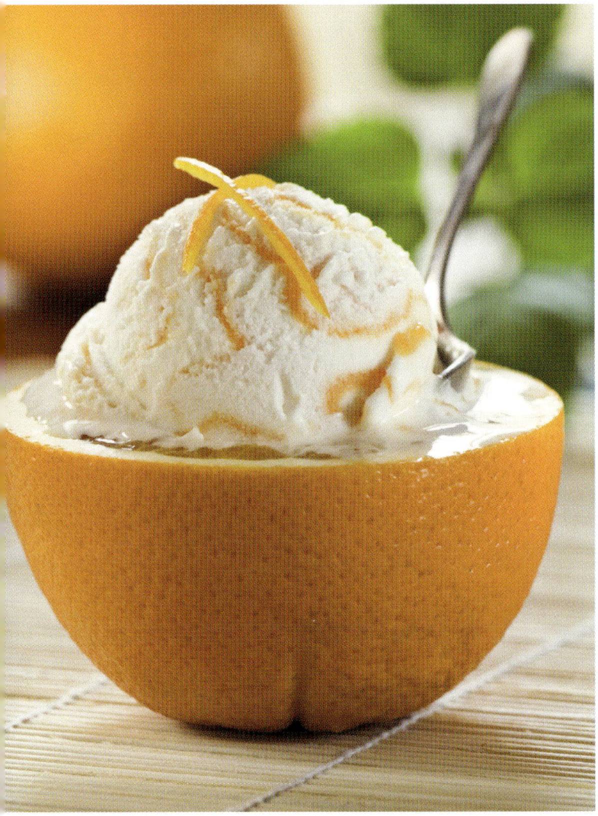

ist nicht zu verwechseln mit einem Maxi. (Was unter einem Maxi zu verstehen ist, können Sie auf Seite 16 nachlesen.)

Beim Nachtisch handelt es sich um eine dosierte Kleinigkeit. Eine Kugel Eis, ein oder zwei Stückchen Schokolade, eine Praline, ein Schokokuss. Ein kleiner Becher Joghurt. Und gerne noch einen Cappuccino oder einen Espresso, wenn Sie mögen.

Unterwegs

Ob Sie sich Ihre Brotzeit mit zur Arbeit nehmen oder sich beim Discounter oder Bäcker etwas besorgen: *Lebe leichter* hat ab Seite 76 viele gute Ideen für Ihre Mahlzeit unterwegs. Alle Rezepte sind blitzschnell zubereitet und eignen sich auch für Ihr Abendessen zu Hause. Ganz wichtig: Die Portionsgröße muss stimmen.

Handelt es sich mittags um die Hauptmahlzeit des Tages, darf sie ruhig einen Essteller füllen, abhängig vom BMI eventuell auch zwei Teller. Essen Sie Ihre Hauptmahlzeit erst am Abend, bezieht sich der Teller unterwegs wieder auf die übliche Größe eines Kaffeegedecks.

Achten Sie auch bei der Mahlzeit unterwegs auf die entsprechende Portion Obst und Gemüse und nehmen Sie davon nach, falls Sie noch hungrig sind. Sie sollen sich nach jeder Mahlzeit leicht gesättigt fühlen. Und vergessen Sie das Trinken nicht.

Wer etwas will, findet Wege. Wer etwas nicht will, findet Gründe.

Beim Abendessen

Falls Sie mittags Ihre Hauptmahlzeit gegessen haben, empfiehlt *Lebe leichter* Ihnen am Abend eine Mahlzeit Ihrer Wahl vom Umfang eines kleinen Tellers, wie immer mit einem Drittel Obst oder Gemüse bestückt. Auch für die abendliche Brotzeit, ob kalt oder warm, bieten wir Ihnen in unserem Rezeptpool viele schnelle Ideen.

Und auch hier gilt: Sind Sie nach dem Verzehr Ihres Tellers Abendessen noch nicht satt, dürfen Sie sich Obst oder Gemüse nachnehmen.

Wenn Sie erst am Abend zu Ihrer warmen Mahlzeit kommen, beträgt der Umfang einen Essteller, je nach BMI auch zwei.

Beates Blog (27.1.2012)

Nachhilfe

»Wenn es denn wirklich mal Tiefkühlpizza gibt – gibt es ja angeblich nie bei meinen Teilnehmern … –
aber wenn … was wäre denn dann ein Teller?«
Fangfrage und Sabine fällt willig drauf rein.
»Eine Pizza. Die geht doch auf einen Teller!«
»Aber liebe Sabine, wo ist denn da das Gemüse? Du willst mir doch wohl nicht weismachen, dass das bisschen Tomatensoße und die 4 Paprikastückchen der Platzhalter Gemüse sind?
Und gib's doch zu … Du reibst immer noch ein bisschen Extrakäse drauf. Aber nun hab ich dich durchschaut.«

Eine Forschungsgruppe untersuchte in den letzten Jahren die Auswirkungen einer nachtbetonten Lebensweise (Schlafzeit von 1.30 Uhr bis 8.30 Uhr) mit späten Abendmahlzeiten, bei der mindestens die Hälfte der täglichen Kalorien zwischen 19 Uhr und 1 Uhr verzehrt wurden.

Späte Mahlzeiten, so die Ergebnisse, führen zu einer hohen Insulinausschüttung, wobei dieses nachts aber deutlich schwächer wirkt als am Tag. Trotz eines hohen Blutzuckerspiegels brach die Insulinausschüttung gegen 6 Uhr morgens schlagartig ab. Nach drei Wochen nachtbetonter Lebensweise lieferte der Organismus der Probanden nicht mehr die sofort benötigte Insulinmenge für eine tagsüber verzehrte Mahlzeit. Diese chaotische Reaktion des Insulins gilt als Vorstufe zum Diabetes. Noch schlechter sind die Auswirkungen bei »Night Eaters«, die mehr als die Hälfte der täglichen Kalorienmenge nach 22 Uhr verzehren.[2]

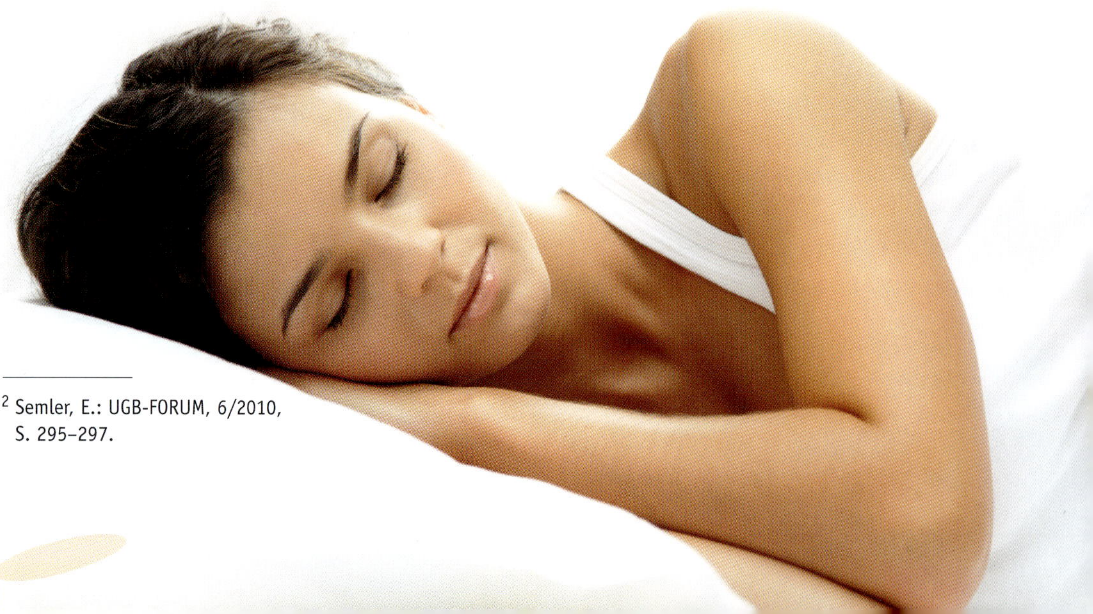

[2] Semler, E.: UGB-FORUM, 6/2010, S. 295–297.

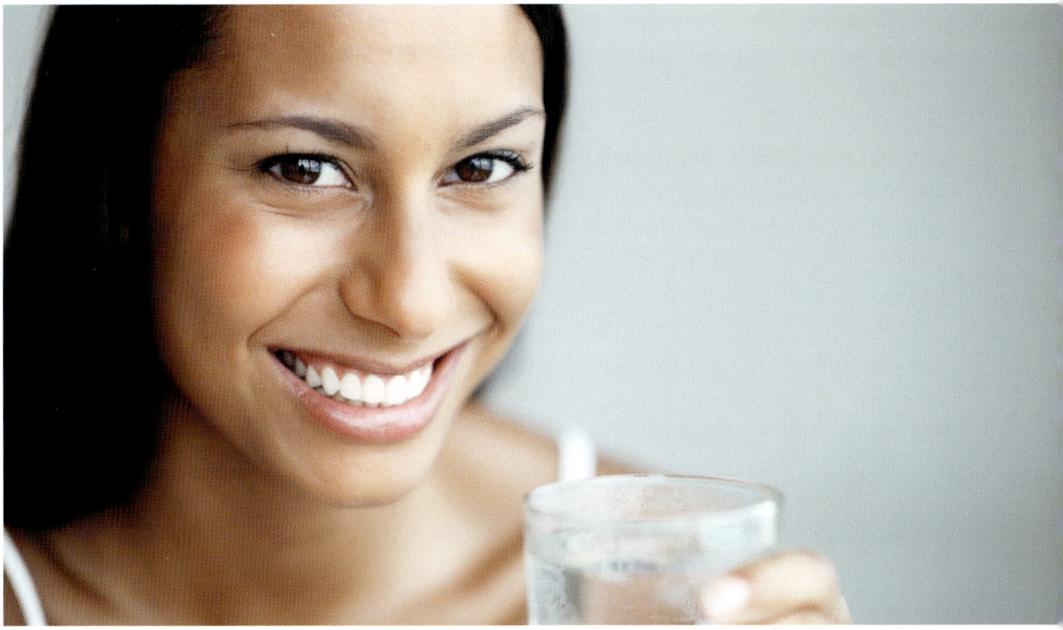

Trinken Sie täglich zwei bis drei Liter
Trinken Sie möglichst 1 ½ Liter Wasser, den Rest nach Ihrem Geschmack.

Wasser entschlackt den Körper am besten. Zwischen den Mahlzeiten sollten die Getränke kalorienfrei sein. Die empfohlenen zwei bis drei Liter zu einem erheblichen Teil mit koffeinhaltigen Getränken zu decken, halten wir für nicht empfehlenswert.

Während auch Kräuter-, Früchte- und Roibuschtees problemlos einen Teil der täglich empfohlenen Trinkmenge decken können, ist das bei grünem oder schwarzem Tee nicht der Fall. Falls Sie zu den Kaffee-, Schwarz- oder Grünteetrinkern gehören, dürfen Sie sich davon höchstens vier Tassen auf die anzustrebende Menge von zwei bis drei Litern Flüssigkeit anrechnen.

Heikes Blog (17.6.2011)

Lebe leichter

Wie man auf 2,5 Liter kommt

- Morgens zum Kaffee: 1 Glas Wasser (300 ml)
- Vor der Fahrt nach Freiburg: 1 Glas Wasser (300 ml)
- Auf der Fahrt nach Freiburg: 1 Flasche Wasser (500 ml)
- Flasche bei IKEA wieder mit Wasser aufgefüllt
- Beim Mittagessen: 1 Bionade (weil ich die so mag)
- Nach dem Einkauf: 1 Flasche Wasser (500 ml)
- Zu Hause: 1 Glas Wasser (300 ml)
- Beim Abendessen: 1 Glas Wasser (300 ml)

Hat jemand mitgerechnet?
Und jetzt trink ich dann auch noch mal was, damit die Bilanz stimmt.

Dürfen zwischen den Mahlzeiten Lightgetränke getrunken werden?
Unsere erste Empfehlung für den Getränkekonsum zwischen den Mahlzeiten gilt dem Wasser. Gegen das gelegentliche Glas eines Lightgetränks ist nichts einzuwenden. Es sollte allerdings weniger als 20 Kalorien pro Liter haben.

Lightgetränke sind jedoch mit vielen Aromen und künstlichen Süßstoffen versetzt, weswegen *Lebe leichter* empfiehlt, den Verbrauch generell neu zu überdenken.

Außerdem sollten Sie wissen, dass Süßstoffe bei manchen Menschen verstärkte Hungergefühle auslösen können. Entscheiden Sie selbst.

Beates Blog (15.10.2011)

Nur das Beste

Angesichts der vielen Feste, die wir gerade feiern und mitfeiern, lohnt sich eine Strategie, wenn sie keine Spuren auf den Hüften hinterlassen sollen. Die hier war bei der Hochzeit heute für mich die richtige:
nur die Hälfte gefrühstückt. Viel Wasser getrunken. Am Kuchenbüffet 1 schmales Stückchen Hochzeitstorte und ein weiteres Stück Kuchen, später Salat, Lachs, Gemüsevariationen, Wein. Cappuccino statt Eis. Immer nur das Beste.
Und überhaupt: Das Schönste am Feiern ist, dabei zu sein. Das Glück von Menschen mitzufeiern.
Macht nicht zwangsläufig dick.

Welche Regeln gelten beim Umgang mit alkoholischen Getränken?
Zweimal in der Woche sind ein bis zwei Gläser Alkohol erlaubt. Wird der Alkohol zur Mahlzeit getrunken, gilt er nicht als Maxi. Wird ein Glas Alkohol außerhalb der Mahlzeit getrunken, gilt er als eines der beiden erlaubten Maxis, die Sie pro Woche zur Verfügung haben.

Alkoholfreies Bier außerhalb der Mahlzeit fällt natürlich nicht unter die Kategorie Alkohol, ist aber trotzdem ein Maxi, da es keineswegs kalorienfrei ist.

Was bedeutet ein Maxi?
Zweimal in der Woche ist ein Maxi, eine Ausnahme von der Drei-Mahlzeiten-Regelung, erlaubt. Damit erhöht sich Ihre Flexibilität. Möchten Sie in einer bestimmten Situation einmal von der Drei-Mahlzeiten-Regelung abweichen, können Sie das ohne Weiteres tun. Die Hauptsache ist, dass die Ausnahme eine Ausnahme bleibt.

Lebe leichter basiert auf einer freiwilligen Veränderung des Essverhaltens. Deshalb überlassen wir den Umfang dieser Ausnahme Ihnen.

Ein Maxi könnte das Stück Käsesahnetorte sein oder zwei Gläser Rotwein außerhalb der Mahlzeit. Es könnte aber auch der zweite Teller Ihres Lieblingsessens sein, von dem Sie sich einen Nachschlag genehmigt haben. Bei *Lebe leichter* brauchen Sie keine Kalorien zu zählen.

Damit Sie den Umfang eines Maxis etwas besser einschätzen können, finden Sie auf Seite 97 einige Lieblingsmaxis unserer *Lebe-leichter*-Coaches.

Darf eine der drei Mahlzeiten durch Kuchen ersetzt werden?
Wir wissen, dass es immer wieder einmal vorkommt, dass eine Mahlzeit durch Kaffee und Kuchen ersetzt wird. Dies sollte allerdings nicht zur Regel werden und höchstens einmal in der Woche geschehen. Zum einen fehlt in diesem Fall meist die sättigende Portion Obst oder Gemüse. Zum anderen kommt es nach einer süßen, kohlenhydratreichen Kuchenmahlzeit sehr viel schneller zu Heißhunger.

Eine solche Kuchenmahlzeit ist meist kalorienreicher und weniger sättigend als eine Mahlzeit, die den *Lebe-leichter*-Prinzipien entspricht.

Praktizieren Sie die Kunst der kleinen Schritte

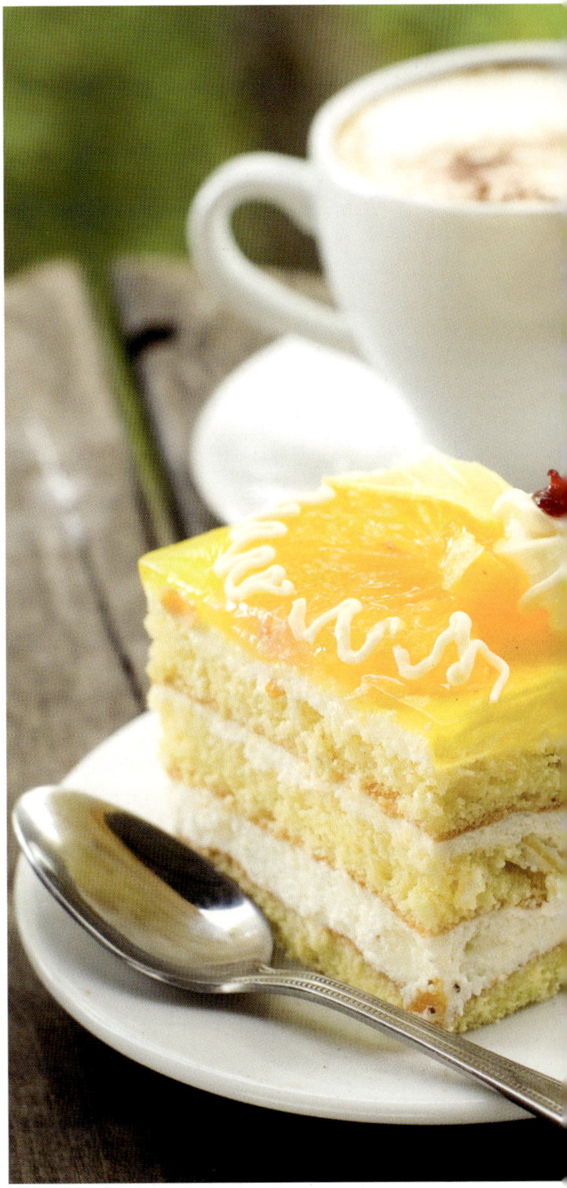

Ein Ziel ist ein Wunsch mit einem Termin

Täglich eine halbe Stunde Bewegung
Lebe leichter möchte Sie zu einem aktiven, bewegten Lebensstil motivieren. Dazu brauchen Sie kein Fitnessstudio, auch nicht unbedingt viel Zeit. Ein aktiver Lebensstil braucht aber Ihre Zustimmung. Sie müssen sich täglich entscheiden, aktiv statt passiv zu sein.

Laufen Sie öfters zu Fuß. Sie werden staunen, wie viel kleine, regelmäßige Veränderungen bewirken. Auch wenn Sie keine Zeit für die empfohlene halbe Stunde am Tag finden, sollten Sie sich im Laufe der Woche drei bis vier Stunden bewegen. Am besten natürlich im Freien.

Bewegungstipps für Vielbeschäftigte finden Sie im Kapitel »Mit Bewegung leichter leben« auf Seite 155.

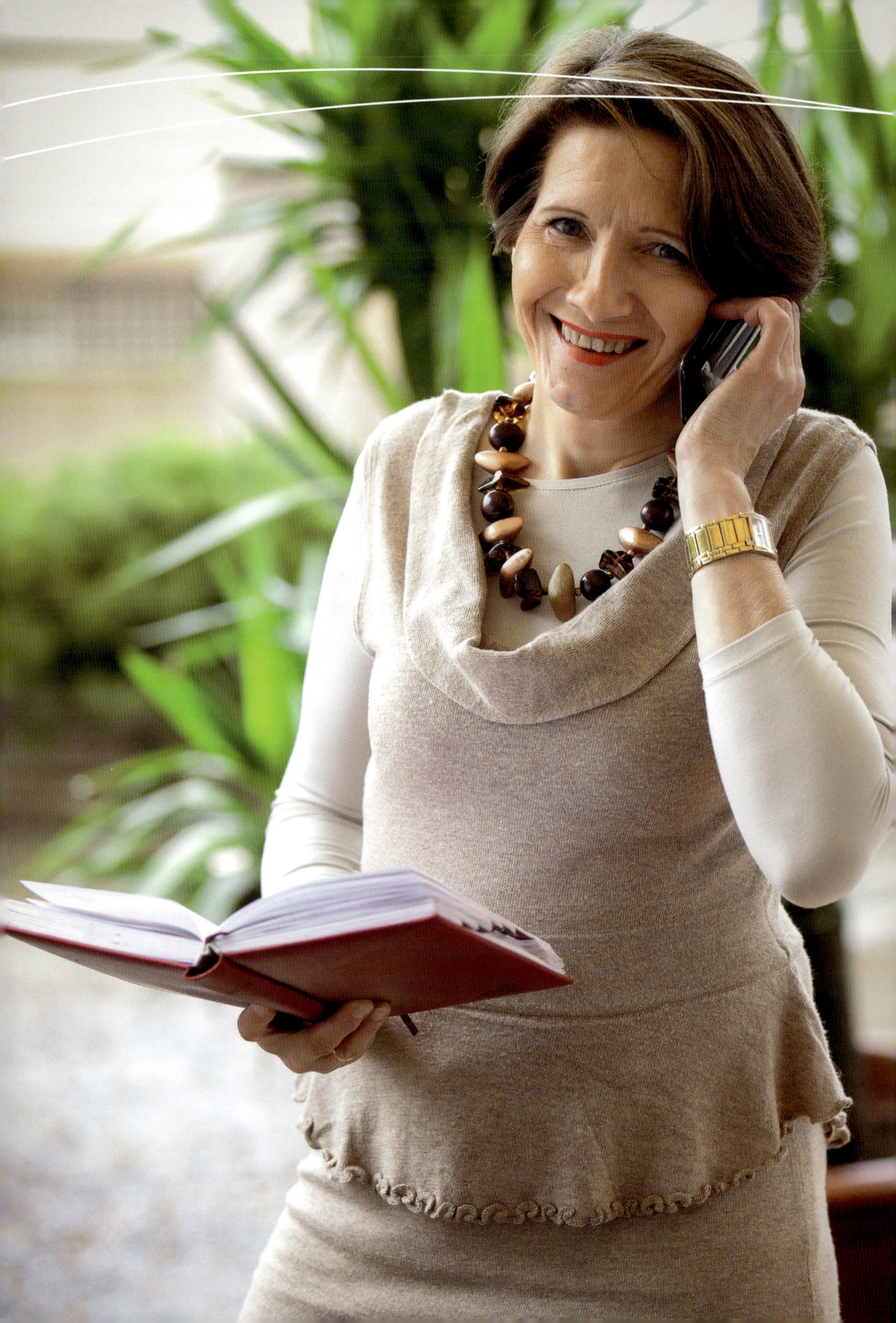

Werden Sie konkret: Machen Sie Nägel mit Köpfen

Buchen Sie einen *Lebe-leichter*-Kurs

Melden Sie sich zu einem *Lebe-leichter*-Kurs in Ihrer Nähe an. Verschiedene Untersuchungen haben ergeben, dass Menschen, die zusammen mit Gleichgesinnten abnehmen, erfolgreicher sind und länger am Ball bleiben.

In den wöchentlich stattfindenden Treffen werden Sie von einem *Lebe-leichter*-Coach unterstützt. Die Themen werden intensiv besprochen. Sie bekommen Tipps, Motivation, Rezepte und das nötige Know-how, um erfolgreich zu sein.

Der Austausch innerhalb einer *Lebe-leichter*-Gruppe fördert Ihr Durchhaltevermögen und spornt Sie an, Ihr gesetztes Ziel auch zu erreichen.

Die Durchschnittsabnahme in unseren *Lebe-leichter*-Kursen beträgt 5-6 kg pro Kurs.

Aktuelle *Lebe-leichter*-Kurse finden Sie auf unserer Webseite *www.lebe-leichter.com.*

Online-Coaching

Sie haben keine Zeit für einen Kurs vor Ort? Oder es findet kein *Lebe-leichter*-Kurs in Ihrer Nähe statt? Dann können Sie sich auch online begleiten lassen. Das Online-Coaching dauert genauso lange wie die *Lebe-leichter*-Kurse und umfasst ebenfalls die 12 Wochenlektionen des *Lebe-leichter*-Programms.

Sie werden zweimal in der Woche mit einer motivierenden E-Mail entsprechend der jeweiligen Programmwoche unterstützt. Einmal wöchentlich werden Sie zum Feedback aufgefordert, auf das wir persönlich reagieren.

Bei uns bekommen Sie keine standardisierten Antworten. Wir gehen auf Ihre Fragen ein, helfen Ihnen, realistische Ziele zu setzen und motivieren Sie, auch in schwierigen Wochen nicht aufzugeben.

Lebe leichter hat bereits Hunderte von Teilnehmern online durchs Programm begleitet. Die Abnahmeerfolge im Online-Coaching entsprechen den Erfahrungen, die wir auch in unseren Kursen vor Ort machen. Auch diese Teilnehmer schließen das Coaching durchschnittlich mit einer Abnahme von 5-6 Kilo ab.

Weitere Informationen finden Sie auf unserer Webseite *www.lebe-leichter.com.*

Der eine wartet, dass die Zeit sich wandelt, der andere packt sie kräftig an und handelt.
Dante Alighieri (1265-1321)

Beates Blog (4.2.2012)

Die Sieger des Sommers werden im Winter gemacht

»Und das Coaching ist am Valentinstag zu Ende«, hatte ich den Anfängern des 12-Wochen-Online-Coachings Mitte November vorgerechnet.

Am 22.11. kommt einem der Valentinstag sehr weit entfernt vor. Weil dazwischen der erste Advent, Nikolaus, die Vorweihnachtszeit, die Feiertage, Silvester und der ganze Januar liegen.

Ich hab' sie unterwegs immer angefeuert, ihr Ziel nicht aus den Augen zu verlieren und zu beachten, dass »die Zeit läuft«.

Ein Ziel ist ein Wunsch mit einem Termin. Nächste Woche schließen sie ihr Coaching ab, und ich bin richtig stolz. Vielleicht hat es sogar eine sensibilisierende Wirkung gehabt, dass sie mitten in den verführungsreichsten Wochen begonnen haben.

Einige von ihnen liegen jetzt bei einer Abnahme von 7 Kilo. Trotz Weihnachtszeit.

Starten Sie alleine

Dafür brauchen Sie eine starke Selbstmotivation. Aber es geht. So habe ich, Beate, es damals ja auch geschafft. Inzwischen gibt es genügend Input, der Sie dabei unterstützt. In unserem Buch »*Lebe leichter* – Genial normal zum Wunschgewicht. Das 12-Wochen-Programm« finden Sie unser Konzept noch ausführlicher als im hier vorliegenden Buch erklärt.

Das Buch und der dazugehörige Planer, ein Ernährungstagebuch, begleiten Sie 12 Wochen lang. Die Lektionen vertiefen die wenigen Grundregeln des *Lebe-leichter*-6x1. Sie helfen nicht nur beim Abnehmen, sondern führen zu einer neuen Freiheit in Ihrem Essverhalten.

So hat Gerda allein mit dem Buch innerhalb von neun Monaten 22 kg verloren. Nach den ersten 17 kg stand sie mit einem Blumenstrauß vor Heikes Tür.

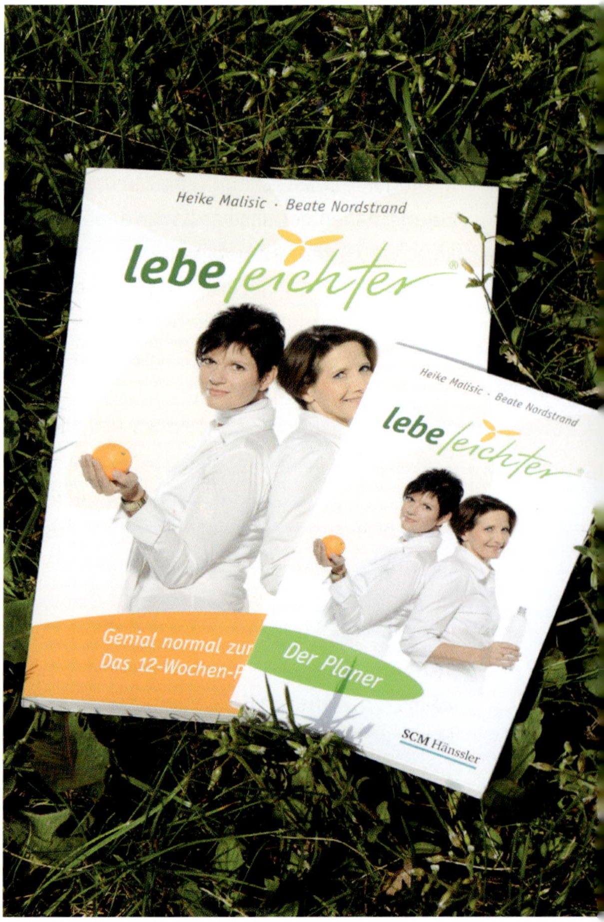

Heikes Blog (1.9.2011)

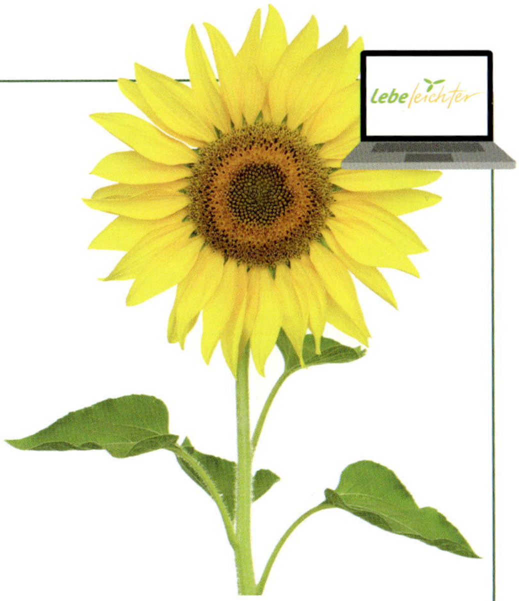

Glanznummer

Es klingelte, und dann stand sie vor der Tür. Ich sah etwas abgekämpft aus, noch mit Käppi auf dem Kopf, noch nicht geduscht, gerade vom Laufen zurück. Sie hatte sich angekündigt, wollte mir nur mal ganz kurz etwas zeigen. Sie wusste, ich hatte nicht viel Zeit, da ich heute den ganzen Tag die Ausbildungen für morgen und Montag vorbereiten muss. Kurzer Anruf, während ich noch am Laufen war: »Ich bin in der Nähe, kann ich jetzt kommen?«

Da stand sie nun vor mir, schön und schlank, mit einer Sonnenblume in der Hand. Kennengelernt haben wir uns vor fünf Monaten. Sie kam fast 70 km weit gefahren um mich im Trampolinkurs donnerstags zu besuchen. Sie passte sofort zu unserer Frauengruppe, wir hatten gemeinsam viel Spaß. Sie ist Buchhändlerin und betreibt eine Alphabuchhandlung. Kurze Zeit später sahen wir uns wieder, als ich während eines Filialleitertreffens der Alphabuchhandlungen einen Vortrag hielt. Danach hörte ich nichts mehr von ihr. Bis letzte Woche.

»Ich bin in der Nähe, und ich muss dir unbedingt etwas zeigen«, erklärte sie mir am Telefon.

»Fällt dir nichts auf?«, fragt sie mich heute bei einer Tasse Kaffee.

Ich vermute es. »Hast du abgenommen?«

»Jaaaaaaaaaaa, 17 kg in den fünf Monaten, dank eurem Programm. Ich bin so glücklich, habe ein völlig neues Lebensgefühl. Mein Mann ist auch ganz happy. Ich hasse Diäten, wollte nie eine machen, aber nachdem ich euer Buch gelesen habe, war ich total begeistert und fing an, das Programm zu leben. Und ich möchte Danke sagen, dass ihr mir und so vielen Menschen geholfen habt und noch weiter helfen werdet. Das konnte ich dir am Telefon so nicht sagen, ich wollte, dass du das siehst.«

Ich schaue sie mir noch ein wenig genauer an. Sie sieht wirklich toll aus, sehr weiblich, mit Rock, einem leichten Make-up, einer guten Figur – eine Glanznummer Gottes. Kompliment, meine Liebe!

Worüber ich mich allerdings nicht nur ein klein wenig, sondern mächtig freue ist, dass ich die Menschen nicht nach ihrem BMI in eine Schublade stecke und sie so in Erinnerung behalte. Ihr Gesicht hätte ich sofort wiedererkannt, an ihre Figur konnte ich mich nicht erinnern.

Sie wird Coach, nächstes Jahr, und ich freu mich drauf.

Inzwischen gibt es auch einen *Lebe-leichter*-Jahresplaner, der gleichzeitig als Timer und Notizbuch dient. Und sogar ein von uns gelesenes Hörbuch. Auf diese Weise können Sie auch während des Autofahrens Motivation tanken.

Auf unserer Webseite www.lebe-leichter.com finden Sie Erfolgsstorys unserer Teilnehmer und ein wechselndes Thema der Woche. Einmal im Monat gibt's von uns Initiatorinnen einen Newsletter mit Tipps fürs ganzheitliche Leichterwerden und leckeren, saisonalen Rezeptideen.

Sie sehen, auch als Ihr eigener Coach sind Sie nicht allein.

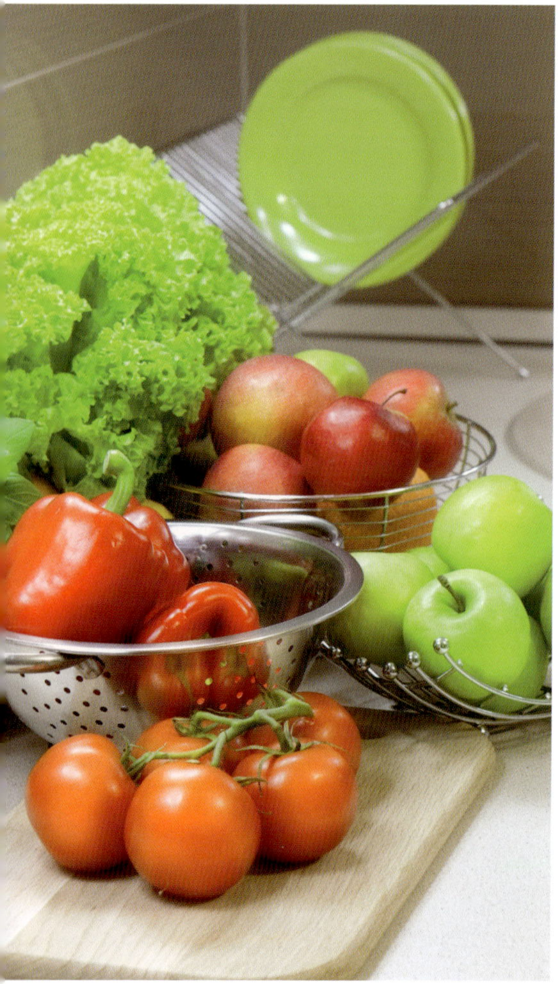

Beates Blog (4.11.2011)

Der Lebe-leichter-Test

Habe die Teilnehmer meiner vier Treffen zum *Lebe-leichter*-Test herausgefordert. Nicht, dass ich mit den Abnahmen unzufrieden wäre. Aber ich will doch sicherstellen, dass sie alle die versprochenen 5 Kilo Abnahme in den 12 Wochen erreichen.
Habe ihnen 800 g Abnahme in dieser Woche versprochen, wenn sie

- sich an die drei Mahlzeiten mit je einem Teller halten,
- sich auf jedem der Teller ein Platzhalter Obst/bzw. Gemüse befindet,
- dem Magen zwischen den Mahlzeiten Esspausen gönnen; also auch keine Bonbons, Cappuccinos, Tee mit Honig oder andere Naschereien,
- nur zweimal in der Woche von der 3-Mahlzeiten-Regelung abweichen und sich ein Maxi genehmigen,
- 2–3 Liter trinken, am liebsten 2 Liter Wasser,
- sich jeden Tag eine halbe Stunde bewegen,
- das Einhalten durch Führen des Ernährungstagebuchs belegen.

DANN NEHMEN SIE AB WIE DIE WELTMEISTER.

Starten Sie durch

In 72 Stunden

Kennen Sie die 72-Stunden-Regel? Sie gilt fürs Karrieremanagement, lässt sich aber genauso gut auf Ihren Wunsch, leichter zu werden, übertragen.

Sie besagt, dass Sie innerhalb von 72 Stunden mit der Umsetzung Ihres Vorhabens beginnen sollten. Warten Sie länger, sinkt die Wahrscheinlichkeit, dass Sie es anpacken, auf 1%.

Stellen Sie sich 3 Fragen:

1. Welche Form des Coachings wähle ich?
- Ein *Lebe-leichter*-Treffen an meinem Wohnort
- Das Online-Coaching
- Ich bin mein eigener Coach

2. Wann fange ich an?
- Je früher Sie mit der Umsetzung beginnen, desto besser.
- Ich starte am ________________ und setze mein Vorhaben bis zum ________________ um.

Sie können sich dabei an dem 12-Wochen-Rhythmus von *Lebe leichter* orientieren. Oder Sie stecken sich einen anderen Zeitrahmen. Hauptsache, Sie werden verbindlich.

3. Was brauche ich für einen erfolgreichen Start?

____

____

____

____

Lebe leichter passt sich Ihrem Lebensstil an

Sie brauchen keine besonderen Zutaten für Ihre nächsten Mahlzeiten einzukaufen. Sie können die Lebensmittel aus Ihrem Vorrat verwenden und weiterhin dort einkaufen, wo es für Sie am bequemsten ist. Die Rezeptideen aus dem Buch helfen Ihnen, die Portionsgrößen der Mahlzeiten besser einzuschätzen, und geben Anregungen für Vielbeschäftigte wie Sie, damit das Kochen extra schnell geht. Praktisch: Sobald Sie die Zutaten verdoppeln oder verdreifachen, reicht es auch für mehrere Esser oder Sie haben gleich eine Mahlzeit für den nächsten Tag parat.

Obst und Gemüse sollten Sie jedoch auf jeden Fall im Haus haben.

Auf Seite 121 geben wir Ihnen bewährte Tipps für Ihre Vorratshaltung. So können Sie in Minutenschnelle eine Mahlzeit à la *Lebe leichter* zubereiten, auch wenn Sie nicht zum Einkaufen gekommen sind.

Vielleicht legen Sie Wert auf ein besonderes Mineralwasser? Sie können aber auch mit Leitungswasser anfangen. Vielleicht kommen Sie sogar auf den Geschmack.

Besitzen Sie eine Waage?

Wenn Sie das Online-Coaching gewählt haben, sollten Sie eine Personenwaage im Haus haben.

In den *Lebe-leichter*-Kursen werden Sie von Ihrem Coach gewogen. Er ermittelt in der ersten Woche Ihren BMI und belegt durch die Einträge in Ihren Planer die wöchentliche Abnahme.

Wenn Sie Ihr eigener Coach sind, wählen Sie die Methode, die Sie am meisten motiviert.

Sie verfolgen den Gewichtsverlaufs auf Ihrer Waage zu Hause und tragen den neusten Stand in den Planer ein. Am besten immer zur gleichen Zeit und zu den gleichen Bedingungen. Wenn Sie in regelmäßigen Abständen auch den schwindenden Taillenumfang messen, spornt Sie das noch zusätzlich an.

Sie können Ihren Erfolg aber genauso gut an Ihrer immer lockerer sitzenden Kleidung feststellen. Entscheiden Sie selbst.

Lebe-leichter-Paket

Benötigen Sie das *Lebe-leichter*-Buch mit dem ausführlichen 12-Wochen-Programm und den Planer? Auf den Seiten 26–37 finden Sie eine Kurzversion für Vielbeschäftigte. Wenn Sie Ihr Selbstcoaching verstärken wollen, besorgen Sie sich zusätzlich das *Lebe-leichter*-Paket. Auf unserer Webseite *www.Lebe-leichter.com* können Sie es jederzeit und versandkostenfrei bestellen.

Sagen Sie, dass Sie umsteigen

Kündigen Sie Ihr Vorhaben, leichter zu werden, an. Viele spornt es nämlich an, wenn Familie, Freunde oder Kollegen von Ihrem Vorsatz wissen. Gar nicht so selten bekommen Sie sogar Mitstreiter und gemeinsam macht es gleich doppelt so viel Spaß und erhöht noch einmal die Wahrscheinlichkeit, dass Sie durchhalten.

Führen Sie ein Ernährungstagebuch

Nutzen Sie den Planer, um Ihre Mahlzeiten zu dokumentieren. Sie sehen auf einen Blick, ob Sie genügend Obst und Gemüse zu sich genommen haben, wie abwechslungsreich Sie gegessen haben und ob Ihnen für diese Woche noch ein Maxi zur Verfügung steht.

Durch das Aufschreiben kommen Sie Ihren persönlichen Fallstricken schnell auf die Schliche. Haben Sie genug getrunken? Und apropos Trinken: War es wirklich nur zweimal Alkohol in dieser Woche?

Sie können den Planer oder den *Lebe-leichter*-Jahresplaner auch dazu nutzen, um sich ein Wochenziel zu setzen und dieses am Ende der Woche überprüfen. Nach unseren Erfahrungen verlieren Sie während des 12-Wochen-Programms 5-7 Kilo.

Beates Blog (24.9.2011)

Wer schreibt, der bleibt

Fünfzig neue Planer hab' ich aus der Kiste gekramt. Nächste Woche geht's los mit den neuen Kursen. Auch wenn nicht alle Teilnehmer das *Lebe-leichter*-Buch noch mal brauchen, den Planer müssen sie haben. Gibts bei mir zum zweiten Kurs umsonst. Ich brauche ihn für die Abnahmeeinträge der nächsten 12 Wochen (Ende des Kurses 14./15. Dezember), die Teilnehmer brauchen ihn gegen das Vergessen. 20 % dessen, was wir essen, wird nämlich vergessen. Deswegen hilft das Aufschreiben ganz konkret, den Überblick zu behalten. Traditionsgemäß mach' ich die ersten vier Wochen mit …
Mein Planer liegt schon parat.

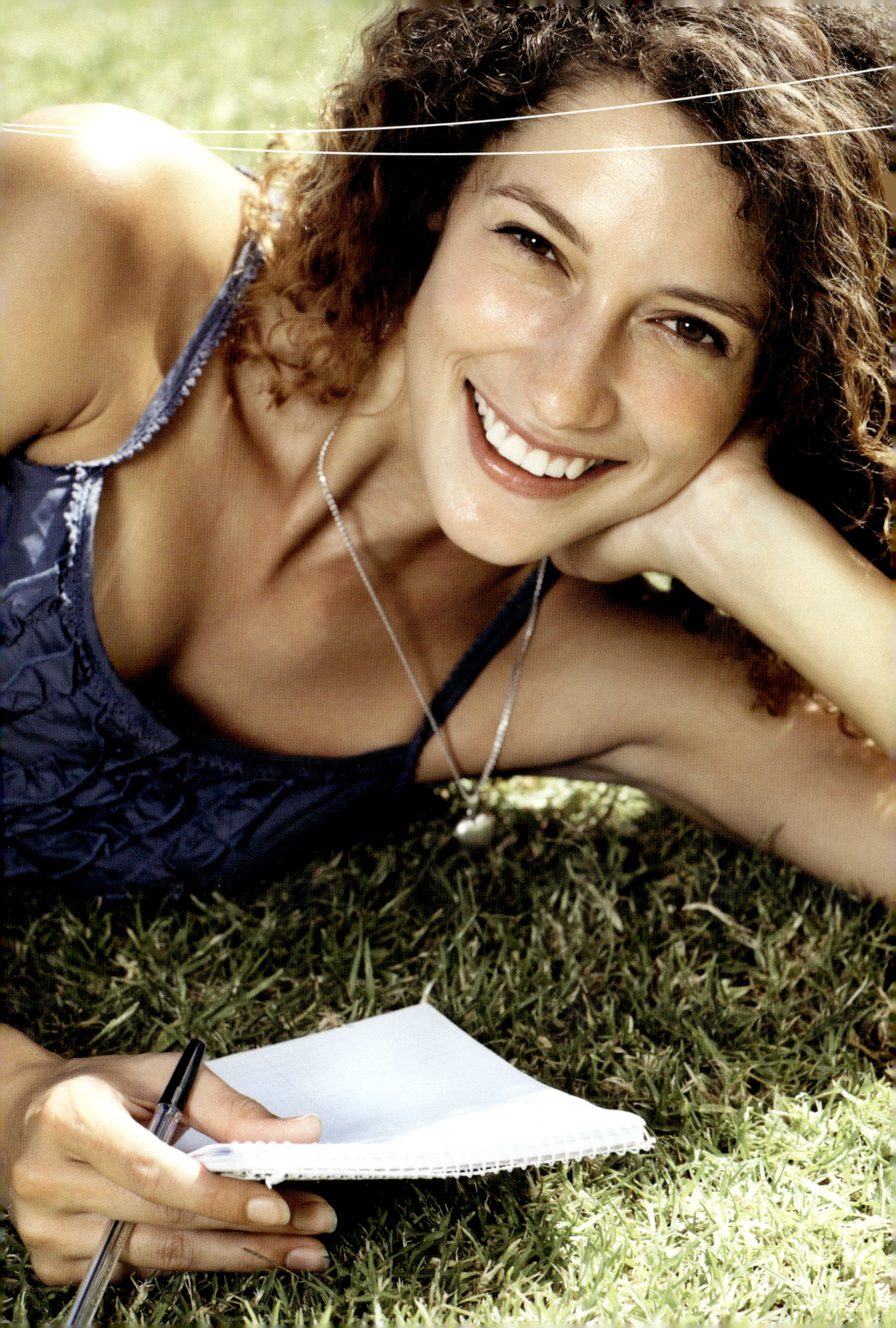

Lebe leichter – das erste ganzheitliche Programm zum Abnehmen

Das 12-Wochen-Programm – Kurzversion für Vielbeschäftigte

Wussten Sie, dass die Blütenblätter im *Lebe-leichter*-Logo mehr sind als eine dekorative Grafik? Jedes Blütenblatt symbolisiert eines der drei Kompetenzzentren: Körper, Seele und Geist.

Auf den folgenden Seiten haben wir die wichtigsten Ziele für jede Programmwoche aufbereitet. Und fügen jeweils drei Impulse hinzu. Für Körper, Seele und Geist.

Woche 1: Lebe mit Plan

Woche 2: Lebe mit Vision

Woche 3: Lebe bewusst

Woche 4: Lebe bewegt

Woche 5: Lebe alternativ

Woche 6: Lebe spritzig, doch entspannt

Woche 7: Lebe verändert

Woche 8: Lebe mit anderen

Woche 9: Lebe mit Leidenschaft

Woche 10: Lebe mit Maßstäben und Werten

Woche 11: Lebe attraktiv

Woche 12: *Lebe leichter*

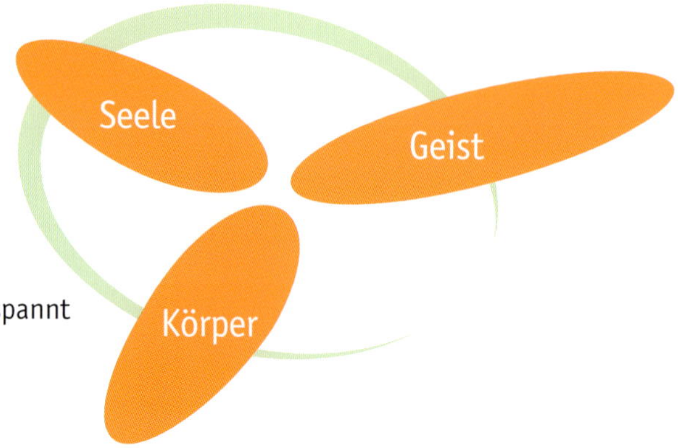

Woche 1: Lebe mit Plan

Lassen Sie sich auf das Programm ein.

Das sollten Sie tun:
Notieren Sie Ihr Ausgangsgewicht in Ihrem Planer und legen Sie Ihren Wiegetag fest.

Haben Sie Ihren BMI ausgerechnet? Dann wissen Sie jetzt, wie viele Teller Sie zur Verfügung haben.

Haben Sie das *Lebe-leichter*-6x1 im Kopf? Sie finden es auf Seite 8.

Das ist das Ziel:
Hunger und Sättigungsgefühl neu spüren zu lernen. Zu merken, wie Sie allmählich satt werden. Stolz zu sein, nach einer leckeren Mahlzeit mit einem Teller aufzuhören und zufrieden zu sein.

Sich des Zwischendurchessens bewusst zu werden. Nur dann können Sie es ändern.

Ihre Mahlzeiten so zusammenzustellen, dass Sie satt werden! Halten Sie sich an Ihren Teller und denken Sie an das Drittel Obst oder Gemüse. Davon dürfen Sie nachnehmen, wenn Sie noch hungrig sind.

Hören Sie auf, wenn Sie satt sind. Auch kalorienarme Lebensmittel sollten eingeteilt werden. Das Daueressen von leichten Lebensmitteln wie Obst und Joghurt ist für viele, die abnehmen wollen, zur Gewohnheit geworden.

Haben Sie keine Angst davor, zwischen den Mahlzeiten hungrig zu werden. Ein leichtes Hungergefühl zwischendurch ist sogar ein gutes Zeichen. Es beweist, dass Ihr Stoffwechsel funktioniert.

Wenn Sie das Hungergefühl zwischen den Mahlzeiten ignorieren, holt sich Ihr Körper einen Snack von den Hüften.

Dokumentieren Sie die Mahlzeiten in Ihrem Ernährungstagebuch, möglichst mit Uhrzeit. So haben Sie den Überblick: Haben Sie die Abstände zwischen den Mahlzeiten berücksichtigt? Kommen Sie auf fünf Portionen Obst und Gemüse? Haben Sie 2-3 Liter getrunken? Haben Sie zwischen den Mahlzeiten gegessen und wenn ja: War es mehr als ein Maxi? Beispiele für den Umfang eines Maxis finden Sie auf Seite 97.

In den nächsten Tagen werden Sie erstaunt feststellen, wie oft Sie in die Situation kommen, essen zu wollen, obwohl es sich nicht um eine Mahlzeit handelt. Ziehen Sie nach dem Abendessen die Essbremse.

Körper: Ich kann essen, was ich will, aber nicht wann und auch nicht so viel ich will.

Seele: Hör auf zu lamentieren. Fang an zu handeln.

Geist: *Wir können füreinander beten, dass es uns in jeder Beziehung gut geht, dass wir gesund sind und dass es auch unserer Seele gut geht (nach 3. Johannes 2).*

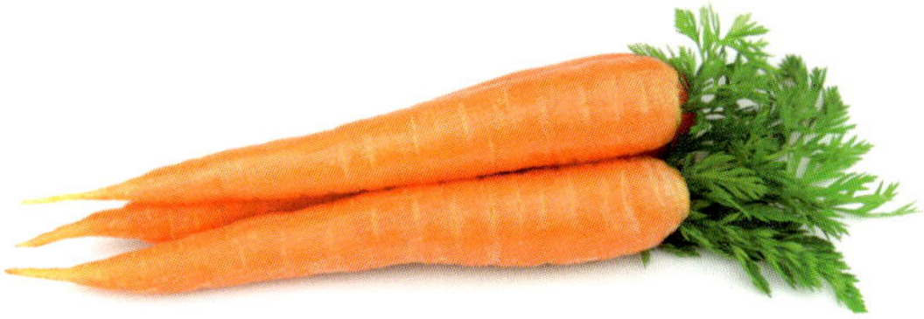

Woche 2: Lebe mit Vision

Setzen Sie sich Ihr persönliches Ziel.

Das sollten Sie tun:

Setzen Sie sich ein konkretes Ziel für die 12 Wochen. Tragen Sie das Ziel in Ihren Planer ein. Teilen Sie es in Etappen. Überlegen Sie schriftlich, wann Sie welches Ziel erreicht haben wollen.

Wie werden Sie sich für Ihre Etappenziele belohnen?

Wie belohnen Sie sich, wenn Sie 12 Wochen leichter gelebt haben?

Das ist das Ziel:

Visualisieren Sie Ihr 12-Wochen-Ziel. Ob Sie dafür den Desktop Ihres PCs nehmen, die Pinnwand, Ihr Küchenregal oder den Kühlschrank, ist gleichgültig. Werden Sie kreativ. Fixieren Sie Ihr Ziel schriftlich an einem Platz, wo Sie möglichst oft daran erinnert werden.

Körper: Zu lohnenden Zielen gibt es keine Abkürzung.

Seele: Aus den Zielen, die wir haben, werden die Geschichten, die wir (er-)leben.

Geist: *Vertraue Gott deine Pläne an, er wird dir Gelingen schenken (Sprüche 16,3; Hoffnung für alle).*

Woche 3: Lebe bewusst

Nutzen Sie Ihr Ernährungswissen.
Lernen Sie aus Ihrer Geschichte.

Das sollten Sie tun:

Sie sind Ihr eigener Experte. Schauen Sie auf die letzten beiden Wochen zurück. Welches Essen macht Sie satt? Je vollwertiger und kompletter Ihre Mahlzeiten, desto höher die Befriedigung und desto langfristiger die Sättigung. Essen Sie nicht »auf Vorrat«. Die nächste Mahlzeit kommt bestimmt.

Das ist das Ziel:

Sprechen Sie bei einer Mahlzeit möglichst viele Geschmacksknospen an. Süß, sauer, salzig, bitter. Lassen Sie es krachen, knuspern oder genießen Sie es cremig, zart und schmelzend. Je vielfältiger der Geschmack, desto zufriedener sind Sie.

Körper: Disziplin ist die Fähigkeit, sich zu merken, was man will.

Seele: Nicht das Essen muss sich ändern. Ich muss mich ändern.

Geist: Gib immer dein Bestes. Was du heute säst, wirst du später ernten.

Wenn Sie das Hungergefühl zwischen den Mahlzeiten übergehen, holt sich der Körper einen Snack von den Hüften.

Woche 4: Lebe bewegt

Seien Sie aktiv statt passiv. Entdecken Sie neue Bewegungsmöglichkeiten.

Das sollten Sie tun:
Finden Sie eine Sportart, die Ihnen Spaß macht. Probieren Sie etwas Neues aus.

Das ist das Ziel:
Werden Sie in dieser Woche mindestens zweimal körperlich aktiv. Vermeiden Sie keine Wege, sondern suchen Sie Gelegenheiten, zusätzliche Wege zu gehen. Widerstehen Sie der Versuchung, Zeit zu sparen. Bewegen Sie sich so viel und so oft wie möglich. Gehen trainiert die Beinmuskeln bis hoch zum Po, besonders wenn Sie große Schritte machen. Nutzen Sie jede Treppe. Nie liegen, wenn Sie sitzen können. Nie sitzen, wenn Sie stehen können. Nie stehen, wenn Sie laufen können.

Körper: Nicht Bequemlichkeit, sondern Sportlichkeit erzeugt das Gefühl der Leichtigkeit.

Seele: Lieber Staub aufwirbeln als Staub ansetzen (Burda).

Geist: *Gott hat deinen Körper gut gemacht. Über jeden Tag deines Lebens führt er Buch. Und seine Gedanken über dich sind kostbar (nach Psalm 139).*

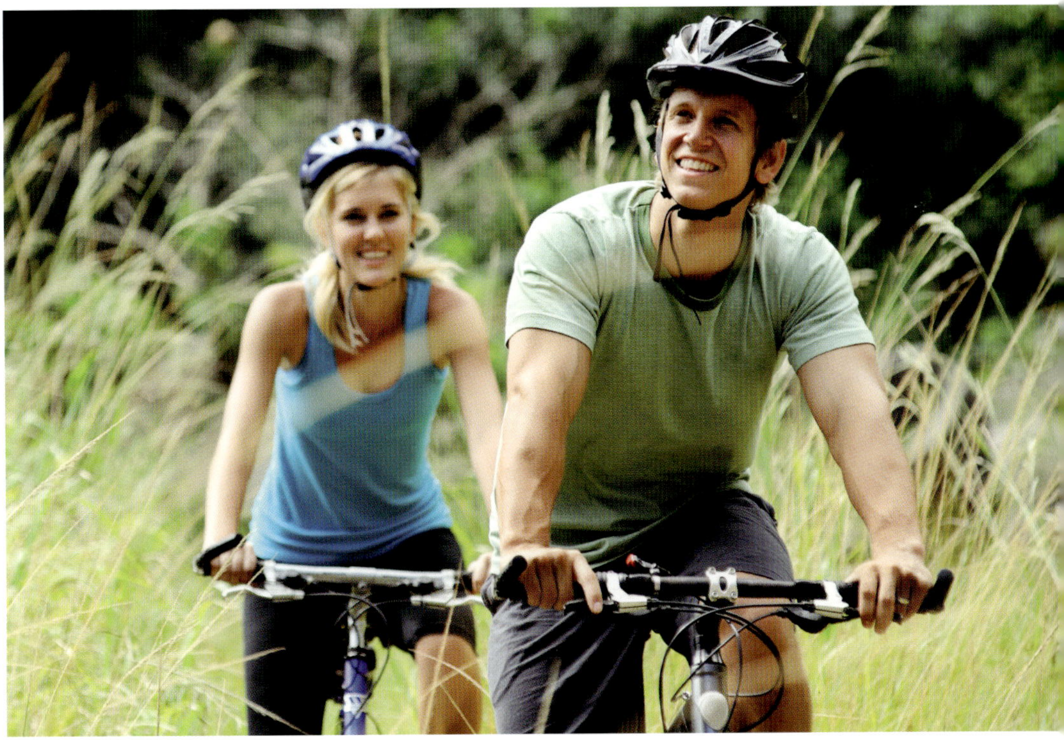

Woche 5: Lebe alternativ

Erkennen Sie emotionalen Hunger. Finden Sie Ihre persönlichen Alternativen.

Das sollten Sie tun:
Spüren Sie die Situationen auf, in denen Sie essen, ohne Hunger zu haben. Stress, Ärger, Langeweile, Rastlosigkeit, Einsamkeit, Geselligkeit, Belohnung. An welchen Orten bzw. zu welchen Gelegenheiten essen Sie, ohne dass es sich um eine Mahlzeit handelt?

Das ist das Ziel:
Finden Sie Alternativen für den Hunger der Seele. Werden Sie »Körperversteher«. Erkennen Sie Hunger, Durst, Müdigkeit und Stress und finden Sie die passende Lösung.

Körper: Mit diesem Körper wirst du alt werden. Behandle ihn gut.
Seele: Wenn Hunger nicht das Problem ist, kann Essen nicht die Lösung sein.
Geist: *Unruhig ist mein Herz, bis es Ruhe findet in dir, oh Gott.*

Jeder kann fallen, aber keiner muss liegen bleiben. *Augustinus*

Woche 6: Lebe spritzig, doch entspannt

Trinken Sie täglich 2-3 Liter. Gehen Sie entspannt mit Ihren Fehlern um.

Das sollten Sie tun:
Bauen Sie die gute Gewohnheit, viel zu trinken, weiter aus. Führen Sie im Planer Protokoll darüber. Betrachten Sie Misserfolge und Fehler während des Abnehmens als Chance, etwas daraus zu lernen. Wie hätten Sie besser vorbeugen/reagieren können? Sie sind Ihr eigener Coach. Schreiben Sie Ihre Verbesserungsvorschläge auf.

Das ist das Ziel:
Ausreichendes Trinken sollte immer selbstverständlicher werden. Trinken dämpft aufkommende Hungergefühle. Es entschlackt, erfrischt, kurbelt den Stoffwechsel und sogar das Denkvermögen an. Sehen Sie jeden Fehler als Chance, es das nächste Mal besser zu machen.

Körper: Wassertrinken macht schön und entschlackt. Und es wirkt auf das Gehirn wie eine belebende Dusche.
Seele: Sie müssen in das Gelingen verliebt sein, nicht in das Scheitern.
Geist: Gott ist immer für Sie da. Mit liebevoller Unterstützung, sanfter Ermahnung und jeder Menge Trost. Er ist Ihr Freund. Ihr Coach. Ihr Bodyguard. Ihr Gott.

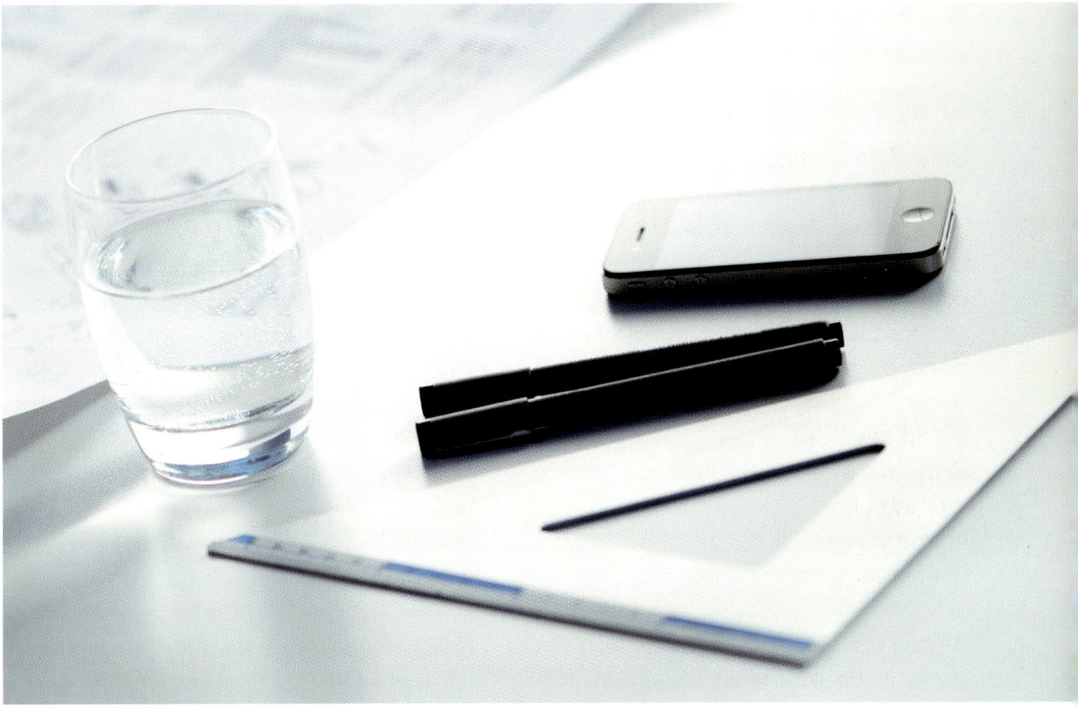

Beates Blog (28.9.2011)

Lebe leichter goes Burgas

E-Mail von B. aus Bulgarien: »Ich möchte dir eine Dankesmail schicken, weil ich in den letzten Wochen mein Gewicht von 68 auf 57 kg reduziert habe. Einfach dadurch, dass ich die Ratschläge, die du in deinem Blog oder per Newsletter gibst, befolge.
Vor allem trinke ich jetzt viel Wasser, halte die drei Mahlzeiten ein und verzichte aufs Zwischendurchessen. Ich möchte dir mitteilen, dass ich sehr gerne deinen Blog lese, mich über jeden Newsletter wahnsinnig freue und die Arbeit, die du machst, ganz toll finde …«
Hach, ist das schön. LL funktioniert sogar beim puren Blog- und Newsletterlesen.
Ich muss diese Wahrheit allerdings dringend vor meinen neuen Teilnehmern geheim halten. Nicht, dass die mir jetzt nur noch den Blog lesen.
Genau ein Jahr nach dem Start meiner Pilotgruppen beginne ich diese Woche mit vier neuen Kursen.
UND FALLS DU EINER MEINER NEUEN TEILNEHMER BIST: DIE LIVE-GRUPPEN NEHMEN MINDESTENS GENAUSO GUT AB WIE B. DIE IST EIN ÜBERFLIEGER … ist doch nicht normal, dass man durch Blog lesen abnimmt.

Woche 7: Lebe verändert

Nehmen Sie gute und schlechte Gewohnheiten unter die Lupe.

Das sollten Sie tun:
Ziehen Sie eine ehrliche Zwischenbilanz. Sind Sie mit Ihrer Abnahme zufrieden? Welche gute Gewohnheit ist inzwischen selbstverständlich geworden? Was fällt Ihnen leicht? Welche Gewohnheiten erschweren Ihnen das Abnehmen? Haben Sie mit dem Zwischendurchessen aufgehört? Wie ist es am Abend? Wie gelingt Ihnen *Lebe leichter* am Wochenende?

Das ist das Ziel:
Finden Sie kreative Lösungen für Ihren Abnahmeboykotteur. Entweder Sie beenden die schlechte Gewohnheit mit Disziplin und aufgrund eigener Einsicht – oder Sie finden eine Alternative.

Alternativen, die mit Essen nichts zu tun haben, finden Sie auf Seite 137. Alternativen für wenig Kalorien und viel Geschmack finden Sie in unserer Maxiliste auf Seite 97.

Körper: Gewohnheiten sind erst wie dünne Fäden, später wie dicke Stahlseile.

Seele: Neue Gewohnheiten schaffen neue Emotionen, Gedanken, Überzeugungen – ohne Anstrengung.

Geist: *Mit meinem Gott kann ich über die Mauern der schlechten Gewohnheiten springen (nach Psalm 18,30).*

Woche 8: Lebe mit anderen

Setzen Sie unterwegs und in Stresssituationen auf drei Mahlzeiten.

Das sollten Sie tun:
Planen Sie nicht alltägliche Situationen besonders sorgfältig. Nehmen Sie sich Ihre Mahlzeit für unterwegs mit. Haben Sie immer eine Flasche Wasser dabei? Sind Sie eingeladen oder von kulinarischen Herausforderungen umgeben, z. B. im Restaurant oder beim Hotelfrühstück, dann planen Sie im Vorfeld, wie viel und was Sie essen werden.

Das ist das Ziel:
Profitieren Sie von der Einfachheit des Programms. Die Drei-Mahlzeiten-Regelung ist kein Korsett, sondern strukturiert Ihr Essverhalten. Ob im Hotel, auf einer Feier, in Zeitdruck, im Auto: Drei Mahlzeiten gehen immer. Wenn keine Gelegenheit für ein komplettes Essen besteht, wählen Sie eine gesunde, portionsgerechte Alternative und freuen Sie sich auf die nächste vollständige Mahlzeit.

Körper: Der höchste Genuss liegt im ersten Bissen. Sei dankbar. Iss langsam. Sei konzentriert.

Seele: Tu deinem Körper Gutes, damit deine Seele Lust hat, darin zu wohnen. Teresa von Avila

Geist: *Habt ihr etwa vergessen, dass euer Körper ein Tempel des Heiligen Geistes ist, der in euch wohnt? (1. Korinther 6,19; Hfa)*

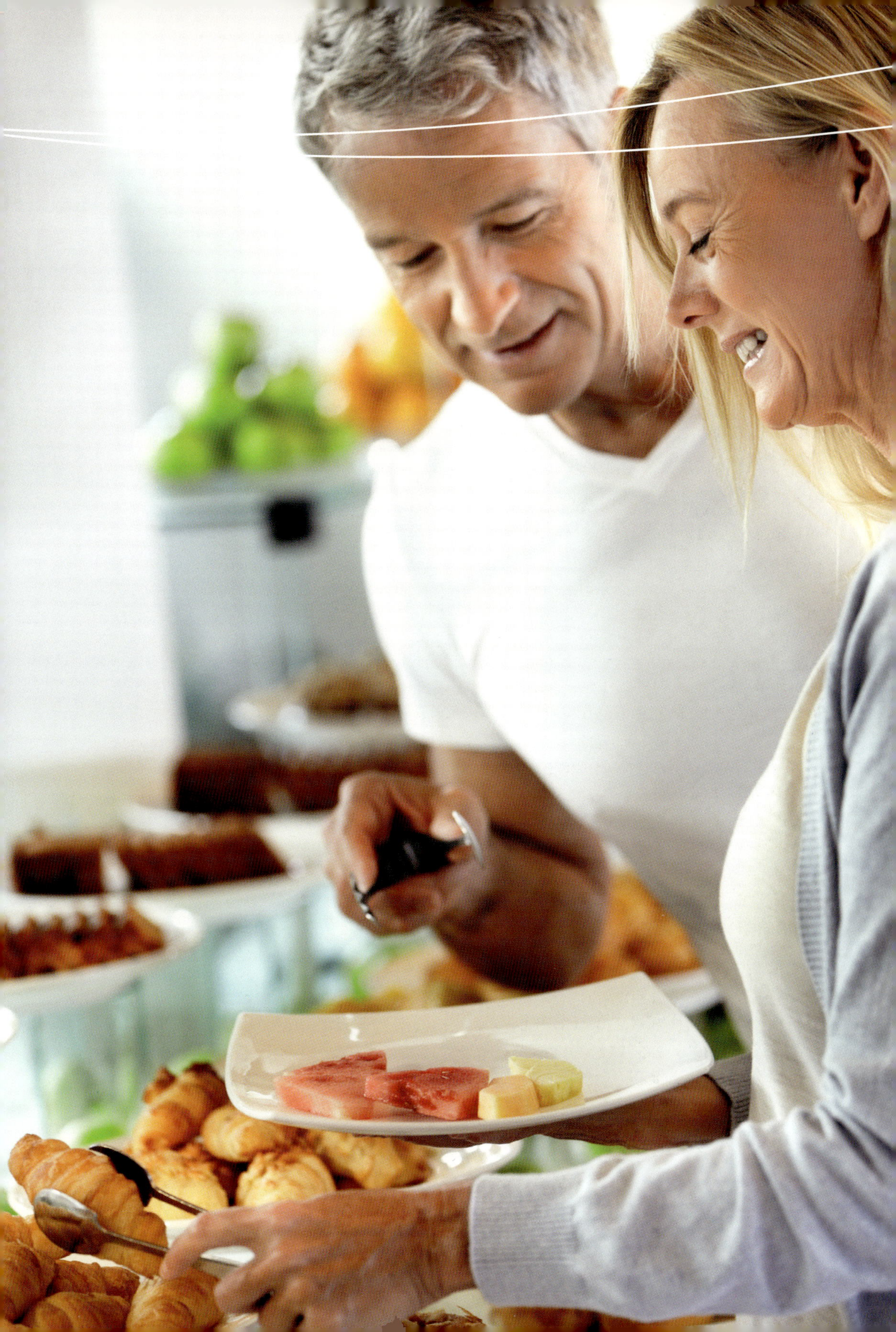

Woche 9: Lebe mit Leidenschaft

Haben Sie Mut zur Veränderung. Entdecken Sie neue und alte Leidenschaften.

Das sollten Sie tun:
Erforschen Sie Ihr Herz. Welche Anliegen bewegen Sie? Welche Talente haben Sie? Welche Wünsche schlummern in Ihnen, vielleicht schon seit Jahren? Wie können Sie Ihren Herzenswünschen in dieser Woche näherkommen?

Das ist das Ziel:
Verändern Sie den Stellenwert, den das Essen in Ihrem Leben eingenommen hat. Sie leben nicht, um zu essen, sondern essen, um zu leben. Erkennen Sie, dass Sie kein Opfer der Umstände sind. Gestalten Sie Ihr Leben selbständig, aktiv, bewusst.

Körper: Steig über Felsen und Steine, um deinen Traum zu verwirklichen.
Seele: Es genügt nicht zu wollen. Du musst es auch tun.
Geist: Gott hat jedem von uns Träume ins Herz gelegt. Mir auch!

Vergiss nicht, dass du die Glanznummer Gottes bist

Woche 10: Lebe mit Maßstäben und Werten

Sortieren Sie sich neu. Führen Sie einen ganzheitlichen Lebensstil.

Das sollten Sie tun:
Finden Sie heraus, ob in Ihrem Alltag Kopf, Herz und Bauch gleichermaßen zu ihrem Recht kommen. Jeder Bereich hat Bedürfnisse, die befriedigt werden wollen. Was tut Ihrem Bauch gut? Welche Bedürfnisse hat Ihr Herz? Das Kompetenzzentrum Kopf teilen wir in den geistigen und den geistlichen Bereich unseres Lebens. Was können Sie für Ihre intellektuelle Entwicklung tun? Und: Welche Rolle spielt Gott, der Schöpfer, in Ihrem Leben?

Das ist das Ziel:
Bei *Lebe leichter* geht es nicht nur um das Erreichen des Wunschgewichts. Leben Sie ganzheitlich leichter. Haushalten Sie mit Ihren Kräften. Belasten Sie Ihren Körper nicht mit zu großen Mahlzeiten. Essen Sie ausgewogen. Hören Sie auf Ihre innere Uhr. Sie werden nach und nach Ihre von Gott gegebenen Körpersignale wiederentdecken.

Körper: Wage dein Leben. Verlass dein Haus.
Seele: Ein glückliches Leben macht satt.
Geist: Als Gott dich schuf, hatte er ein großes, zufriedenes Lächeln auf seinem Gesicht.

Woche 11: Lebe attraktiv

Machen Sie das Beste aus Ihrem Typ. Seien Sie selbst Ihr(e) beste(r) Freund(in).

Das sollten Sie tun:
Konzentrieren Sie sich ganz bewusst auf Ihre Schokoladenseite. Unterstreichen Sie Ihre Persönlichkeit. Mixen Sie Ihren eigenen Kleidungsstil. Kreativ, mutig und immer gepflegt.

Das ist das Ziel:
Hören Sie auf, sich mit anderen zu vergleichen. Schließen Sie Frieden mit den Faktoren, die Sie nicht ändern können, und übernehmen Sie die Verantwortung für die Dinge, die Sie ändern können. Ihr Gewicht. Ihre Körpersprache. Ihren Gesichtsausdruck. Allein Ihr Lächeln bringt Eisberge zum Schmelzen.

Körper: Leben Sie mehr gesundheitsbewusst als gewichtsbewusst.

Seele: Zufriedene Menschen, die in sich ruhen, senden das Signal aus: Alles wird gut.

Geist: *Gott hat alles schön gemacht zu seiner Zeit. Und er hat den Menschen die Ewigkeit ins Herz gelegt (nach Prediger 3,11).*

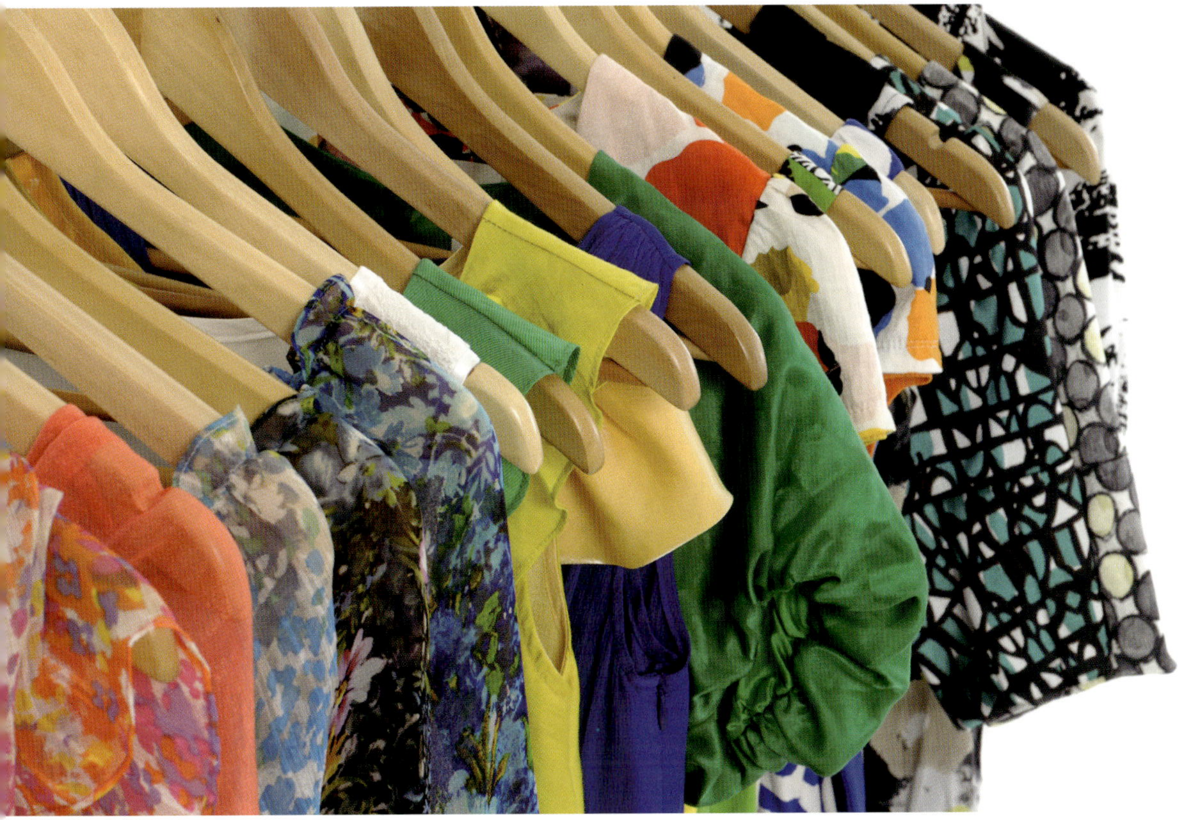

Woche 12: *Lebe leichter*

Blicken Sie zurück. Ziehen Sie Bilanz. Leben Sie leichter.

Das sollten Sie tun:
Blicken Sie zurück. Was haben Sie mit dem *Lebe-leichter*-Programm erreicht? Welche neuen Gewohnheiten haben Sie gewonnen? Welches Schlüsselverhalten spielt bei Ihnen für eine erfolgreiche Abnahme die größte Rolle? An welchen Baustellen werden Sie weiter arbeiten müssen? Ziehen Sie Bilanz. Haben Sie ein Etappenziel erreicht? Oder sind Sie bereits am Ziel »Wunschgewicht« angekommen?

Das ist das Ziel:
Behalten Sie Ihre guten Gewohnheiten bei. Begehen Sie jeden Tag den Pfad der neuen Gewohnheiten. Je mehr gute Gewohnheiten Sie haben, desto schwächer werden die schlechten. Schließen Sie aus eigener Einsicht das Zwischendurchessen aus und bleiben Sie bei den drei Mahlzeiten.

Ihre Belohnung: ein leichtes, schlankes Leben! Sie dürfen sich über Ihre gute Figur freuen.

Körper: Qualität statt Quantität. Klasse statt Masse. In Maßen statt in Massen.

Seele: Bleiben Sie Student des gesunden, ganzheitlichen Lebensstils.

Geist: *Sorgt euch um nichts, sondern betet um alles. Sagt Gott, was ihr braucht, und dankt ihm. Dann werdet ihr Gottes Frieden erfahren (nach Philipper 4,6–7).*

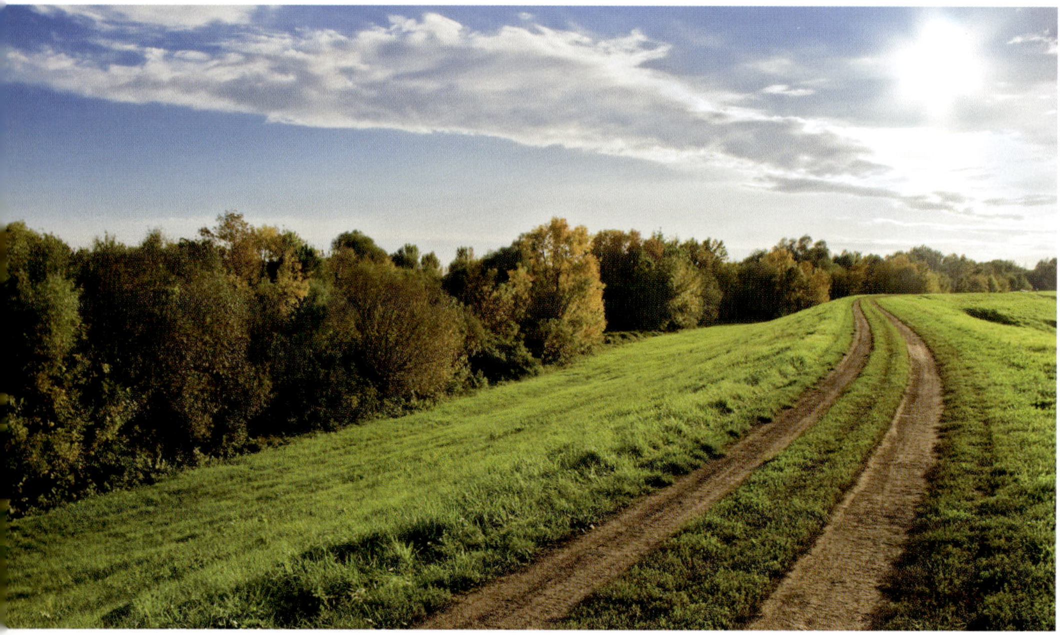

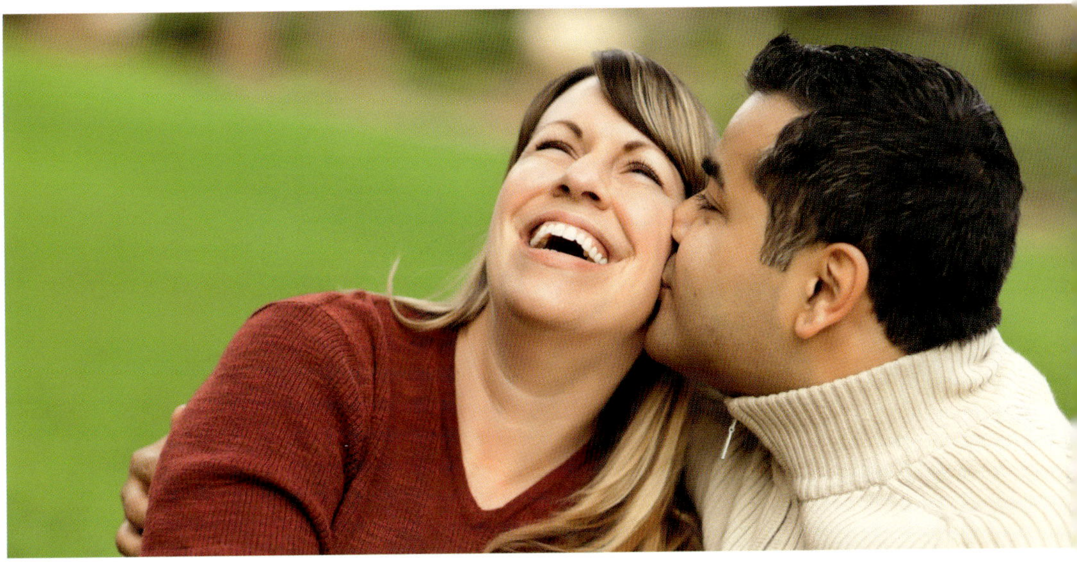

Beates Blog (18.12.2011)

Nie ist mehr Anfang als heute

Das haben sich zwei Blogleser zu Herzen genommen und starten in der Weihnachtswoche mit dem *Lebe-leichter*-Online-Programm. Nicht immer auf morgen warten. Das gilt sowohl für gesundheitliche als auch andere Einsichten.

»Sie wollte alles sein, was ein Sterblicher sein könnte, morgen. Keiner wollte freundlicher und tapferer sein als sie, morgen. Eine Freundin, die niedergeschlagen und müde war, die Ermutigung brauchen würde, sie würde sie besuchen und sehen, was sie für sie tun könnte, morgen. Jeden Morgen stapelte sie Briefe auf, die sie schreiben wollte, morgen – und dachte an die Leute, denen sie eine Freude machen wollte, morgen. Es war zu schade, wirklich. Sie war zu beschäftigt und hatte nicht eine Minute Zeit, unterwegs anzuhalten. Ich will mehr Zeit für andere haben, sagte sie, morgen. Die Tatsache ist, dass sie starb und von der Bildfläche verschwand. Und alles, was sie hinterließ, als ihre Zeit vorbei war, war ein Berg von Dingen, die sie beabsichtigte zu tun … morgen.«
(Verfasser unbekannt)

Deshalb kannst du gleich heute … leichter leben. Den wichtigen Anruf erledigen. Die fällige Überweisung tätigen. Der einen Person vergeben und sie das auch spüren lassen. Die wichtige Entscheidung fällen. Nie ist mehr Anfang als heute.

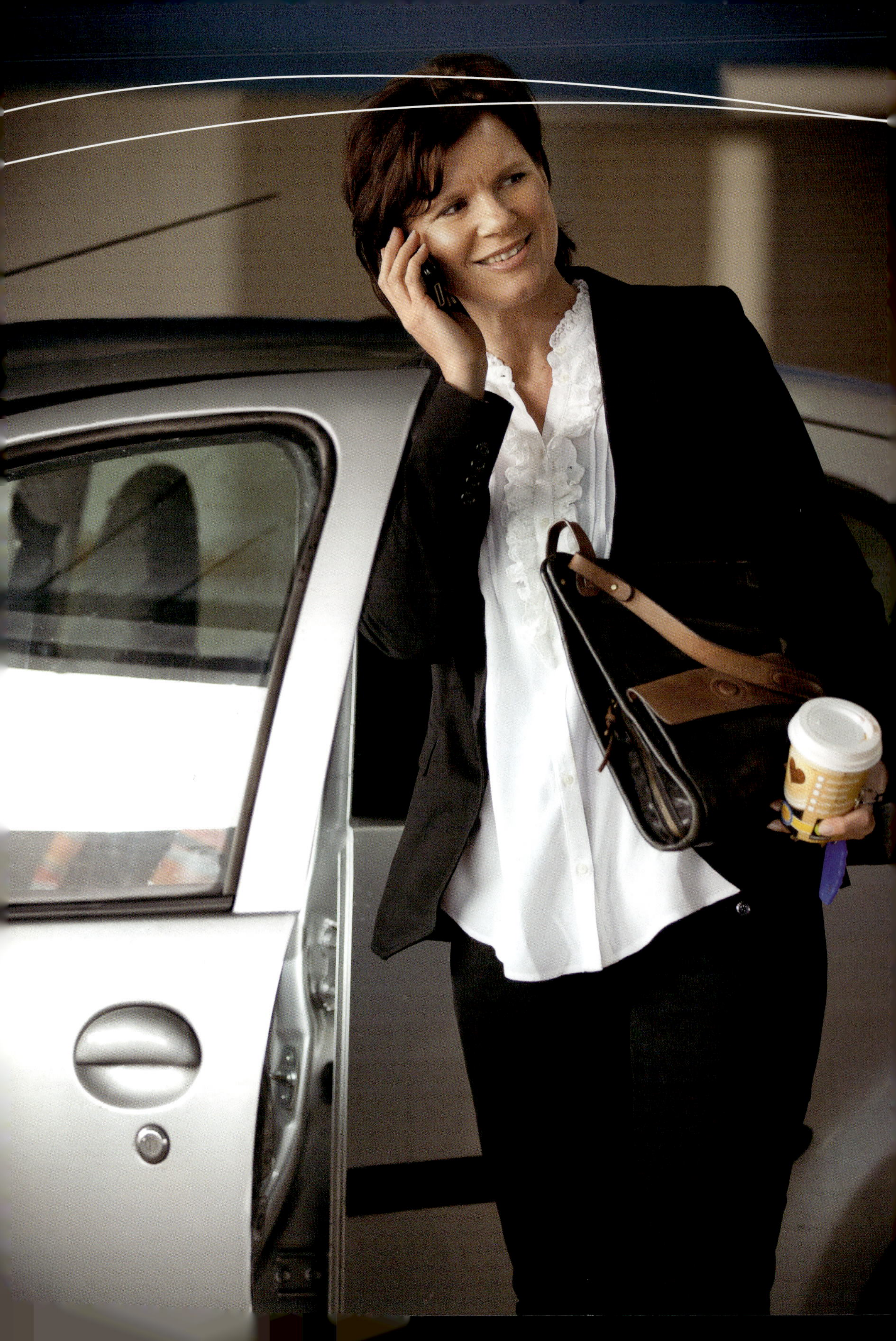

Erschwerte Bedingungen

Warum Homeoffice dick macht

Natürlich kann man das nicht pauschalisieren. Doch vielen, die im Homeoffice arbeiten, werden einige praktische Vorteile zu gewichtigen Nachteilen. Die freie Zeiteinteilung ermöglicht Ihnen eine größere Flexibilität, das stimmt. Aber auf Kosten der täglichen Bewegung. Sie verlassen seltener das Haus und arbeiten Ihr Pensum auf nur wenigen Quadratmetern ab. Kein Weg zum Bahnhof mehr nötig, keine Treppen in den dritten Stock des Büros. Von der Küche ins Arbeitszimmer. Angekommen.

Während Sie sich für den Job im Büro angemessen kleiden mussten, sieht zu Hause niemand, wie Sie gerade angezogen sind. In bequemer Kleidung oder im Jogginganzug vor dem Computer fällt es vielen Heimarbeitern erst mal gar nicht auf, dass sie an Gewicht zulegen.

Brauchen Sie eine Pause, fehlt der Ansprechpartner, der Sie im Büro jetzt abgelenkt hätte. Doch der Kühlschrank ist ja nicht weit und alles, was drin ist, gehört Ihnen. Das Switchen zwischen Arbeitszimmer und Küche erleichtert Ihnen den Alltag. Denn Kochen können Sie auch mal nebenbei.

Häufige Falle: Sie essen auch nebenbei! Der Auftrag muss noch fertiggestellt werden? Die E-Mail muss noch versandt werden? So wandert der Teller mit ins Arbeitszimmer und wird ebenfalls »ganz nebenbei« gegessen. Je unbewusster Sie essen, desto mehr essen Sie und umso leichter nehmen Sie zu.

Heikes Blog (30.9.2011)

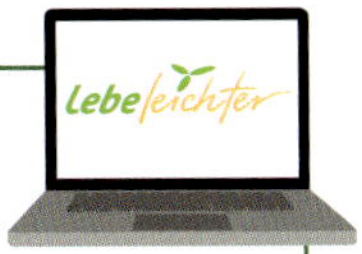

Heißer Tipp

Hier mal zwischendurch ein heißer Tipp: Ich trinke ab und zu eine große Tasse heiße Zitrone mit Süßstoff.

- 300 ml getrunken
- reichlich Vitamin C
- hilft gegen Süßhunger
- eine gute Alternative abends, wenn's gemütlich ist
- schmeckt megalecker

Eine ausgepresste Zitrone mit kochend heißem Wasser aufgießen. 1 Messerspitze Stevia dazu, umrühren, fertig.

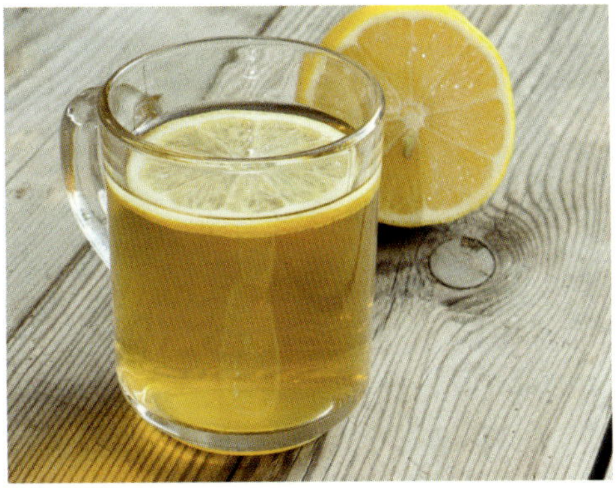

Selbst & ständig will gelernt sein

Egal, um welche selbständige Tätigkeit es sich handelt, sie erfordert ein besonders hohes Engagement. Während sich Angestellte auf ihre festen Arbeitszeiten verlassen können, muss der Selbständige vorausschauend planen und Aufträge akquirieren. Notfalls auch noch nach Büroschluss. Denn kommen keine Aufträge, kommt kein Geld. Gerade die Aufbaujahre kosten ein enormes Durchhaltevermögen. Selbständige haben oft lange Abende und kaum freie Wochenenden.

Was auf der Strecke bleibt, ist die Zeit für Bewegung und Sport, Entspannung und regelmäßige Mahlzeiten. Die ausufernden Arbeitszeiten, manchmal bis spät in die Nacht, bringen den ganzen Tag aus dem Takt. Mal ein früher Termin in einer anderen Stadt, Kundenbesuche nach deren Zeitbudget, Meetings und Geschäftsessen bringen Sie regelmäßig aus dem Rhythmus. Und der Körper mag nun mal Regelmäßigkeit.

Profitierten Sie von unseren Bewegungstipps für Vielbeschäftigte auf Seite 159. Gönnen Sie sich die Zeit für drei portionsgerechte Mahlzeiten. Ideen für empfehlenswerte Mahlzeiten außer Haus finden Sie auf den Seiten 56 und 76.

Außendienstler aus dem Rhythmus

Lange, ermüdende Strecken mit dem Auto – und kaum einer der vielen Kilometer, die sie abreißen, wird zu Fuß absolviert. Möglichst nicht noch mehr Anstrengung. Viele Tassen Kaffee, um wach zu bleiben. Essen im Auto, weil die Zeit drängt. Pausen am Autobahnrasthof oder im Fastfoodrestaurant. Kundenbesuche, bei denen ungesunde Snacks angeboten werden. Einsame Abende in Hotels. Frühstücksbüffets mit allem, was das Herz begehrt.

Kein Wunder, dass das Gewicht langsam, aber sicher in die Höhe geht. »Drei Mahlzeiten gehen immer.« Widerstehen Sie zu üppigen Hotelfrühstücken. Überlegen Sie bereits vor dem Betreten des Frühstücksraums, was Sie essen. Und halten Sie sich an die Drei-Mahlzeiten-Regel. Deponieren Sie eine Kiste Wasser im Auto. Für alle Fälle. Holen Sie sich Ideen für sättigende, portionsgerechte Mahlzeiten unterwegs auf den Seiten 56 und 76.

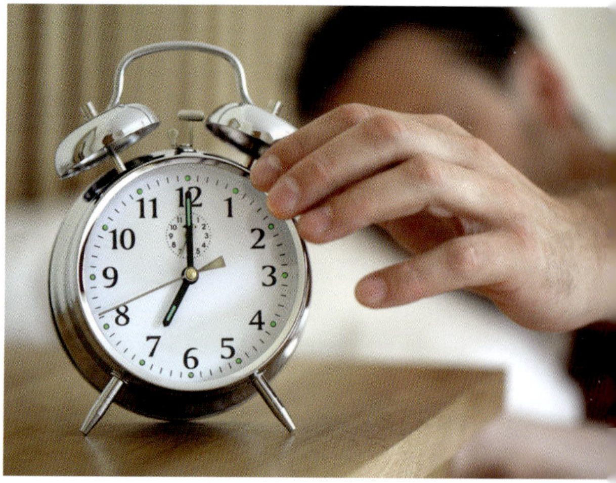

Die mit den extrem langen Arbeitstagen

Schon um 5 Uhr morgens gehen sie aus dem Haus, weil ein langer Weg zur Arbeit vor ihnen liegt. Und nach dem 8-Stunden-Tag geht's genau den gleichen langen Weg wieder zurück. Einigen dieser gezwungenen Frühaufsteher fällt die Drei-Mahlzeiten-Regelung schwer. Sie haben sich verständlicherweise daran gewöhnt, ihren Energiepegel mit kleinen Snacks aufrechtzuerhalten.

Ob Sie nun wirklich schon um 4.30 Uhr frühstücken oder Ihr Frühstück lieber auf die erste Pause verlegen: Sie haben die Wahl. Beim näheren Überlegen gibt es meist mehrere Optionen.

Wenn der Abstand bis zum Mittagessen mehr als sechs Stunden beträgt und Sie noch eine gewisse Zeit auf die nächste Mahlzeit warten müssen, lautet die *Lebe-leichter*-Kulanzregel:

Gemüsesticks, ein Becher Hüttenkäse oder Buttermilch, ein Becher Naturjoghurgt oder ein Kräuterquark sind in diesem Fall eine gute Alternative, um den Hunger zu stillen und späterem Heißhunger vorzubeugen. Die erwähnten Lebensmittel zeichnen sich dadurch aus, dass sie den Blutzuckerspiegel nur sehr moderat ansteigen lassen.

Diese Kulanzregel sollte man nicht überstrapazieren. Sie ist ein Zugeständnis an die Personen, die mit sehr langen Abständen zwischen ihren Tagesmahlzeiten zurechtkommen müssen.

Schichtarbeiter essen anders

Etwa 20 % der deutschen Arbeitnehmer arbeiten im Schichtdienst und haben einen völlig anderen Lebensrhythmus. Man unterscheidet zwischen Wechselschicht mit Frühschicht (zwischen 4 und 13 Uhr) und Spätschicht (zwischen 14 und 23 Uhr) sowie der reinen Nachtschicht (zwischen 22 und 6 Uhr). Ein Stück weit muss jeder Schichtarbeiter selber herausfinden, was ihm bekommt.

Das Essen in der Nachtschicht sollte möglichst leicht verdaulich sein, weil das Verdauungssystem sich nachts im Ruhemodus befindet. *Lebe leichter* empfiehlt, auch in der Nacht eine warme Mahlzeit zu sich zu nehmen. Sie belebt und vermittelt mehr Zufriedenheit als kalte Speisen.

Schauen Sie sich Ihre jeweiligen Schichtwochen genau an. Machen Sie sich für alle Schichten Zeit- und Essenspläne. Achten Sie darauf, möglichst nicht zwischen den drei Mahlzeiten zu essen.

Ausnahme: Wenn der Abstand bis zur nächsten Mahlzeit über sechs Stunden beträgt, gilt auch hier die soeben erklärte Kulanzregel.

»Lohnt sich das?«, denkt der Single

Für eine Person einkaufen? Für eine Person kochen? Den Tisch für sich alleine decken? Viel Aufwand für wenig Gefühl, außer der Mehrarbeit … denkt sich mancher Single und spart die Zeit und Kraft lieber für lohnenswertere Investitionen.

Ob Sie in die Snackfalle tappen, ob Sie, statt eine Mahlzeit zu kochen, schnell eine Brotzeit machen, die häufig aber nicht so befriedigt, oder ein Fertigprodukt in die Pfanne oder den Ofen geben: Selbst zubereitete Mahlzeiten lohnen sich. Und beanspruchen häufig gar nicht so viel mehr Zeit als die Fertigvariante.

Die meisten unserer Rezeptideen sind in 15–20 Minuten verzehrfertig. So viel Zeit muss sein. Weil Sie es wert sind.

Auf Seite 126 finden Sie Ideen fürs Kettenkochen und welche Lebensmittel Sie gut vorkochen können, um im Handumdrehen eine fixe Mahlzeit auf dem Teller zu haben.

Auf Seite 121 gibt's Tipps für eine zeitsparende Vorratshaltung.

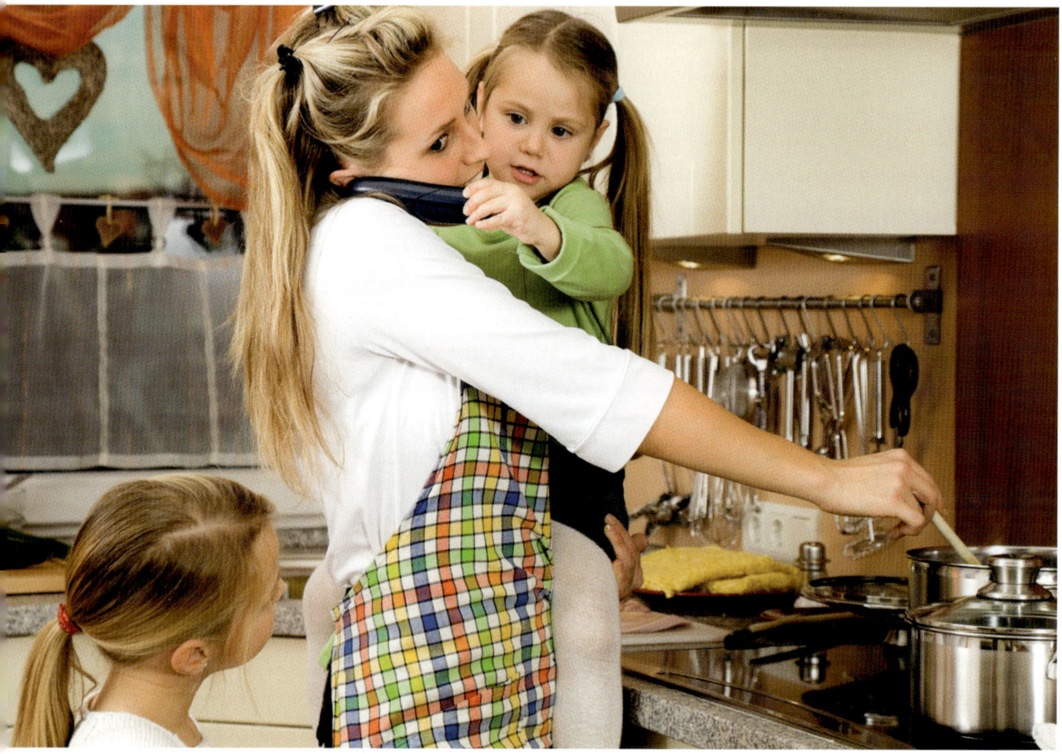

In Kapitel »Alternativen und Alternativen« finden Sie Alternativen, wenn die Abende lang sind und Sie in Gefahr geraten, aus Langeweile, Rastlosigkeit oder Einsamkeit zu essen.

Und auf die Herausforderungen des Wochenendes gehen wir auf Seite 115 ein.

Berufstätige Mütter – die mit den vielen Hüten

Ob Sie im Homeoffice arbeiten, auf 400-Euro-Basis oder einen Vollzeitjob in einem Büro haben: Familienleben und Berufstätigkeit unter einen Hut zu bringen, erfordert die Kunst, die verschiedenen »Lebenshüte« ständig neu zu sortieren. Prioritäten zu setzen. Wichtiges vom Unwichtigen zu unterscheiden. Der Einkauf muss organisiert werden, Mahlzeiten müssen gekocht und der Haushalt gemanagt werden. Und die Kinder brauchen Aufmerksamkeit.

Zeit für Bewegung und Entspannung fällt dem Putzlappen zum Opfer. Ein hoher Stresspegel ist nicht gerade förderlich für die Gesundheit und den Wunsch, abzunehmen.

Mit *Lebe leichter* brauchen Sie nicht doppelt zu kochen. Stöbern Sie im Pool »Schnelle Küche« nach Anregungen, wie Sie Ihren täglichen Aufwand verringern können. Auch wir, Heike und Beate, lernen in diesem Bereich nie aus und haben unsere besten Ideen zusammengetragen.

Einen Wasserkocher haben Sie ja …

Beates Blog (9.2.2012)

Eine halbe Stunde

»Wie viel Zeit brauchen Sie, um eine warme Mahlzeit zu kochen?«, fragten mich die Teilnehmer meines *Lebe-leichter*-Kurses. Viele Berufstätige kommen erst abends zu ihrer warmen Mahlzeit. Und haben oft keine Lust auf großen Aufwand. Mir geht es ähnlich. Wenn unsere Großfamilie zum Essen eintrudelt, habe ich als Berufstätige schon einen ausgefüllten Vormittag gehabt und möchte nicht länger als eine halbe Stunde für die Vorbereitung des Essens verwenden. So testete ich gleich am nächsten Tag, wie lange ich brauche, um eine gesunde, warme Mahlzeit aufzutischen. Ergebnis: Es hat nicht länger als eine halbe Stunde gedauert und reicht für sieben Personen oder einer Person für sieben Tage.

Ofen vorheizen. Wasserkocher befüllen und anstellen. Währenddessen drei frische Broccolisträuße putzen. Ich verwende fast den gesamten Broccoli, schneide nur das holzigste Endstück weg, teile ihn aber in kleine Sträuße. Den Broccoli in einen großen Topf schichten, mit dem heißen Wasser übergießen, etwas salzen oder auch nicht, fest schließenden Deckel drauf und al dente kochen.

Nun Reis aufsetzen. Same procedure …

Reis in den Topf, salzen, mit kochendem Wasser übergießen, Deckel drauf. Bratpfanne auspinseln, Sonnenblumenkerne anrösten, gleichzeitig Mozzarella in dünne Scheiben schneiden, Auflaufform dünn auspinseln. Kerne aus der Pfanne nehmen. In derselben Pfanne Hähnchenbrust, in schmale Streifen geschnitten, anbraten, würzen.

Broccoli ist gar. Kochwasser auffangen, trieft vor Kalzium. Broccoli in die Auflaufform geben, Käse und Sonnenblumenkerne darauf verteilen. Im vorgeheizten Ofen ca. 12 Minuten überbacken. Reis ausstellen und in der Nachhitze ausquellen lassen. Tisch decken, währenddessen das Broccoliwasser trinken. Zum Essen rufen.

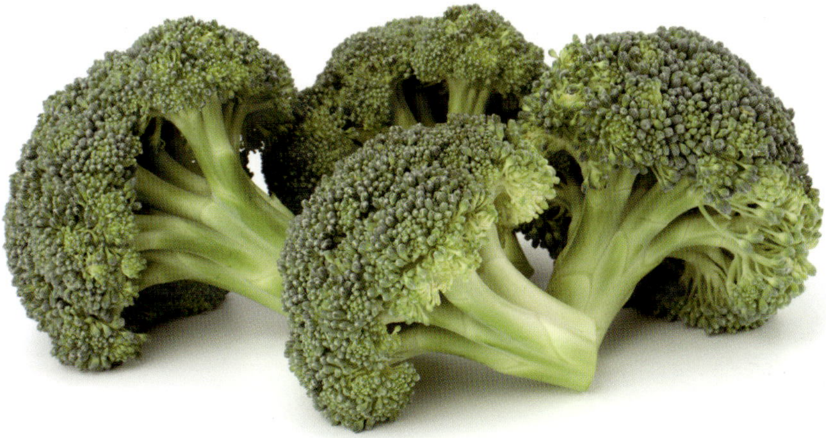

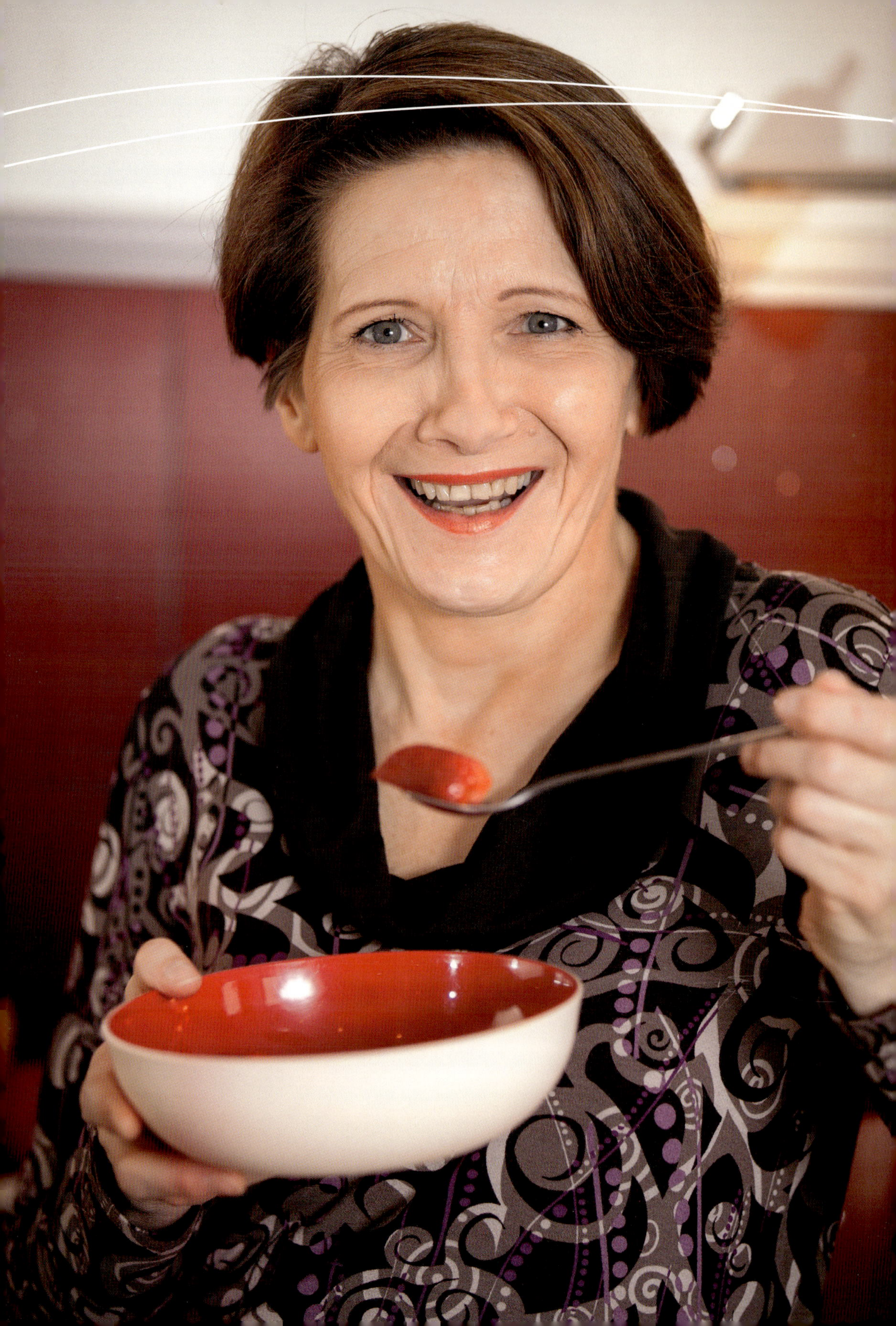

Mit *Lebe leichter* durch den Tag

Der folgende Motivationspool für Vielbeschäftigte erhebt weder Anspruch auf Vollständigkeit, noch ist jede Idee gleichermaßen für jeden geeignet. Sie werden hier keine Kalorientabellen und Tagespläne finden. Wir begleiten Sie durch die Herausforderungen eines ganz normalen Tages und bieten Ihnen Ideen und Alternativen für Ihre Ernährung und Ihr Essverhalten an. Außerdem Bewegungstipps für Menschen mit wenig Zeit.

Welche Möglichkeiten bleiben, wenn Sie das Kantinenessen vermeiden möchten? Was könnten Sie sich zum Essen mit ins Büro nehmen? Welche Möglichkeiten zur Bewegung nutzen andere Vielbeschäftige?

Ziehen Sie sich den Tipp raus, der für Sie passt. Was bei Ihnen funktioniert, wissen Sie als Experte für Ihre eigenen Bedürfnisse selbst am besten.

Fassen Sie den festen Entschluss: »Ich werde etwas ändern.« In den nächsten drei Monaten werden Sie Ihrem Ziel Wunschgewicht ein ganzes Stück näherkommen.

Eines Tages weißt du, was du tun musst, und fängst an. Schwer ist es nur bis zum Moment der Entscheidung.

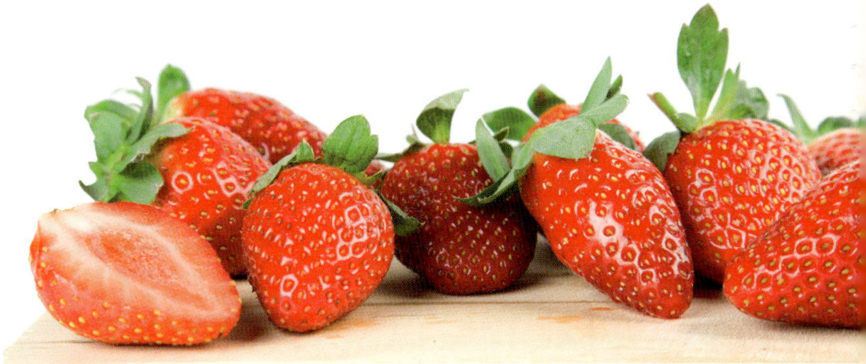

Der Morgen

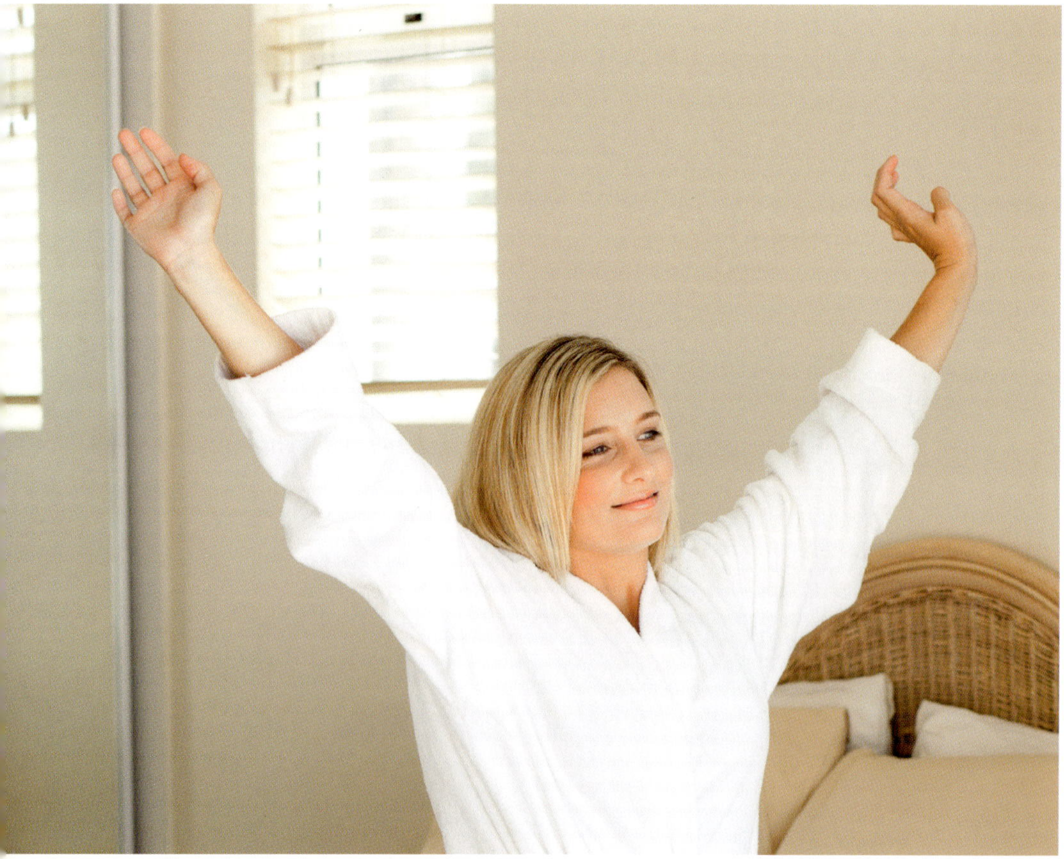

Lassen Sie Ihren Wecker ein paar Minuten früher klingeln. Wir hoffen, Sie sind ausgeschlafen. Guten Morgen!

Räkeln und strecken Sie sich wie eine Katze. Ihr Körper ist noch ganz warm. Dehnen löst Verspannungen im Körper und weckt Ihre Muskeln auf. Halten Sie die gedehnte Position für mindestens 10 Sekunden.

Atmen Sie bewusst tief durch. Ein. Aus. Gönnen Sie sich noch im Bett einige Momente, um sich auf den Tag einzustimmen. Wählen Sie bewusst die richtige Einstellung. Heute wird ein guter Tag!

Stehen Sie rechtzeitig auf. Möglichst immer um dieselbe Zeit. Das hilft Ihnen, einen gesunden Rhythmus zu entwickeln.

Beates Blog (11.1.2012)

Der Tag ruft dich

Dies ist der erste Monat von dem Jahr, wo angefangene Projekte zu Ende gebracht werden. Ich träume davon, dass in diesem Jahr Hunderte, Tausende von Menschen durch *Lebe leichter* ihr Langzeitprojekt Abnehmen beenden.
Menschen, die glücklich in den Spiegel schauen, weil Essen nicht länger diese magische Anziehungskraft auf sie hat. Weil sie so beschäftigt sind mit LEBEN und aufregenden Plänen, dass ihnen schlicht die Zeit zum Essen fehlt. Sogar zum Stressessen. Denn da müssen sie zum Sport.
Die ihre Höhle verlassen, wo sie auch in Jogginghosen und Schlabbershirt rumlaufen konnten. Die ihre Würde zurückerobern und feststellen, dass die Welt auf so jemanden wie sie gewartet hat. Die sich morgens wieder verliebt im Spiegel anschauen und sich richtig aufbrezeln! Weil sie es sich wert sind. Und mit ein klein bisschen Make-up einfach noch besser aussehen.
Mit Verlaub: Außer man ist unter 29, sehen die wenigsten Frauen nur mit Wasser und CD wundervoll aus. Also: Streng dich ein bisschen an. Hübsch dich auf, wirf die ollen Klamotten in die Tonne, bevor sie deinen Charakter verderben. Und genieß ihn in voller Pracht: Den 11.1.2012. Diese Gelegenheit kommt nicht wieder! Zeig dich ihm in Bestform! Und steh auf, falls du grade noch im Bett liegst. Der Tag ruft DICH.

Ein warmer Tipp für die gute Verdauung

Bei einem trägen Darm hilft es, noch vor dem Aufstehen eine Tasse warmes Wasser zu trinken. Kochen Sie sich das Wasser abends und füllen Sie es in eine Thermoskanne, die Sie neben Ihrem Bett platzieren. Den Wecker zehn Minuten früher stellen. Wasser in kleinen Schlucken trinken. So starten Sie den Morgen in Ruhe und Ihr Darm kommt langsam in Schwung.

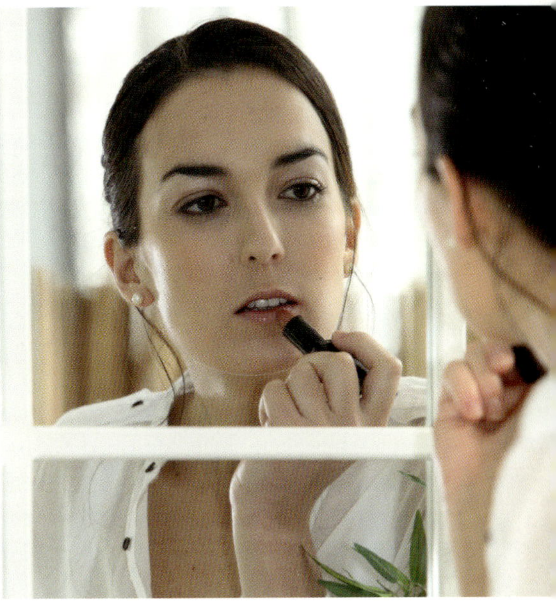

Gleich morgens trinken

Ihr Körper hat über Nacht Flüssigkeit verloren. Trinken Sie gleich nach dem Aufstehen ein großes Glas Wasser. Warmes Wasser passiert den Magen schneller als kaltes.

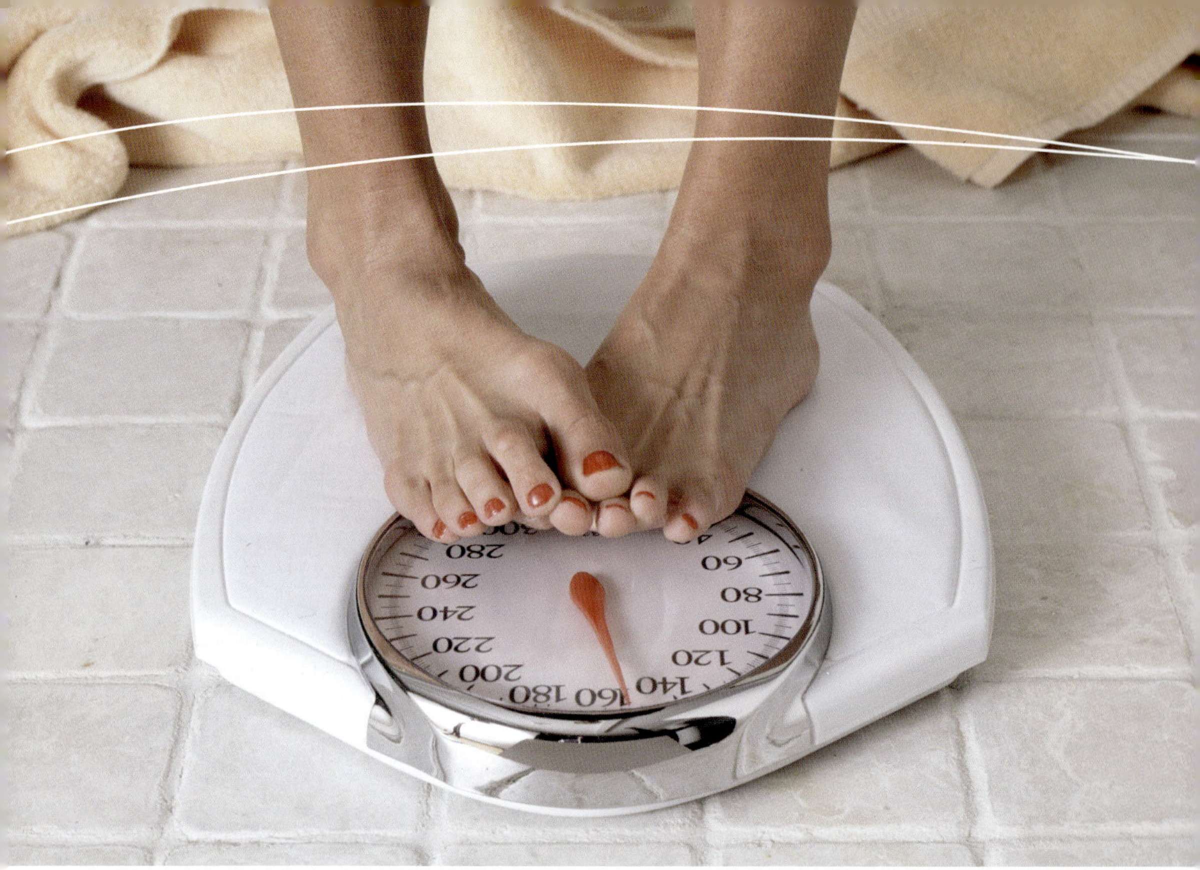

Morgengymnastik

Noch im Bett können Sie Ihren Kreislauf mit ein paar einfachen Bewegungen in Schwung bringen. Nachdem Sie sich geräkelt haben, bleiben Sie noch einen Moment auf der Matratze liegen. Heben Sie die geschlossenen Beine in einem 90°-Winkel und malen Sie mit den Füßen großzügig die Zahlen 1 bis 10 in die Luft. Danach ist das Alphabet dran. Wenn Sie fertig sind, schreiben Sie noch einen motivierenden Satz in die Luft, bevor Sie aufstehen. »Guten Morgen, heute wird ein guter Tag.«

Singen Sie unter der Dusche

Wer bereits unter der Dusche singt, stärkt sein Immunsystem. Denn beim Singen steigt die Konzentration eines Enzyms im Speichel, das Infektionen der oberen Atemwege abwehrt. Mit je mehr Hingabe Sie singen, desto größer der gesundheitliche Effekt.

Singen vertieft die Atmung, regt die Blutzirkulation an und verbessert die Haltung. Außerdem werden schmerzhemmende Endorphine ausgeschüttet, die auch Stresssymptome lindern. Na, überzeugt?

Apropos Duschen: Wechselduschen kurbelt den Kreislauf und die Durchblutung an.

Wie oft sollten Sie sich wiegen?

Zu häufige Gewichtskontrollen machen schlechte Laune. Wer sich täglich wiegt, bekommt alle Schwankungen des Wasser- und Hormonhaushalts zu spüren. Um Ihren Erfolg zu überprüfen, reicht es, wenn Sie sich einmal pro Woche auf die Waage stellen. Immer zur gleichen Zeit und unter den gleichen Bedingungen.

Rechnen Sie jede Woche mit einer Abnahme – auf jeden Fall, solange Sie zu viel Gewicht mit sich herumtragen. Mit dem *Lebe-leichter*-Planer haben Sie zwölf Wochen im Blick.

Rechnen Sie mit einer Durchschnittsabnahme von einem Pfund pro Woche. Rechnen Sie jeden Monat mit zwei Kilo weniger. In einem Vierteljahr mit sechs Kilo weniger. In einem halben Jahr ist eine Abnahme von zwölf Kilo zu schaffen. Bleiben Sie dran. Es lohnt sich.

Ein Rechenbeispiel übers Zunehmen, Abnehmen und den Faktor Zeit

Familienfeier bei Mais anlässlich der Hochzeit ihrer Tochter. In dieser großen Runde hatte man sich lange nicht gesehen. Sogar Nichte Teresa aus Amerika war zu diesem Anlass nach Deutschland gereist.

Frau Mai hatte sich sehr auf den großen Tag ihrer Tochter gefreut. Als im Frühjahr der Hochzeitstermin festgelegt wurde, stand für sie gleich noch etwas anderes fest: Zur Hochzeit ihrer Tochter wollte sie sich auch selber so richtig wohl in ihrer Haut fühlen – und in ihren Kleidern.

Ansporn für sie, mit dem *Lebe-leichter*-Programm zu beginnen: Kursbeginn 18. April. Die Hochzeit sollte am 19. August stattfinden. In den folgenden 15 Wochen nahm Frau Mai pro Woche im Durchschnitt etwas mehr als 600 g ab. Zur Hochzeit trug sie, fast 10 Kilo leichter, ihr Traumkleid und sah einfach wundervoll aus.

Nichte Teresa, die seit fünf Jahren in den USA lebte, hatte sich während ihres Auslandsaufenthalts ziemlich verändert. Ganz schleichend war jeden Monat ein Pfündchen dazugekommen. Irgendwie hatte sie es selber kaum gemerkt. Neues Land, neue Arbeit, neue Gewohnheiten, viel Fast Food – und neue Kleider.

Bequeme Kleider, die einfach mitgewachsen waren. Die nüchterne 5-Jahres-Bilanz nach einer Zunahme von nur einem Pfund jeden Monat: 30 Kilo mehr auf der Waage.

Was für ein Schock wäre es für Teresa gewesen, wenn sie eines Morgens mit 30 Kilo mehr aufgewacht wäre. Schnappatmung. Panik. Krankenwagen. Notaufnahme.

Doch bei einem Pfündchen mehr jeden Monat nichts von alledem. 5 Kilo mehr im Jahr kaum wahrgenommen. Außer der Schnappatmung. Ja, sie war wesentlich kurzatmiger geworden. Teresa nahm sich das *Lebe-leichter*-Buch mit in die USA. Drei Mahlzeiten mit dem, was ihr schmeckt – dazwischen Pause: Das würde sie auch in den USA hinkriegen.

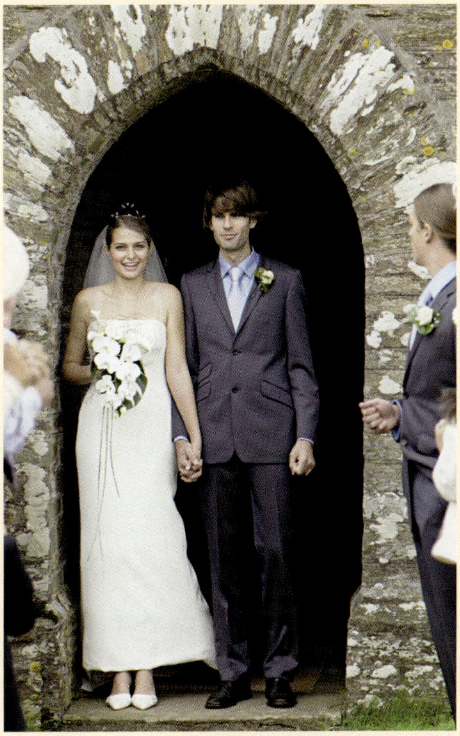

Sport am Morgen oder Abend?
Ob Sie am Morgen oder am Abend Sport treiben, ist typabhängig. Probieren Sie es eine Woche lang morgens und eine Woche abends. Und entscheiden Sie dann selbst. Hauptsache, Sie finden Ihren persönlichen Rhythmus. Ein leichtes Ausdauertraining am Morgen kurbelt die Fettverbrennung an und erhöht Ihre Leistungsfähigkeit während des Tages. Mehr zum Thema Bewegung erfahren Sie auf Seite 155.

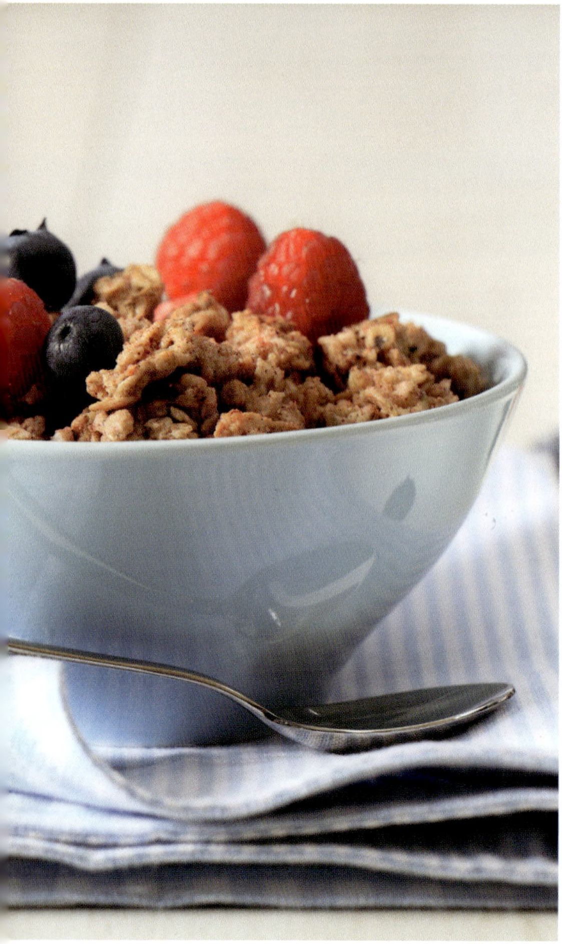

Frühstücken – für einen guten Start in den Tag

»Morgens brauch' ich nichts.« – »Ich hab noch nie gefrühstückt.« – »Nur am Wochenende.« Menschen mit Gewichtsproblemen lassen das Frühstück besonders häufig ausfallen und haben dabei ein gutes Gefühl. Sie sparen ja Kalorien. Und wenn sie ohnehin keinen Hunger haben? Doch oft fehlt der morgendliche Appetit aus dem einfachen Grund, weil sie am Abend vorher zu spät, zu viel oder zu fett gegessen haben.

Probieren Sie es doch einfach mal aus.

Ob Sie frühstücken, bevor Sie das Haus verlassen, oder ob Sie Ihre erste Pause am Vormittag dafür nutzen: *Lebe leichter* schreibt Ihnen keine Uhrzeit vor. Aber ein gesundes Frühstück erleichtert es Ihnen, die Drei-Mahlzeiten-Regelung einzuhalten und hilft Ihnen, einen guten Rhythmus zu entwickeln.

Trinken Sie vor dem Frühstück ein großes Glas Wasser. Das ist eine sinnvolle, praktische Gewohnheit. Und ohne große Mühe haben Sie schon etwas für Ihre Gesundheit und Schönheit getan. Gleichzeitig bewirkt das Wasser eine gewisse Vorsättigung.

Wasser wirkt mehr durch das, was es mitnimmt, als durch das, was es mitbringt.

Mit *Lebe leichter* verändern Sie Ihr Essverhalten. Nicht in erster Linie die Zutatenliste. Wann immer Sie essen, sollten Sie sich fröhlich und dankbar zu Tisch setzen. Sie sollten sich auf Ihre Mahlzeit freuen und Hunger haben. Was Sie essen, sollte Ihnen schmecken. Es gibt keine Verbote. Nur Ideen. Und Empfehlungen.

Je ballaststoffreicher Ihre Mahlzeit ist, desto länger bleiben Sie satt. Außerdem binden Ballaststoffe Fette und putzen den Darm frei. Bauen Sie so viel »Geschmack« wie nur möglich ein. Süß, sauer, salzig, weich, cremig, knusprig. Je mehr Geschmacksknospen Sie bedienen, desto höher die Zufriedenheit.

Nehmen Sie sich Zeit. Essen Sie langsam. Schlingen Sie nicht. Schlemmen Sie. Frühstücken Sie einen Teller voll mit dem, was Ihnen schmeckt und denken Sie an das Drittel Obst oder Gemüse.

Davon dürfen Sie auch gerne nachnehmen, wenn Sie noch hungrig sind.

Lebe-leichter-Frühstücksideen

Süßes Frischkäsebrot

Zutaten:
1 Scheibe Vollkornbrot
2 EL körniger Frischkäse (Hüttenkäse)
1 TL Marmelade | 1-2 Stück Obst

Zubereitung:
1 Vollkornbrot mit der Marmelade bestreichen, den Hüttenkäse obenauf geben.
2 Dazu ein bis zwei Stück Obst nach Wahl essen.

Gute-Laune-Sandwichtoast

Zutaten:
2 Scheiben Vollkorntoast
2 TL Miracel Whip Balance
1 Scheibe Putenwurstfilet
1 kleine Scheibe Käse
1 Tomate (nur Fruchtfleisch)

Zubereitung:
1 Die Toastscheiben mit Miracel Whip bestreichen. Einen Toast mit Pute, Käse, Tomate belegen, mit Oregano bestreuen und mit dem zweiten Toast bedecken.
2 Im Sandwichtoaster backen. Dazu ein Stück Obst genießen.

Vollkornbrot mit Rührei

Zutaten:
1 Scheibe Vollkornbrot
2 EL magere Schinkenwürfel
2 Eier | 1 Tomate | Salz

Zubereitung:
1 Tomate in kleine Würfel schneiden. Schinken fettfrei in einer Pfanne anbraten, Tomatenwürfel dazugeben. Kurz köcheln lassen.
2 Die Eier in eine Schüssel geben, mit dem Schneebesen kurz verquirlen, salzen und zu der Schinken-Tomaten-Mischung geben. Mit einem Pfannenwender das Rührei von außen so lange zur Mitte schieben, bis alles gestockt ist. Rührei auf das Brot geben.

Beates Blog (Dezember 2011)

Stracciatella-Joghurt

Ab und zu tausche ich mein Standardfrühstück (2 dünne Scheiben Vollkornbrot mit Frischkäse und Honig + eine Kiwi) gegen etwas Spannenderes aus. Und weil sich gerade etliche Weihnachtsbackzutaten in meinem Vorrat befinden, gab's jetzt öfter zum Frühstück oder Nachtisch selbst gemachten Stracciatella-Joghurt. Schmeckt mindestens so gut wie selbst gekaufter, aber glänzt durch weniger Kalorien und Geschmackverstärker. Und sorgt für eine gute Sättigung mit gesunden Zutaten. Meist verwende ich 1,5 % Joghurt, manchmal auch welchen mit niedrigerem Fettgehalt. Der von Optiwell und Weihenstephan schmeckt in jeder Variante. Ein Teelöffel gehackte Mandeln, etwas geraspelte Backschokolade, eventuell etwas Vanillezucker oder Vanillearoma. Fertig! Möglichst wenig Zucker verwenden, um den Geschmack der guten Zutaten nicht zu übertünchen. Lecker und gesund. Bratapfeljoghurt geht ähnlich simpel und schlägt die Teuervariante, die man im Handel bekommt, um Längen. Einfach einen säuerlichen Apfel in kleine Stücke schneiden, in etwas Wasser weichdünsten, abkühlen lassen und mit Zimt, Zucker und etwas Vanillearoma ins Joghurt mischen. Gerne auch noch ein paar gehackte (angeröstete) Mandeln mit ins Joghurt. Übrigens: Mandeln bewirken eine langfristige Sättigung und tragen zur Senkung des Cholesterinspiegels bei. Dieses Wissen darf man gut und gerne ins *Lebe-leichter*-Programm einbauen. Mandeln in Maßen, nicht in Massen sind gesund, machen satt und in mir lösen sie weihnachtliche Glücksgefühle aus.

Süßer Pumpernickel

Zutaten:

2 Scheiben Pumpernickel
1 EL Frischkäse natur | 1 Kiwi | 1 EL Quark
2 TL Marmelade

Zubereitung:

1 Eine Scheibe Pumpernickel mit Frischkäse bestreichen. Kiwi schälen und in Scheiben schneiden. Das Brot damit belegen.
2 Die zweite Scheibe Pumpernickel mit Quark und Marmelade bestreichen.

Exotenbrot

Zutaten:

1 Scheibe Vollkornbrot | 1 EL Frischkäse
1 EL Magerquark | 1 TL Orangenmarmelade
1 kleine Banane

Zubereitung:

1 Frischkäse, Magerquark und Orangenmarmelade verrühren, auf das Vollkornbrot streichen.
2 Banane in Scheiben schneiden und auf das Brot legen.

Müsli mit Vollkornflocken

Zutaten:

4 EL Vollkornflocken
1 kleiner Becher Magermilchjoghurt
2 Handvoll Obst nach Wahl (z. B. 1 Apfel, 2 Mandarinen, 2 Pflaumen, 1 Kiwi, 1 Banane, 100 g Erdbeeren, 100 g Blaubeeren)

Zubereitung:

1 Vollkornflocken mit Magermilchjoghurt vermengen.

2 Obst kleinschneiden. Alle Zutaten vermengen und kurz durchziehen lassen.

Schoko-Nuss-Müsli

Zutaten:

2 EL Schokomüsli | 1 EL kernige Haferflocken
5 Erdnüsse (natur) | 150 g Magermilchjoghurt
nach Belieben etwas Milch zum Verdünnen
1 großer Apfel

Zubereitung:

1 Erdnüsse schälen. Apfel in kleine Stücke schneiden.

2 Alle Zutaten vermischen und kurz durchziehen lassen.

Warmes Müsli

Zutaten:

5 EL kernige Haferflocken | 1 Banane
2 gestrichene TL gemahlene Mandeln
180 ml Milch 1,5 % Fett

Zubereitung:

1 Haferflocken in einer trockenen Pfanne rösten und auf einen tiefen Teller geben. Banane in dünne Scheiben schneiden und mit den Mandeln über die Haferflocken geben.

2 Milch kurz erhitzen und über das Müsli geben. Warm genießen.

Müsli mit Kürbiskernen und Cornflakes

Zutaten:

30 g Haferflocken | 1 EL Kürbiskerne
1 EL Cornflakes
1-2 Handvoll Obst der Jahreszeit z. B. Orange und Kiwi
150 g Naturjoghurt 1,5 % Fett
1 Schuss Milch

Zubereitung:

1 Obst klein schneiden.

2 Alle Zutaten vermengen und sofort servieren, damit die Cornflakes noch knusprig sind.

Kiwi-Kokos-Müsli

Zutaten:
30 g Haferflocken
1 Becher Naturjoghurt 1,5 % Fett
1-2 Kiwis | 1 TL Kokosflocken | 1 TL Honig

Zubereitung:
1 Kiwis in kleine Stücke schneiden.
2 Mit den übrigen Zutaten vermischen.

Knusper-Frischkornmüsli

Zutaten:
40 g Hafer
1 Handvoll Obst nach Wahl (Apfel, Orange, Banane, Himbeeren ...)
1 EL Sahne | 10 g gemahlene Haselnüsse
10 g gemahlene Cashewnüsse | 2 Datteln
1 TL Leinsamen | 1 TL Sonnenblumenkerne

Zubereitung:
1 Am Vorabend das Getreide schroten. Über Nacht in Wasser einweichen. Das Getreide sollte gerade mit Wasser bedeckt sein.
2 Am Morgen das Obst und die Datteln in kleine Stücke schneiden. Alle Zutaten miteinander vermischen.

Schnelles Sattmacher-Frischkornmüsli

Zutaten:
40 g Fünfkornmischung
1-2 EL Quark oder Joghurt
1-2 Teile Obst nach Wahl

Zubereitung:
1 Die Fünfkornmischung in einer kleinen Schüssel mit kochendem Wasser übergießen und über Nacht stehen lassen. Am Morgen das restliche Wasser abgießen.
2 Die eingeweichten Körner mit 1-2 EL Magerquark und/oder Joghurt und/oder Milch mischen und frisches Obst zufügen.

Obstsalat mit Joghurt

Zutaten:
200 g gemischtes Obst (z. B. Apfel, Himbeeren, Banane, Mandarine, Birne)
1 EL gehackte, geröstete Haselnusskerne oder Mandeln | 1 kleiner Becher Joghurt
1 TL Honig | 2 TL Zitronensaft

Zubereitung:
1 Obst in kleine Stücke schneiden.
2 Alle Zutaten vermischen und gut durchziehen lassen. Wer den Joghurt im Obstsalat nicht mag, kann ihn extra dazu essen.

Beerenquark

Zutaten:

250 g Quarkcreme 0,2 % Fett
150 g gefrorene Beeren | 1 TL Vanillezucker

Zubereitung:

1 Die Beeren entweder eine Stunde vor dem Frühstück aus der Gefriertruhe nehmen oder sie 15 Sekunden in der Mikrowelle auftauen.
2 Mit dem Zucker in die Quarkcreme rühren.

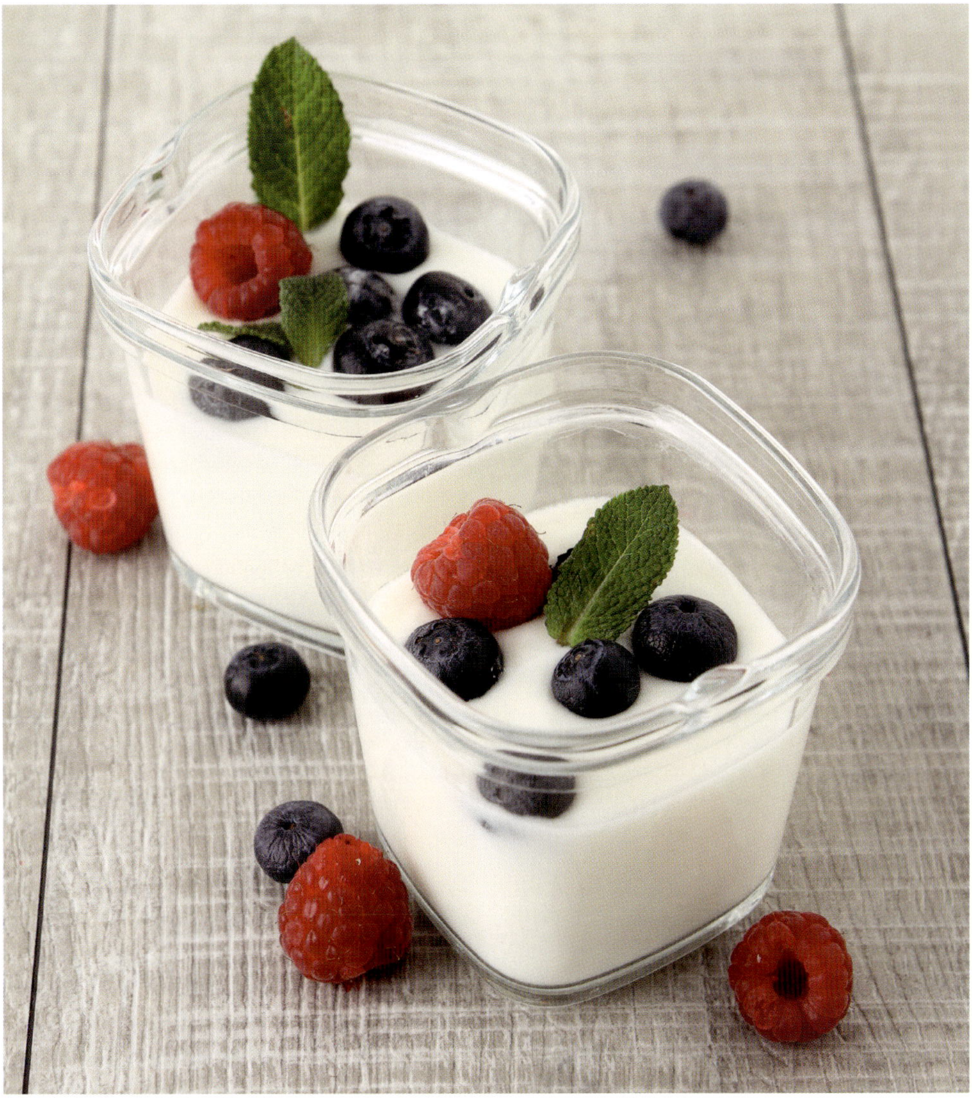

Mango-Joghurt

Zutaten:
1 EL gemahlene Haselnüsse
1 Stück Mango, 100 g | 1 TL Honig
100 g Quark (20 % Fett i. Tr.)
100 g Joghurt (3,5 % Fett)

Zubereitung:
1 Joghurt mit Quark, Haselnüssen und Honig verrühren.
2 Mango schälen, Kern entfernen und in kleine Stücke schneiden. Mangowürfel unter die Quark-Joghurt-Mischung rühren.

Winter-Müsli

Zutaten:
2 EL Haferflocken | 2 EL Hirseflocken
1 TL Leinsamen | 2 TL Rosinen
150 g Kefir oder Magermilchjoghurt
½ Apfel | ½ Banane | ½ Apfelsine
2 TL Honig od. Ahornsirup | 1EL Zitronensaft

Zubereitung:
1 Haferflocken, Hirseflocken und Leinsamen mit Kefir bzw. Joghurt mischen.
2 Das zerkleinerte Obst auf den Getreidebrei geben, vermengen und mit Honig und Zitronensaft abschmecken.

Früchte-Nuss-Müsli auf Vorrat

Zutaten:
75 g getrocknete Aprikosen | 50 g Mandeln
50 g Walnusskerne | 300 g Haferflocken
75 g Rosinen | 50 g getrocknete Cranberrys

Zubereitung:
1 Die Aprikosen, Mandeln und Wahlnüsse zerhacken. Alle Zutaten vermischen und in ein gut schließendes Gefäß geben.
2 Zum Frühstück 3 EL Müsli mit 100 g frischem Obst und wahlweise Joghurt, Milch, Dickmilch, Kefir oder Quark vermengen.

Frühstücken unterwegs

Wenn Sie keine Zeit haben, zu Hause zu frühstücken, können Sie sich Ihr Frühstück auch mitnehmen. Wichtig für den sauberen Transport sind Vorratsgläser, gut verschließbare Brotdosen und Plastikschüsseln. So können Sie nicht nur belegte Brote, sondern auch Müslis, Salate, Wraps und Ihre vorbereiteten Obst- oder Gemüserationen problemlos von A nach B befördern.

Lebe-leichter-Tipp

Lassen Sie nach dem Einkaufen einen Sechserpack Wasser im Auto liegen. So haben Sie immer eine Portion Frische dabei.

Selbst gemacht und mitgebracht
Nehmen Sie Ihr Frühstück von zu Hause mit. Dann wissen Sie, was Sie haben. Das Vollkornbrötchen können Sie trotzdem frisch beim Bäcker kaufen. Doch das Belegen oder das Drumherum gestalten Sie leichter in Eigenregie.

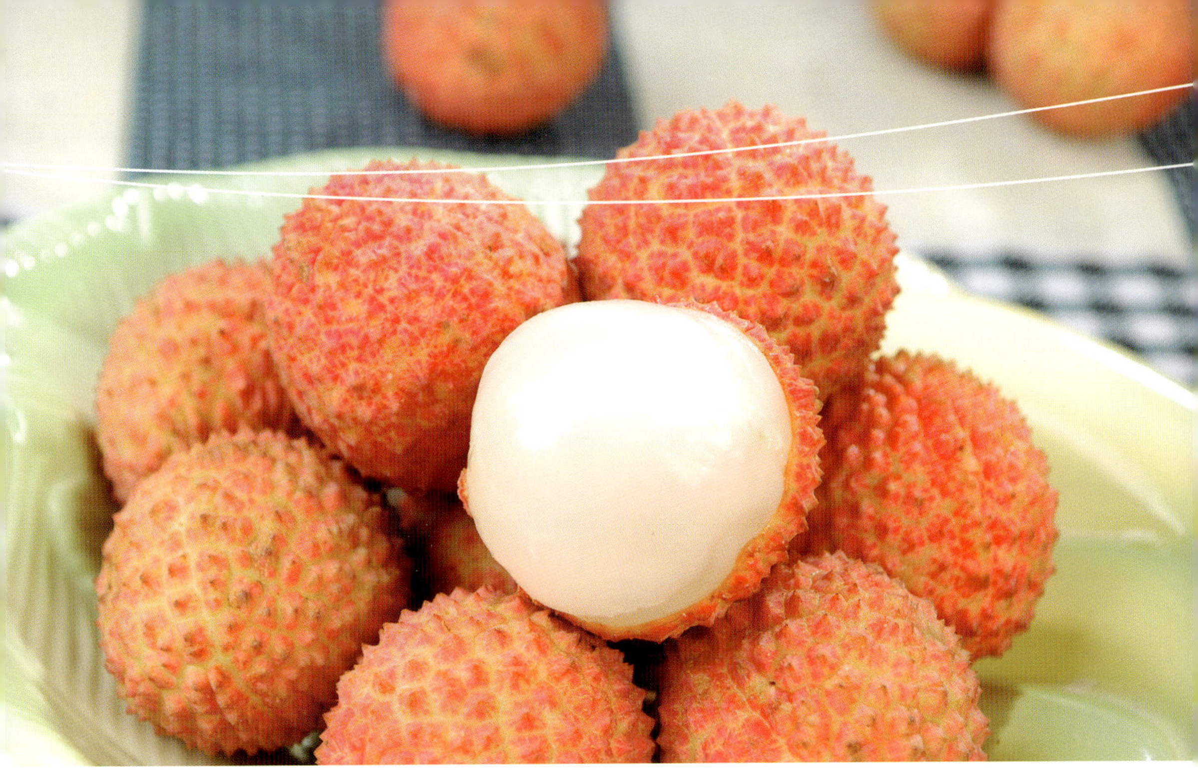

Heikes Blog (14.12.2011)

In Maßen, nicht in Massen

Bei Edeka hab ich sie schon gesehen, und in ein paar Tagen gibts sie auch im Aldi und im Lidl. Meine absoluten Lieblingsfrüchte: Lychees.

Hey, die Teile schmecken einfach so gut, ich könnt' mich gerade reinsetzen. Aber weißt du, wie ich sie genieße? Eine Handvoll nach einer Mahlzeit, das war's.

Denn weißt du, was passiert, wenn du Obst einfach so den ganzen Tag vor dich hin kaust? Du hinderst deinen Körper daran, Fett zu verbrennen. Denn in jedem Stückchen Obst, so gesund es auch ist, ist eine Menge Fruchtzucker enthalten. Und das lässt deinen Blutzuckerspiegel steigen, signalisiert deiner Bauchspeicheldrüse, Insulin auszuschütten, und zack, verbrennst du kein Fett mehr. Blöd, wenn du eigentlich abnehmen möchtest. Und dann kommt noch dazu, dass man die Kalorien von Obst leicht unterschätzt. Wenn du nämlich so über den Tag verteilt immer mal wieder eine Obstportion isst, verlierst du den Überblick.

Hier eine Sharonfrucht (140 kcal), hier eine Schale voll Lychees (152 kcal), einen Apfel (55 kcal), zwei Mandarinen (47 kcal), eine Banane (96 kcal), zwei Kiwis (86 kcal) … und du denkst, alles gesund. Ist es auch.

Du sollst auch weiter Obst essen, aber bitte in Maßen, nicht in Massen.

Denn mit Dauerkonsum, egal ob gesund oder nicht, verändern wir nicht unser Ernährungsverhalten. Alleine das Obst wären 576 kcal, da hast du noch keine Scheibe Brot gegessen. In guten Zeiten isst du das Obst. Weihnachten kommt, da bleibt es nicht dabei. Ich möchte doch, dass es dir gut geht!

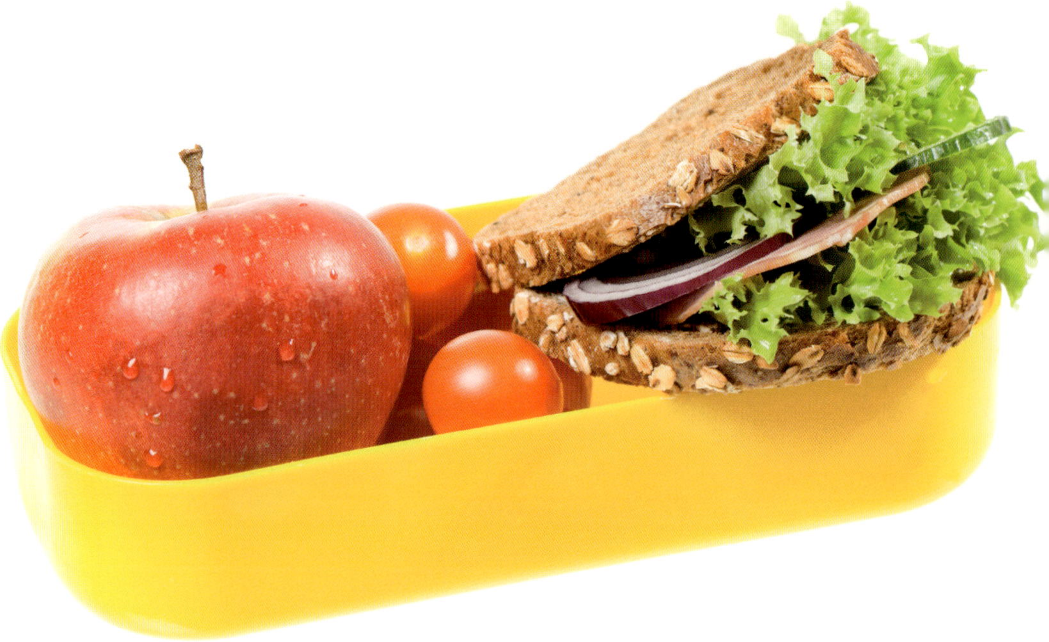

Brot oder Brötchen aufgepeppt

Zutaten:
1 Vollkornbrötchen oder 2 kleine Scheiben Vollkornbrot ca. 70 g
weitere Zutaten siehe Zubereitung

Zubereitung:
1 Eine Handvoll Alfalfasprossen unter einer Scheibe gekochtem Schinken macht das Brot saftig.
2 Bringen Sie Gemüse aufs Brot. Legen Sie auf jede Scheibe Brot oder Brötchen erst einmal ein Stück Salat, Tomate, Gurke, Paprika, Radieschen. Dekorieren Sie mit Rauke und Kresse. Nutzen Sie die saisonalen Angebote.
3 Kiwi auf Käse, Banane auf Leberwurst, Apfel auf Putenbrust. Werden Sie kreativ!

Tomaten-Senf-Aufstrich

Zutaten:
100 g Tomatenmark | 80 g Senf
200 g Butter

Zubereitung:
1 Alle Zutaten im Mixer verrühren, sodass eine homogene Masse entsteht. Im Kühlschrank aufbewahren.
2 Für eine Scheibe Brot 1 TL verwenden. Schmeckt am besten unter Käse und Schinken.

Käse-Schinken-Toast

Zutaten:

2 Scheiben Vollkorntoast
2 TL Tomaten-Senf-Aufstrich
1 Scheibe Käse | 1 Scheibe Schinken

Zubereitung:

1 Eine Scheibe Toast mit dem Tomaten-Senf-Aufstrich bestreichen.
2 Käse und Schinken auf den Toast legen, mit der zweiten Scheibe abdecken. Im Sandwichtoaster knusprig backen.

Vitamin-Vollkornbagel

Zutaten:

1 Vollkornbagel | 2 EL Kräuterfrischkäse
2 große Salatblätter | ¼ Salatgurke
1 Tomate | Salz

Zubereitung:

1 Bagel aufschneiden, mit Frischkäse bestreichen.
2 Tomate und Gurke in Scheiben schneiden. Den Bagel großzügig mit den Salatblättern, Gurke und Tomate belegen. Etwas salzen und zusammenklappen. Auch gut für unterwegs.

Gemüse-Frikadellen-Salsa

Zutaten:

1 Vollkornbrötchen | 1 Tomate
ca. ¼ Gurke | ¼ Zwiebel oder Schalotte
eine Handvoll Blattsalat
3 Mini-Frikadellen (Fertigprodukt in der Kühltheke, fettarme Variante)

Zubereitung:

1 Alles klein schneiden, mit 1 EL Salatcreme (10,5 %) und 1 EL süßem Senf anrühren und in einer Tupperdose mitnehmen.
2 Erst kurz vor dem Essen auf dem Brötchen verteilen.

Hüttenkäse-Dip

Zutaten:

1 Vollkornbrötchen | 1 gewürfelte Tomate
1 Becher Hüttenkäse Viertelfettstufe
Salz | Pfeffer | Petersilie | Gemüsestifte

Zubereitung:

1 Tomate mit Hüttenkäse, Salz, Pfeffer und Petersilie vermischen. Dazu das Vollkornbrötchen essen, Gemüsestifte oder ein Stück Obst.
2 Schmeckt übrigens auch toll mit zwei Gewürzgurken und einem klein geschnittenen Apfel vermischt.

Infotext für Ihren Kühlschrank:

NEIN. Ich habe weder Hunger noch Appetit.
Und es ist mir auch nicht langweilig.

Hier zwei Blitzstarter zum Mitnehmen ins Auto

Milchshake to go

Zutaten:
150 ml Milch | 2 EL Magerquark
2 EL gefrorene Früchte | 1 EL Haferflocken
1 EL Leinsamen | 1 TL Leinöl

Zubereitung:
1 Alle Zutaten in einen Mixer, pürieren und in einen To-go-Becher füllen.

Beeren-Smoothie

Zutaten:
150 ml Milch 1,5 % | 2–3 EL Joghurt
70 g Himbeeren oder anderes Beerenobst
1–2 TL Ahornsirup

Zubereitung:
1 Alle Zutaten in einen Mixer, pürieren und in einen To-go-Becher füllen.

Tipp
Alle diese Rezepte entsprechen einem kleinen Teller und können auch zum Abendessen zubereitet werden.

Die schlanke Wahl beim Bäcker

Lebe-leichter-Teilnehmerin Michaela:
Ich hole mir gern eine Brezel oder ein Laugenbrötchen, weil ich die ohne Belag mag, und nehme von zu Hause eine Tüte Snack-Möhrchen oder eine Dose Apfelschnitze mit. Und natürlich meine Wasserflasche …

Oder ich kaufe ein fertig belegtes Mehrkornbrötchen mit frischer Putenbrust oder Sülze, Tomatenscheiben und einem Salatblatt. Bei unserem Bäcker ist alles immer ganz frisch.

Viele Bäckereien bieten frisch belegte und zubereitete Brötchen an. Wählen Sie möglichst die Vollkornvariante. Lassen Sie Ihr Brötchen mit Salat und Putenbrust oder Schinken und einem Ei belegen. Verzichten Sie auf Mayonnaise oder Salatcreme.

Vollkornbrot statt Weißbrot
Schrotbrote enthalten sehr viele Ballaststoffe und recht viel Wasser, ergo weniger Kalorien. Vollkornbrote enthalten außerdem zusätzlich mehrfach ungesättigte Fettsäuren und die Vitamine des Mehlkeimlings.

Mehrkornbrote, auch wenn's nicht die Vollkornvariante ist, enthalten immer noch mehr Ballaststoffe als Weizenbrot, vor allem, wenn Hafer enthalten ist.

Roggenbrote oder Roggenmischbrote enthalten mehr Ballast- und Mineralstoffe als andere Brotsorten und sind somit wertvoller

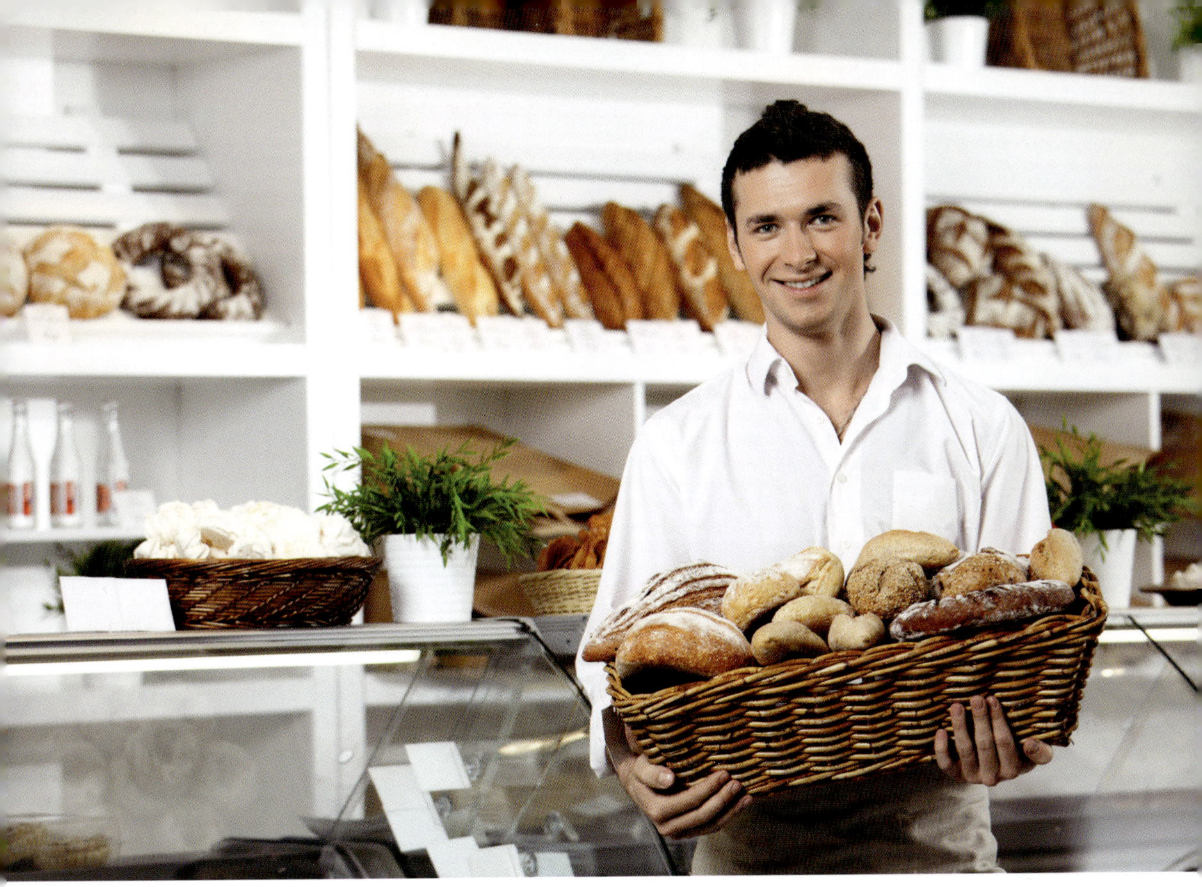

für unsere Ernährung. Je grauer ein Brot ist, desto gesünder ist es, da es einen geringeren Weizen und höheren Roggenanteil hat bzw., weil mehr Mehle mit höherem Ausmahlungsgrad eingesetzt worden sind. Leider lassen sich viele Verbraucher von der braunen Farbe des Farbmalzes täuschen. Fragen Sie bei Ihrem Bäcker nach dem Vollkornanteil in Prozent. Gesund sind mehr als 50 %.

Vollkornbrötchen statt weiße Brötchen

Wer helle Brötchen liebt, dem kann der Umstieg auf Vollkornbrötchen schwerfallen. Fragen Sie nach Brötchen mit Schrotanteilen oder wählen Sie Dekore mit Ölsaaten (z. B. Leinsaat oder Sesam). Der Ballaststoffanteil ist höher und man bleibt länger satt. Wählen Sie Roggenbrötchen. Diese müssen dann zu 50 % Roggenmehl enthalten, welches mehr Ballast- und Mineralstoffe enthält und somit wertvoller für unsere Ernährung ist. Die beste Alternative sind immer Roggen-Vollkornbrötchen. Diese gibt es sehr selten, denn die Bezeichnung darf nur verwendet werden, wenn zu 90 % Vollkornmehl enthalten ist. Damit ist aber ein gutes Backergebnis schwierig, es fehlt die rechte Lockerung, weswegen viele Bäckereien die 90 % unterschreiten. Deswegen immer, bei der hoffentlich kompetenten Fachverkäuferin, nachfragen.

Die feinen Backwaren

Tauschen Sie auch hier aus.

Lassen Sie Blätterteigteilchen liegen. Teilchen aus Plunderteig sind fettärmer als aus Blätterteig und das Gebäck ist feuchter. Damit ist es nicht notwendig, zu Früchten extra noch Pudding oder Buttercreme zu packen.

Mürbeteiggebäck ist immer fettiger als Gebäck aus Brandmasse (z. B. Eclair oder Ha-

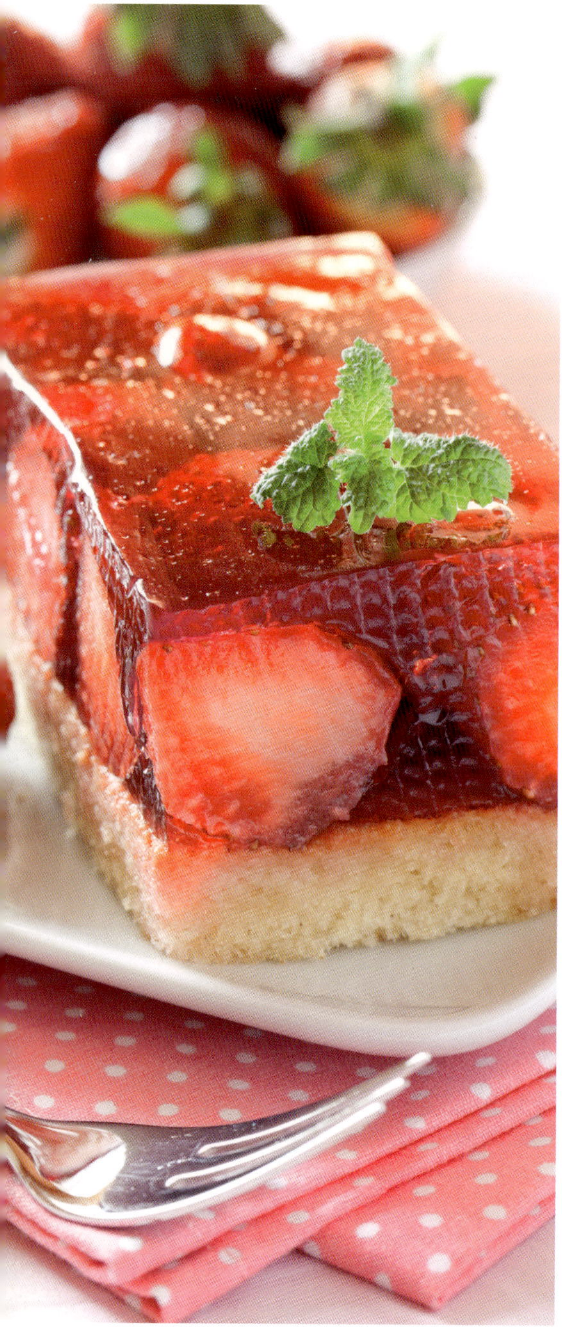

senpfötchen), das kaum Fett enthält und mit leichter Füllung sehr viel weniger Kalorien hat als Gebäck aus Mürbeteig, da dieser sehr wenig Wasser enthält. Achtung: Manche Füllungen, wie z. B. die Sahne im Windbeutel, sind allerdings nicht gerade leicht.

Statt Sahne- oder Buttercremetorten sind Obsttorten auf Biskuitboden immer die bessere Wahl. Der Gelee ist fettfrei und der Biskuit, im Gegensatz zu Wiener Boden, auch.

Aber ist das wirklich eine Alternative? Wenn der Appetit auf ein richtiges Stück Torte nun mal da ist, ist die Käsesahnetorte die beste Alternative. Bei ihr ist ein Teil der Sahne durch Quark ersetzt worden. Wenn sie dann noch mit frischen Früchten garniert ist – perfekt!

Tipp: Muffins, Rosinen- und Nussschnecken, Nussecken, Streuselkuchen und Croissants zeichnen sich allesamt durch Ihren hohen Kaloriengehalt aus. Ein Stück Obstkuchen aus Hefe- oder Biskuitteig ist die figurfreundlichere Entscheidung.

Nutze den Morgen

Machen Sie aus Ihrem Weg zur Arbeit ein Ritual, auf das Sie sich täglich freuen.

Anne läuft die zwei Kilometer zu ihrem Büro zu Fuß. Sie plant Hin- und Rückweg bewusst als ihre persönliche Möglichkeit ein, aktiv zu werden. Denn im stressigen Tagesverlauf als Alleinerziehende gibt es nur wenig Möglichkeiten für sie, sich zu bewegen.

Susanne arbeitet im Homeoffice. Sie hat sich einen Schrittzähler zugelegt und versucht, täglich auf 10 000 Schritte zu kommen. Gar nicht so einfach, stellt sie fest.

Die Zahl auf dem Pedometer spornt sie an, ihre Bequemlichkeit zu überwinden und statt Wege zu meiden, Wege zu nutzen und »Schritte« zu sammeln. Seitdem fest in ihr Vormittagsprogramm integriert: ihr halbstündiger Gebetsspaziergang am Morgen.

Untersuchungen haben ergeben, dass ein Erwachsener täglich ca. 5000 bis 7000 Schritte zurücklegt. Das Gesundheitsministerium empfiehlt daher, täglich zusätzlich 3000 Schritte zu gehen.

Dies entspricht etwa 30 Minuten spazieren gehen und basiert auf internationalen Empfehlungen für Erwachsene, mindestens 30 Minuten pro Tag körperlich aktiv zu sein. Bei einer durchschnittlichen Schrittlänge von 60 bis 80 Zentimetern kommt man mit 3000 Schritten 1,8 bis 2,4 Kilometer weit.

Statt sich mit dem Auto durch den unvermeidlichen Stau in der Stadt zu quälen, nimmt Martina jetzt morgens ihr Rad und kommt durchgepustet, wach und gut gelaunt an ihrer Arbeitsstelle an. Zumindest, wenn es nicht regnet.

Marius hat früher sofort das Autoradio angeschaltet, wenn er sich in den Wagen setzte. Heute nimmt er die Gelegenheit wahr, ungestört seinen Tag zu planen.

Holger nutzt die Zeit im Auto zur Weiterbildung. Er setzt auf Hörbücher und Podcasts in seinem Interessengebiet. Sogar einen Spanischkurs hat er schon in seinem Auto absolviert.

Manfred arbeitet im Außendienst und sitzt täglich viele Stunden im Auto. Ganz bewusst genießt er die Tageszeiten, die Vegetation, das Wetter und die unterschiedlichen Landschaften, die er dabei durchkreuzt.

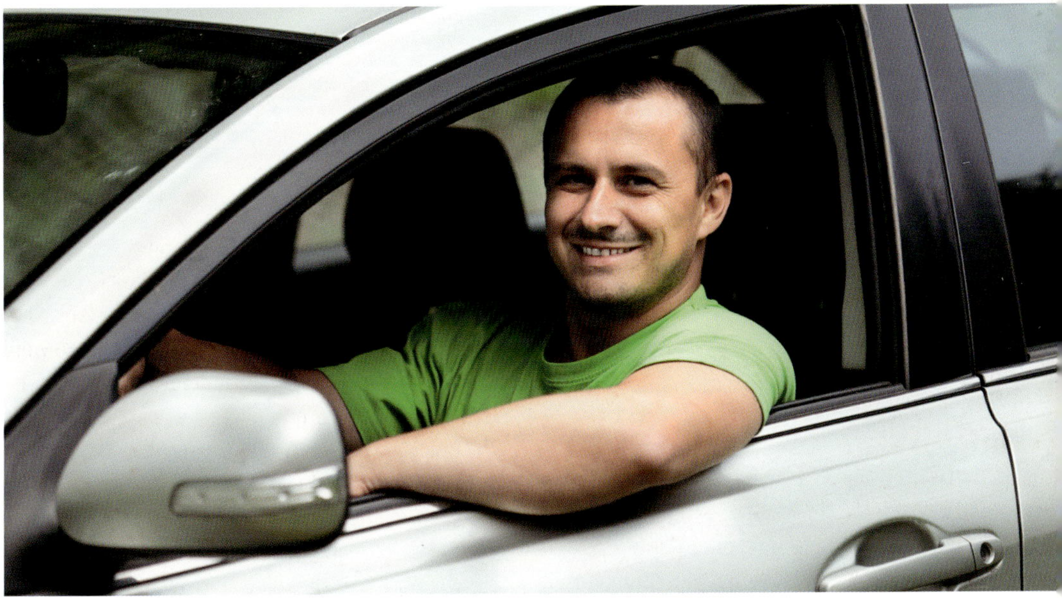

Ein Mann wurde einmal gefragt, warum er trotz seiner vielen Beschäftigungen immer so glücklich sein könne. Er antwortete: »Wenn ich stehe, dann stehe ich, wenn ich gehe, dann gehe ich, wenn ich sitze, dann sitze ich, wenn ich esse, dann esse ich.«

Der Fragesteller fiel ihm ins Wort und sagte: »Das tue ich doch auch. Aber was machst du darüber hinaus?« Er erwiderte: »Nein, das tust du nicht. Wenn du sitzt, dann stehst du schon. Wenn du stehst, dann läufst du schon. Und wenn du läufst, dann bist du schon am Ziel.«

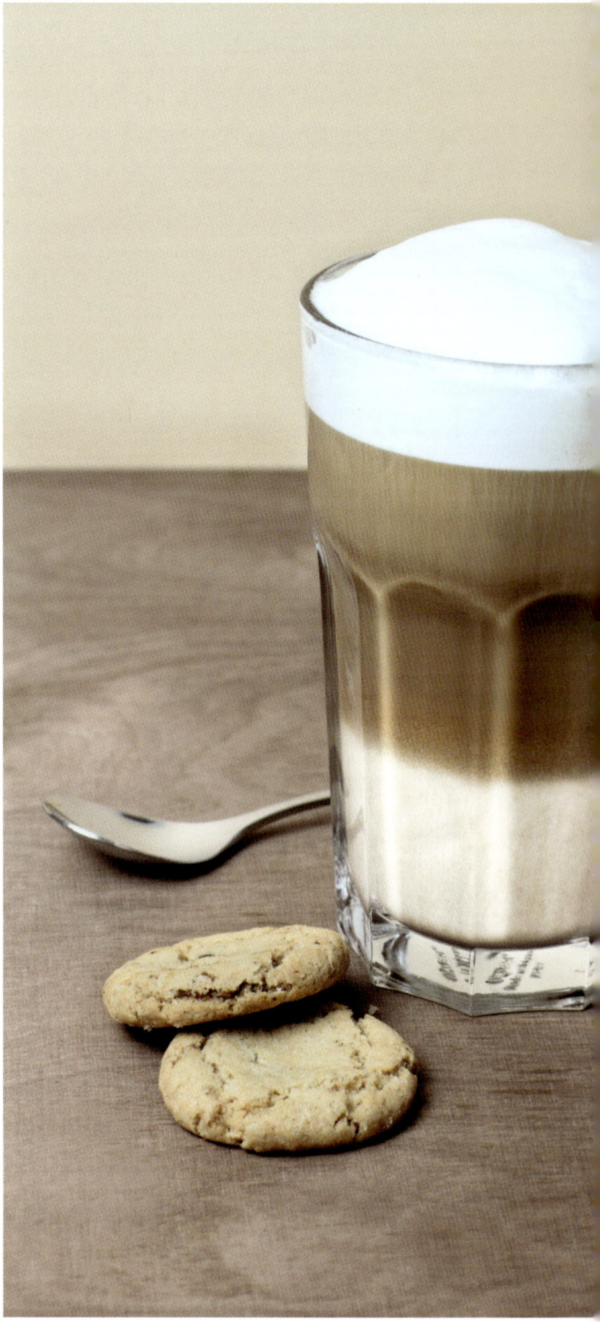

Der Arbeitstag beginnt

Sie sind an Ihrem Arbeitsplatz angekommen. Die Zeit zwischen acht und elf Uhr ist für die meisten Menschen die produktivste Zeit des Tages. Jetzt können Sie anspruchsvolle Aufgaben erledigen, effektiv planen und Ungeliebtes oder Aufgeschobenes in Angriff nehmen.

Steht die obligatorische Tasse Kaffee schon neben Ihnen? Denken Sie dran, dass die Getränke zwischen den drei Mahlzeiten kalorienfrei sein sollten. Wenn Sie den Kaffee nur mit viel Milch und Zucker trinken, fällt er jedoch nicht unter diese Kategorie. Schwarzer Kaffee oder Tee sind natürlich möglich. Und ein kleiner Schuss Milch ist auch erlaubt.

Am Arbeitsplatz

Richten Sie es sich an Ihrem Arbeitsplatz so funktionell wie möglich ein. Ein aufgeräumter Schreibtisch, auf dem alle wichtigen Utensilien in greifbarer Nähe liegen, entspannt.

Die Kaffee-Falle – Erfahrung von Marion Rühl nach dem Online-Coaching

Früher tranken wir einfach nur Kaffee. Aus einer Nullachtfünfzehn-Kaffeemaschine oder handgebrüht. Morgens. Am Wochenende auch schon mal nachmittags. Irgendwann wurde Kaffeetrinken zum Kult. Mein Mann und ich haben inzwischen die dritte Kaffeepad-Maschine und wünschen uns zur Silberhochzeit einen Kaffeevollautomaten. Ruck, zuck und ohne großen Aufwand ist der Kaffee fertig.

Spätestens seit ich den ersten Karamell-Macchiato getrunken habe, bin ich Fan von Milchkaffee. Die Milch wird angewärmt und am liebsten noch geschäumt, damit der Kaffee nicht kalt wird. Zeitweise habe ich mir sogar verschiedene Sirupsorten dazugekauft.

Als ich online mit Lebe leichter begann, schrieb mir Heike, dass auch ein Milchkaffee eine kleine Zwischenmahlzeit sei. Also kein Milchkaffee zwischendurch. Und ich habe mich dran gehalten, wie auch an die anderen Lebe-leichter-Regeln.

Der Erfolg: mehr als 10 kg Abnahme in den 12 Wochen.

Das Online-Coaching war vorbei und nach und nach schlichen sich wieder alte Gewohnheiten ein. Mit von der Partie war auch mein Freund, der Milchkaffee. Und die Abnahme geriet ins Stocken. Nur wegen dem Milchkaffee? Hier meine Beobachtungen:

Ich habe festgestellt, dass der Milchkaffee mein Hungergefühl durcheinanderbringt. Wenn ich mir nachmittags einen Pott Milchkaffee mache, habe ich abends keinen richtigen Hunger mehr. Natürlich esse ich trotzdem noch etwas. Aber da ich vorher nicht richtig hungrig war, kenne ich meine Grenze beim Abendbrot nicht und esse zu viel, zu schnell und zu schwer.

Außerdem steigt durch das Kaffeetrinken bei mir die Lust auf etwas Süßes. Nur ein kleines Stück Schokolade zum Kaffee. Eine Reiswaffel. Nur ein einziges Knäckebrot hinterher.

Ich habe nie ausgerechnet, was da so nebenbei an Kalorien in meinen Magen gewandert ist, aber es muss eine Menge gewesen sein. Denn seit ich radikal auf den Milchkaffee zwischendurch verzichte, nehme ich endlich wieder ab!

Gestern habe ich zum ersten Mal mein nächstes Etappenziel auf der Waage gesehen. Was für ein Triumph. Ich freue mich jeden Tag auf meinen morgendlichen Milchkaffee. Während des Tages trinke ich jetzt wieder literweise ungesüßten Tee in den verschiedensten Variationen.

Mein Vormittagstief bei der Arbeit fange ich mit einem Pott Schwarztee auf – pur. Vorher, hinterher und drum herum gibts Wasser und andere Teesorten. Leicht, oder?

Verschönern Sie doch Ihren Arbeitsplatz mit Pflanzen. Sie sehen nicht nur dekorativ aus, sondern erhöhen die Luftfeuchtigkeit und absorbieren Schadstoffe. Wussten Sie, dass eine Grünlilie die Luftbelastung in 24 Stunden bereits um bis zu 87 Prozent senkt?

Steht eine Flasche Wasser auf dem Tisch? Gibt es Platz für Ihre Teekanne und eine Tasse? Verbannen Sie Bonbontüten und Snacks aus Ihrer Reichweite. Vielleicht können Sie eine Abmachung mit Ihren Kollegen bezüglich der allgegenwärtigen Süßigkeiten treffen.

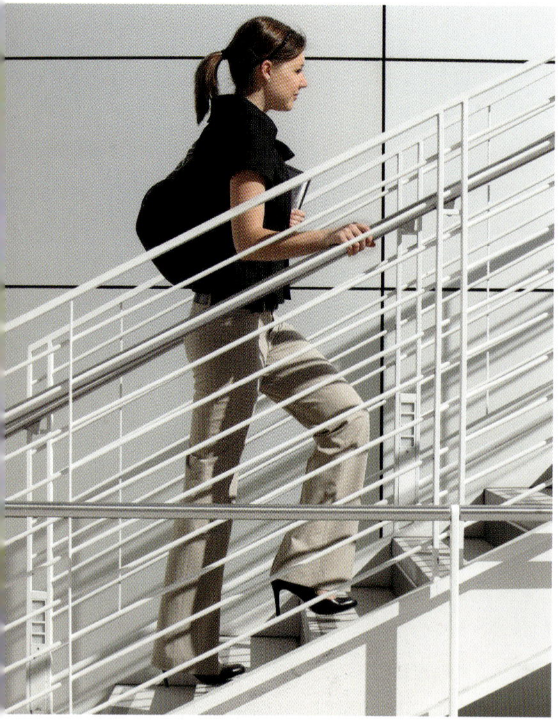

Da, wo sich früher Gummibärchen und Schokoriegel befanden, liegen bei Ute jetzt Handcreme und Lippenpflege.

Hier eine Durchsage an alle Apothekenkunden und Patienten im Umfeld von Krankenschwestern und Arzthelferinnen, die unsere *Lebe-leichter*-Kurse besucht haben: Bitte schenken Sie uns keine Süßigkeiten mehr. Nicht, dass wir uns nicht darüber freuen. Nicht, dass wir diese liebenswürdige Geste ablehnen. Aber in unserem hektischen Berufsalltag werden Pralinenschachteln & Co uns regelmäßig zum Verhängnis.

Kleine Work-outs zwischendurch

Teilen Sie Ihre Arbeit in 60- bis 90-Minuten-Abschnitte ein. Danach unbedingt eine Pause machen.

Nutzen Sie auch im Büro jede Gelegenheit, um sich zu bewegen. Stehen Sie so oft wie möglich von Ihrem Platz auf, auch wenn Sie sich nur mal kurz strecken wollen.

Gewöhnen Sie sich an, im Stehen zu telefonieren, wenn möglich sogar herumzulaufen. Wenn dafür die Schnur des Telefons zu kurz ist, lassen Sie wenigstens die Schultern kreisen und lockern Sie Ihren Rücken.

Statt mit Ihren Kollegen via Telefon und E-Mail zu kommunizieren, schauen Sie doch mal persönlich bei ihnen rein.

Ob Sie ein kleines Treppen-Work-out im Bürogebäude absolvieren, ein paar Dehnübungen vor dem Fenster machen oder sich zu einem kurzen Spaziergang oder gar einem Sprint nach draußen begeben: Die Abwechslung tut Ihnen gut und hilft Ihnen, danach wieder konzentriert weiterzuarbeiten.

Petra, dreifache Mutter mit Nebenjob, hat das Springseil ihrer Tochter rausgekramt:

»Die ersten Wochen fiel mir das Springen gar nicht so leicht. Ich habe richtig gespürt, wie verkrampft und angespannt ich war. Und bin immer wieder im Seil hängengeblieben. Inzwischen bin ich wirklich stolz auf meine Fortschritte.

Je nach Tagesform kann ich langsamer oder schneller springen, mit oder ohne Musik. Im Sommer gehe ich einfach auf die Terrasse und fange an, bei schlechtem Wetter hüpfe ich im Hausflur.«

Beate:

»Ich habe mir StretchClock am Computer installiert, ein Programm, das mich jede Stunde zu einer Minute Gymnastik animiert. Nicht gerade viel. Aber schon diese eine Minute Stretching tut mir gut und hilft mir, dran zu denken, immer wieder mal die Sitzposition zu ändern.«

Heike:

»Wenn ich eine Auszeit brauche, schwinge ich ein paar Minuten auf meinem Trampolin und fühle mich danach wieder locker.«

Gisela:

Die Schwierigkeit in unserem Büro ist, dass in der Küche oft etwas zum Naschen steht. Weil sich der Kopierer im gleichen Raum befindet, lässt sich der Anblick aber nicht vermeiden. Außerdem naschen die Kolleginnen oder essen zwischendurch am Arbeitsplatz. Da fällt es mir manchmal schwer, standhaft zu bleiben. Es hilft mir, etwas vom Naschwerk für mich beiseitezulegen und als Nachspeise nach dem Mittagessen zu verzehren. Dann habe ich auch etwas abbekommen. Früher war ich mit meinen Kolleginnen einig, dass unser Beruf so stressig ist, dass wir unbedingt diese Nervennahrung brauchen. Aber seit ich im April mit *Lebe leichter* begonnen habe, widerlege ich diese These täglich!

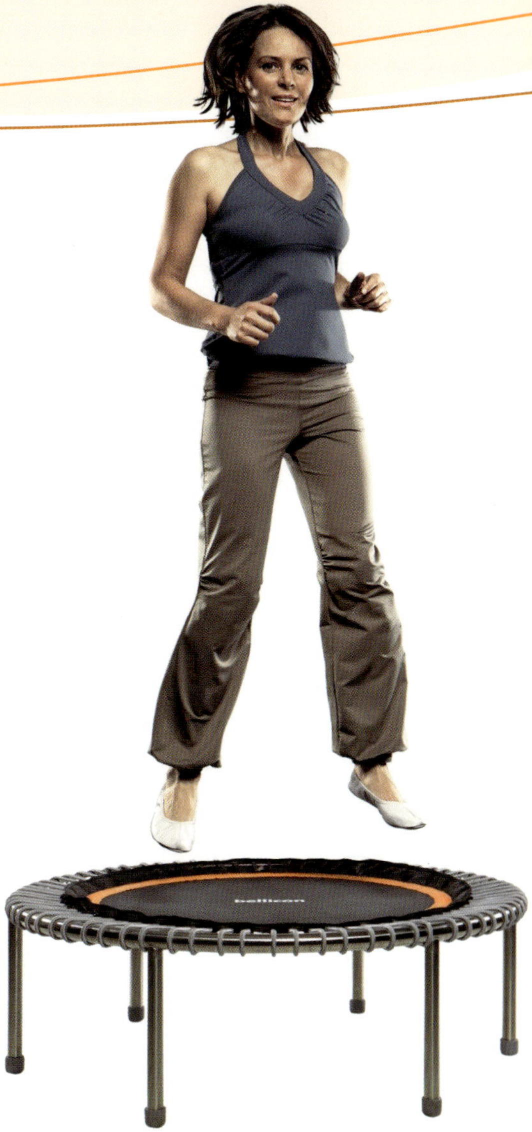

Nutzen Sie die Pausen, um sich etwas Gutes zu tun. Füllen Sie Ihren Wasservorrat auf. Kochen Sie sich einen Tee. Halten Sie ein Schwätzchen. Aber widerstehen Sie der Versuchung, sich Zwischensnacks zu genehmigen.

Wenn wirklich schon der kleine Hunger anklopft, können Sie sich umso mehr auf Ihre nächste Mahlzeit freuen.

Primetime

Nutzen Sie diese kostbare Zeit des Tages. Kehren Sie nach einer kurzen Pause konsequent an Ihren Arbeitsplatz zurück. Am Morgen verfügen Sie über die meiste Energie und können sich am besten auf geistig anspruchsvolle Tätigkeiten konzentrieren.

Wussten Sie, dass Wasser der beste Muntermacher der Welt ist – und das ganz ohne Nebenwirkungen? Wassertrinken steigert Ihre Arbeits- und Leistungsfähigkeit und verlängert Ihre Aufmerksamkeitsspanne.

Beates Blog (21.2. 2012)

Primetime

Die Primetime ist die kostbarste Zeit des Tages. Unser Tageshoch sozusagen. Bei den meisten Menschen liegt die Primetime am Vormittag, auch wenn sie keine ausgesprochenen Frühaufsteher sind.

Hier gelingen uns Dinge, die uns zu anderer Tageszeit schwerer fallen. Das Denken ist konzentrierter, logischer, effektiver.

Obwohl Faschingsferien sind, stehe ich auch in dieser Woche zur gewohnten Zeit auf und sitze seit 8 Uhr am Computer. Bin ungestört und merke, wie das Arbeiten mir leichtfällt.

Regelmäßige Aufsteh- und Schlafenszeiten und regelmäßige Essenszeiten sind eine Wohltat für unseren Körper, der die Regelmäßigkeit liebt.

Ich stehe um 6.15 Uhr auf – und gehe um 24 Uhr ins Bett. Um 6.45 Uhr gibts Frühstück und um 13.45 Uhr Mittagessen. Nur das Abendessen findet zu unterschiedlichen Zeiten statt …

Eine kleine Herausforderung braucht mein Körperchen ja auch noch …

Meetings und ihr dickes Ende

Manche mögen sie, anderen sind sie ein Dorn im Auge: Endlose Meetings mit Vorträgen, Diskussionsrunden, Entscheidungsfindungen. Mit von der Partie unzählige Tassen Kaffee, gezuckerte Getränke, süße Keksmischungen und fettiges Kleingebäck.

Auch wenn es schwerfällt: Vermeiden Sie den ersten Griff. Denn der führt häufig dazu, Ihre leichten Vorsätze für den Rest des Meetings oder gar des Tages außer Acht zu lassen, ganz nach dem Motto: Jetzt ist es ja eh egal.

Falls auch bei Ihnen der Kaffeekonsum mit dem Wunsch, etwas zu essen, einhergeht, halten Sie sich umso mehr an die Wasserflaschen, die auf den Konferenztischen stehen. Machen Sie sich einen Sport daraus, mindestens eine davon leer zu trinken. Oder zwei.

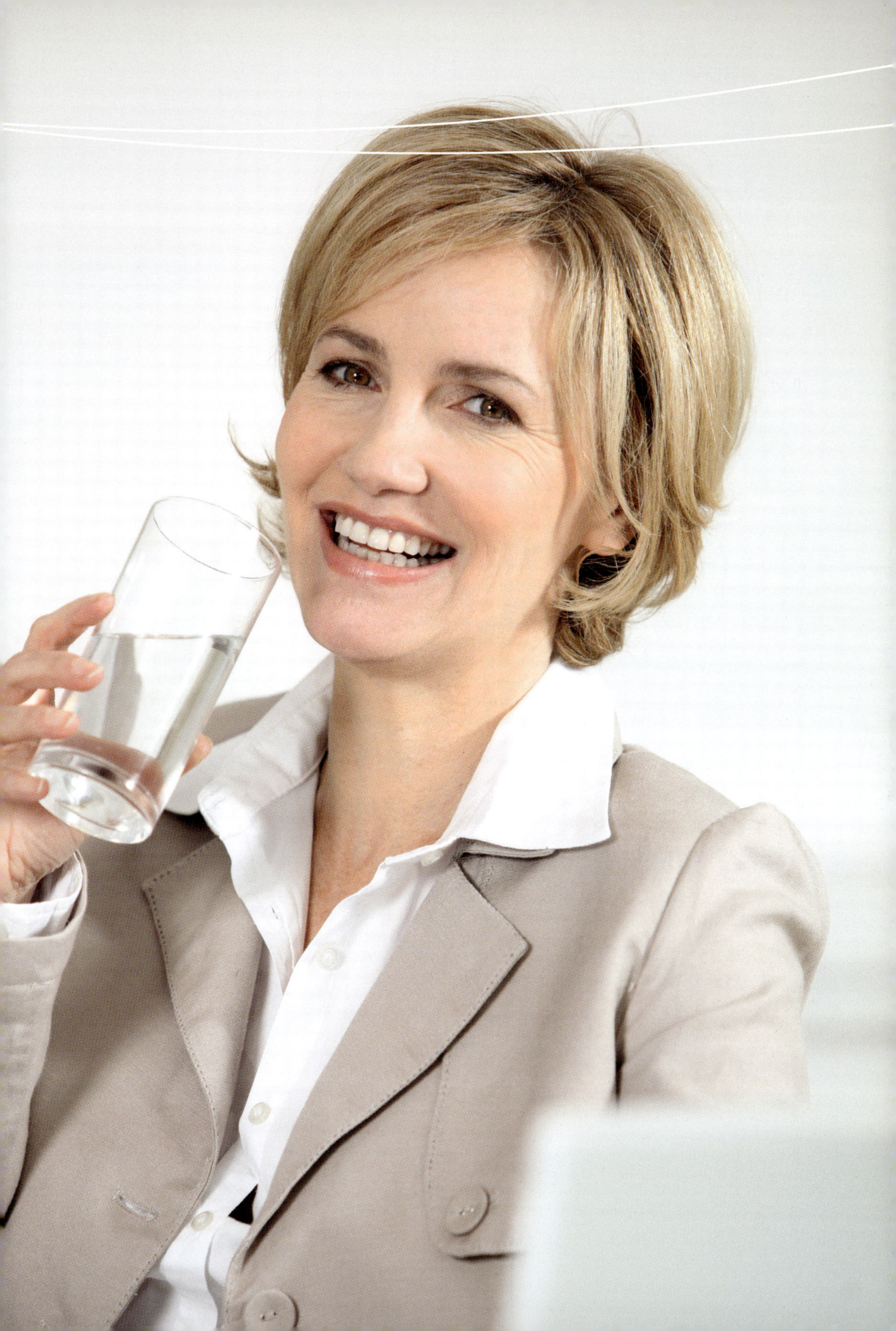

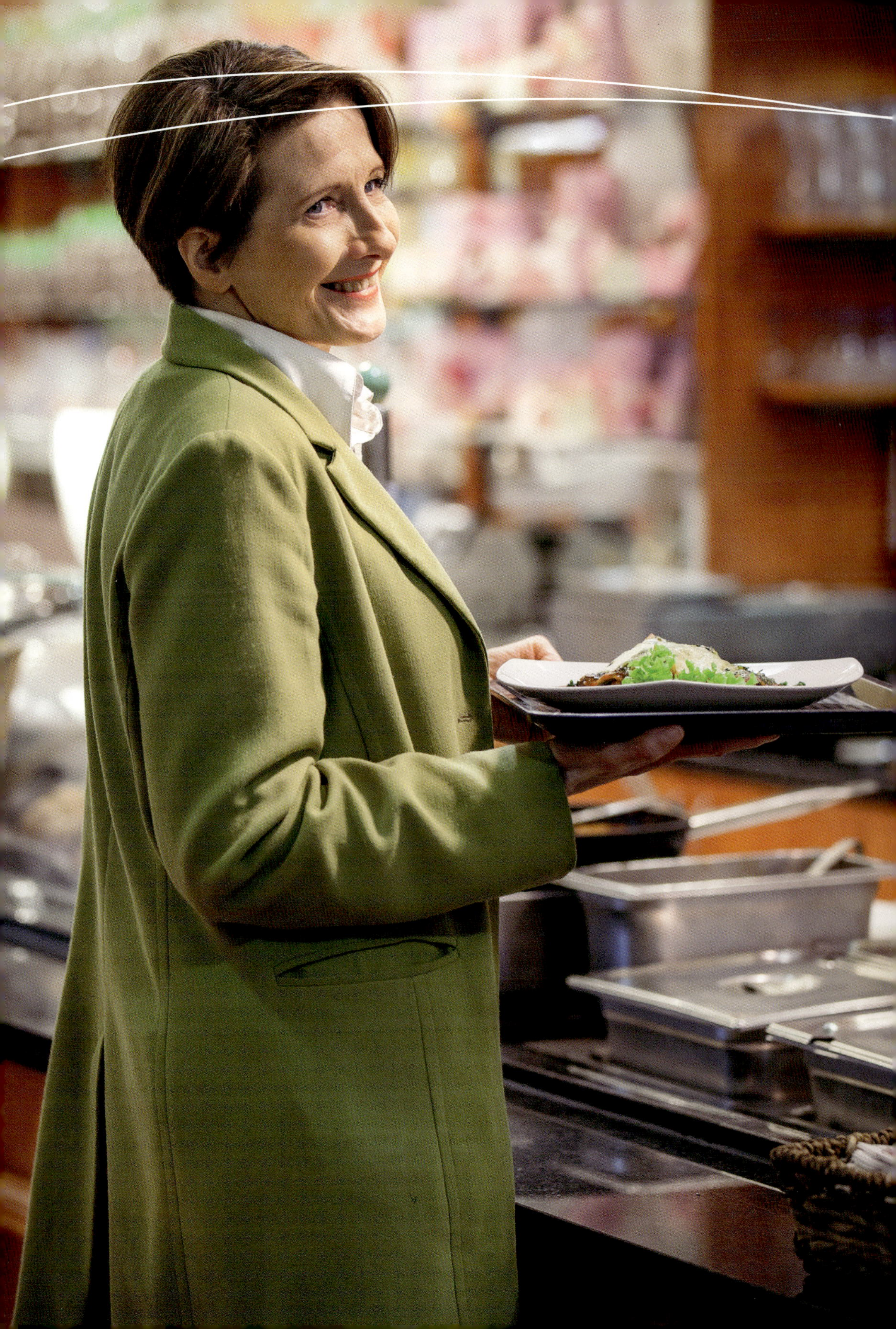

Mahlzeit – Mittagszeit

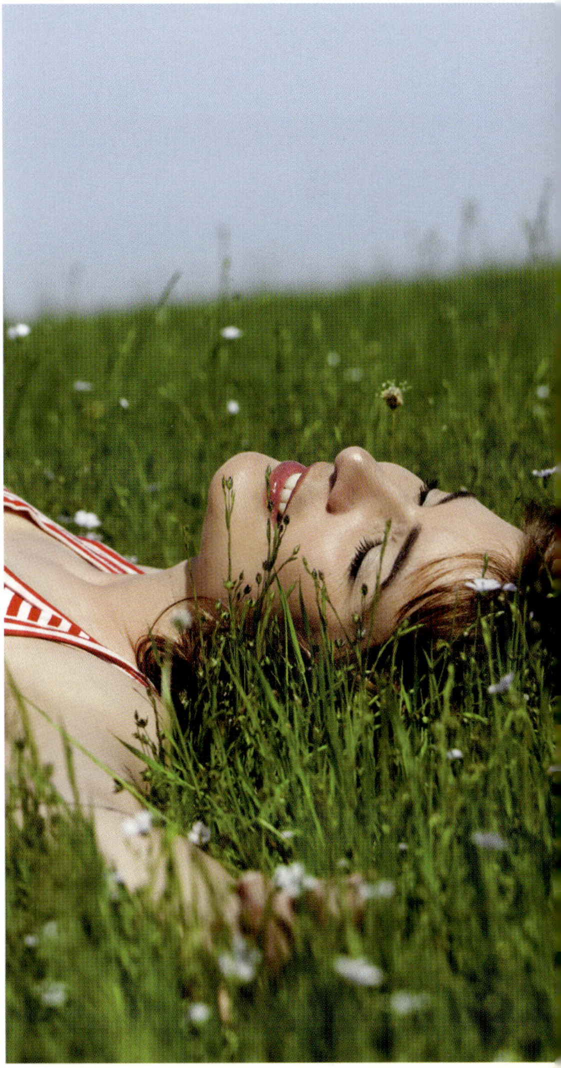

In der Zeit von 12 bis 15 Uhr ist unser Magen besonders aktiv. Unsere Konzentration hingegen erreicht einen Tiefpunkt. Beste Zeit für eine Pause. Doch immer mehr Arbeitnehmer bleiben auch während der Mittagszeit am Schreibtisch sitzen und arbeiten durch. Im Bestreben, so viel Zeit wie möglich einzusparen, essen sie auf die Schnelle etwas nebenbei und hoffen, ihr Arbeitspensum fertig zu bekommen.

Leider geht die Rechnung nur selten auf. Die verdiente Erholung bleibt aus und das Weiterarbeiten am Nachmittag wird zäh.

Erfolg ist, was folgt, wenn Sie etwas verändern!

Pause, Eile und Essen – das passt nicht zusammen. Ihre Mittagspause soll Ihnen Entspannung, Lebensqualität und Genuss bescheren.

Wählen Sie für Ihre Mittagspause eine Variante, die Ihnen richtig guttut. Bestimmen Sie bewusst, wie Ihre Pause aussehen soll. Kluge Entscheidungen zahlen sich aus.

Stellen Sie Ihre persönliche Regel auf, z. B.: In der Mittagspause verlasse ich auf jeden Fall das Gebäude! Keine Mahlzeit im Stehen oder im Gehen! Kein Essen im Auto! Ich esse nicht am Schreibtisch!

Sie haben sich Ihre Pause verdient!

Christa:

Ich habe mal in einem Büro mit mehreren Frauen gearbeitet, die alle abnehmen wollten. Morgens nur Kaffee und auch mittags wieder nur Kaffee oder Tee und etwas Obst. Und wir waren stolz, dass wir durchgehalten und nichts gegessen haben.

Abends kam ich immer müde und ausgehungert nach Hause. Um den Stress des Tages zu verdauen und hinter mir zu lassen, habe ich anständig gegessen. Wenn der hungrige Wolf in mir erst mal geweckt war, habe ich alles verschlungen, was mir in die Quere kam.

Kantinenessen

Essen Sie in der Betriebskantine? Manche Kantinen haben ein breit gefächertes Angebot, das es Ihnen leicht macht, leichter zu werden. Salatbars, deren Dressing Sie selber wählen können. Leichte Suppen. Sättigende, kalorienarme Mahlzeiten, deren Zusammenstellung Sie beeinflussen können. Aber viele Kantinen bereiten ihre Angebotspalette äußerst gehaltvoll zu.

Panierte Schnitzel, frittierte Pommes, gratiniertes Gemüse, Sahnesoßen, Salate mit viel Mayonnaise dominieren die Speisekarte. Und oft sind die Portionen viel zu groß. Nach einer solch schweren Mahlzeit fühlen Sie sich müde und voll, statt angenehm gesättigt und fit.

Machen Sie es sich zur Gewohnheit, zuerst das Drittel Gemüse oder Salat auf Ihren Teller zu füllen, gerne noch mehr. Die Praxis zeigt, dass auch das Gemüse in der Kantine oder im Restaurant fettreicher zubereitet ist, als Sie es zu Hause kochen.

Vermeiden Sie daher gratinierte, überbackene Gemüse und Gemüse in Sahnesoßen.

Bedienen Sie sich am Salatbüffet. Doch erlauben Sie uns den Hinweis: Auch das bevorzugt gewählte Joghurtdressing steht den anderen Salatfertigsoßen vom Kaloriengehalt in nichts nach.

Beispiel:

- 2 EL French Dressing: 136 kcal
- 2 EL Balsamicoessig und 2 EL Olivenöl: 85 kcal

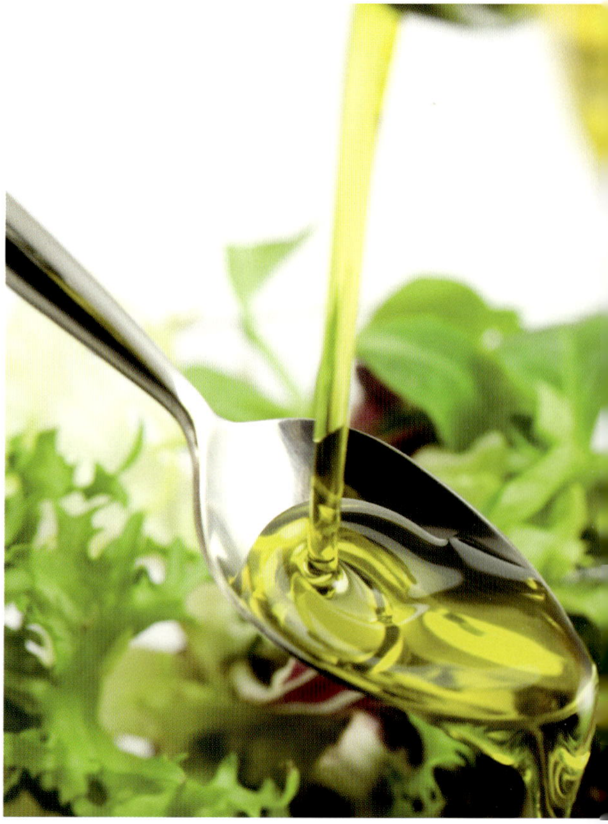

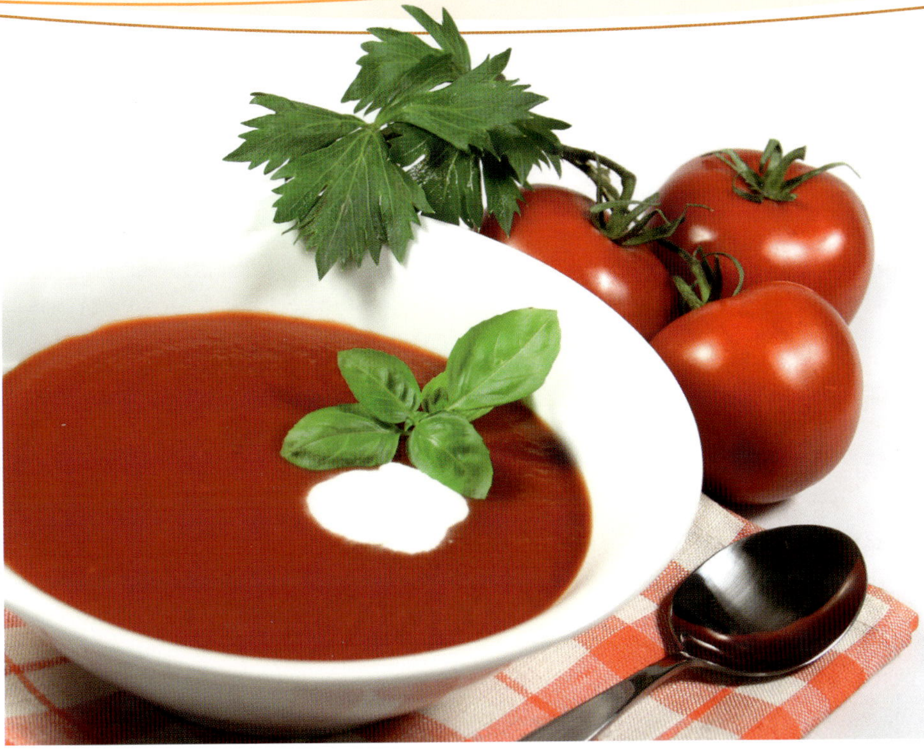

Lebe leichter empfiehlt die Essig-Öl-Variante zum Selberanmachen. Faustregel: Ein Esslöffel pro Portion. Tipp: Wenn Sie öfters Salat in der Kantine essen, nehmen Sie sich doch Ihr eigenes Dressing mit. Rezept auf Seite 127.

Wählen Sie eine der klassischen Sättigungsbeilagen Reis, Nudeln, Kartoffeln. Vorsicht allerdings bei Pommes frites, Kroketten, Kartoffelecken und überbackenen Nudelaufläufen.

Vermeiden Sie die gehaltvollen Soßen.

Greifen Sie beim Fleisch oder Fisch gezielt zu gegrillten, gedünsteten Zubereitungsarten und behalten Sie auch hier die Portionsgröße im Auge.

Nur weil ein Lebensmittel kalorienarm ist, bedeutet es nicht, dass Sie beliebig viel davon essen können. Beachten Sie Ihr Sättigungsgefühl.

Gut zu wissen:

Die Größe einer Handfläche ohne Finger entspricht einer Portion Fleisch oder Fisch von 125 g.

Die Größe einer Streichholzschachtel entspricht ungefähr 30 g Käse.

Ein Stück Schokolade wiegt 6 g.

Suppen wärmen, füllen den Magen und passen sich Ihren schlanken Vorsätzen hervorragend an. Genießen Sie einen Teller Minestrone, Gemüse-, Tomaten-, oder Linsensuppe, gerne auch mit einer Scheibe Brot. Halten Sie bei Cremesuppen die Portion kleiner und essen Sie zusätzlich einen frischen Salat, um satt zu werden.

Restaurantbesuche

Falls Sie zwischen mehreren Restaurants in der Nähe Ihres Arbeitsplatzes wählen können, lohnt sich auch hier der prüfende Blick.

Entscheiden Sie bereits vorher, wie Ihre Bestellung aussehen soll. Lassen Sie sich möglichst nicht von der Angebotsvielfalt oder der günstigen Extra-large-Portion verleiten.

Was Sie vorher klären können

- Die Wahl Ihres Getränks.
  Ordern Sie sofort eine Flasche Wasser und trinken Sie zuallererst ein großes Glas Wasser. Zur Mahlzeit darf es bei *Lebe leichter* auch mal ein nicht kalorienfreies Getränk sein. Denken Sie aber daran, dass das Glas Saft, Limonade, Cola, Radler in jedem Fall das Gesamtbudget des Tages »belastet«. Schorle ist daher eine klügere Wahl als Limonade oder Fruchtsaft. Bei Limonade und Cola sparen Sie Kalorien, wenn Sie die Lightvariante wählen.
- Zur Mahlzeit getrunken gilt ein Glas Alkohol nicht als Maxi. Trotzdem sollten Sie nicht öfter als zwei Mal in der Woche Alkohol trinken, wenn Sie gut abnehmen wollen. Unterschätzen Sie nicht den Kaloriengehalt von Bier, Wein und Co.
  Aber: Während der Arbeit trinken Sie ja sicher nichts von alledem.
- Vorspeise Ja oder Nein?
  Treffen Sie die Entscheidung, bevor Sie sich zu Tisch setzen.
- Nachtisch Ja oder Nein?
  Als leichten Abschluss Ihrer Mahlzeit im Restaurant empfehlen wir eine Tasse Kaffee, einen Cappuccino oder einen Espresso. Wenn es noch etwas mit Biss sein soll, einen Obstsalat oder ein Sorbet.

Die Portionen im Restaurant sind meist viel zu groß. Eine gute Lösung: Teilen Sie sich das Gericht mit jemandem. Oder bestellen Sie zwei verschiedene Vorspeisen.

Lassen Sie den Brotkorb links liegen oder befördern Sie ihn auf den Nebentisch, wenn er Sie in Versuchung führt.

Folgende Zubereitungsarten weisen immer auf einen hohen Fettgehalt hin: Paniert, frittiert, gratiniert, überbacken, im Speckmantel und natürlich »in Rahmsoße«. Schlanke Zubereitungsarten hingegen sind: Nature, gegrillt, gedünstet, im eigenen Saft.

Scheuen Sie sich nicht, Gerichte à la carte umzubestellen. Lassen Sie sich Salzkartoffeln statt der Kroketten bringen. Tauschen Sie das panierte Schnitzel gegen ein Schnitzel nature.

Beates Tipp:

Ich bestelle mir bewusst Gerichte, die ich noch nicht kenne, und scheue mich nicht, den Kellner nach seinem persönlichen »Geheimtipp« zu fragen.

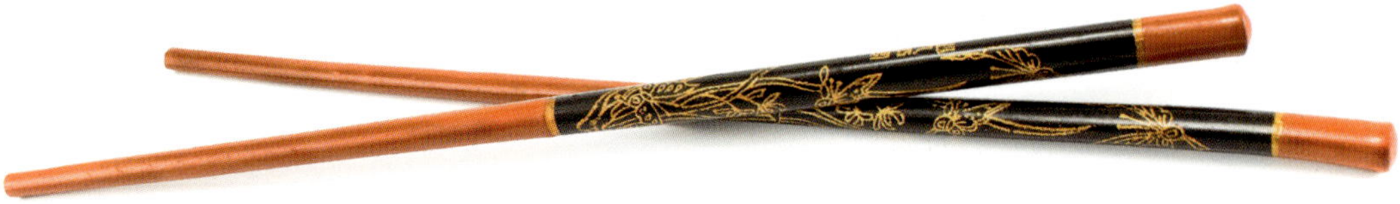

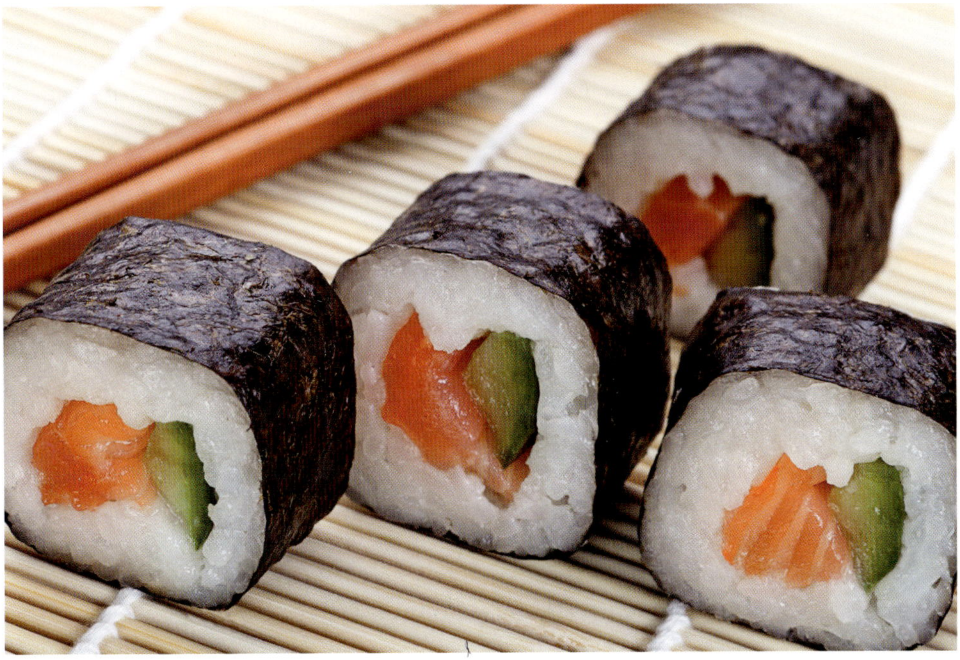

Welches Restaurant?

Sushi-Restaurants bieten oft günstige, leichte Mittagsgerichte an. Wenn Sie mal was anderes als Wasser trinken wollen, bestellen Sie sich doch einen Jasmintee dazu.

Im Steakhouse können Sie ein gegrilltes Steak mit Salat bestellen. Oder wie wäre es mit einer Ofenkartoffel mit Kräuterquark?

Italienische Restaurants bieten eine gute Auswahl an schlanken Salaten oder Pastagerichten. Besser als Spaghetti carbonara sind Spaghetti mit einfacher Tomatensoße. Gegrillter Fisch und Meeresfrüchte sind immer eine gute Wahl.

Balkanrestaurants bieten viel Fleisch und reichlich Frittiertes. Besser Souflaki als Gyros. Besser Falafel als Döner Kebab mit Lammfleisch. Verzichten Sie auf den Ouzo.

Im Fast-Food-Restaurant ist der Hamburger mit einem Salat leichter als der Cheeseburger. Hier gibt es schlanke Wraps und weniger schlanke. Und Sie bekommen auf jeden Fall den Platzhalter Salat.

Beim Asia-Imbiss ist gedünstetes Gemüse mit Hähnchen eine bessere Wahl, während die Nudelgerichte oft mit sehr viel Öl angebraten werden. Die asiatische Küche ist in Asien sehr leicht. Hierzulande verwenden die Betreiber andere Zutaten. Deshalb unbedingt die Portionsgröße im Auge behalten, wenn Ihnen Ihre Abnahme wichtig ist.

Wo auch immer: Essen Sie mit Strategie und Köpfchen.

Selbst gemacht und mitgebracht

Die Alternative zur Kantine oder dem Restaurantbesuch: Das eigene Essen mitbringen.

Wenn Sie beim abendlichen Kochen regelmäßig eine zusätzliche Portion für den nächsten Tag mit zubereiten, sparen Sie Zeit und Geld. Außerdem wissen Sie, was Sie erwartet.

Damit beim Transport nichts ausläuft, können Sie das Essen über Nacht in einer kleinen Tupperdose einfrieren und dann tiefgekühlt mit zur Arbeit nehmen. Bis zum Mittag ist das Essen wieder aufgetaut und muss dann nur noch in der Mikrowelle erwärmt werden. Mit frischem Obst oder Gemüse lassen sich solche Gerichte optimal ergänzen.

Haben Sie an Ihrer Arbeitsstelle Kollegen, die auch gegen ihre Pfunde kämpfen? Dann tun Sie sich doch zusammen. Wechseln Sie sich mit dem Vorbereiten des Mittagessens ab. So macht das Abnehmen gleich noch mehr Spaß.

Unsere Rezepte zum Mitnehmen lassen sich unkompliziert multiplizieren. Sie sparen Arbeit und bekommen neben der gegenseitigen Motivation und Kontrolle auch noch neue Ideen.

Gisela:

Mein geregelter Berufsalltag ist mir bei der Einhaltung der drei Mahlzeiten pro Tag eine große Hilfe: Frühstück zu Hause, Mittagessen im Büro und Abendessen dann wieder daheim. Es hilft mir sehr, dass ich mein Mittagessen im Büro in der Mikrowelle erwärmen kann. So bin ich gleich zufriedener. Zweimal in der Woche spreche ich mich mit einer Kollegin ab. Einmal bringt sie das Essen mit, einmal ich. Und wenn mir die Zeit vom Frühstück zur Mittagspause zu lang wird, rechne ich die verbleibende Zeit aus und sage mir: »Noch eine Stunde. Dann gibt es was ganz Tolles zu essen!« Darauf erst einmal einen großen Schluck Wasser und alles ist bestens.

Beates Tipp:

Gemüsesuppe lässt sich gut in großen Mengen zubereiten. Was übrig bleibt, friere ich portionsweise ein und taue es nach Bedarf auf. Wenn ich einen ganzen Tag unterwegs bin, nehme ich mir eine Thermoskanne Gemüsesuppe mit. Sie wärmt und macht satt.

Rezepte zum Mitnehmen

Klößchen-Allerlei (Resteverwertung vom Wochenende, bürofein gemacht)

Für die Mittagspause am Montag im Büro hier eine Idee zur Kloßteig-Resteverwertung.

Aus dem rohen Kloßteig besonders kleine Klößchen formen und in ein mikrowellengeeignetes Gefäß geben. Je nachdem, was der Kühlschrank nach dem Wochenende hergibt, kann das Gericht mit Schinkenwürfeln und klein geschnittenem Gemüse geschmacklich abgerundet werden. Egal, ob Lauchringe, Champignons oder Frühlingszwiebeln – der Fantasie sind keine Grenzen gesetzt!

Die ausgewählten Zutaten einfach zusammen mit etwas geraspeltem Käse oder Mozzarella über die Klößchen geben. Mit Pfeffer, Salz und anderen Kräutern würzen und für 15 Minuten bei 600 Watt in der Mikrowelle garen lassen. Fertig ist Ihre warme Büromahlzeit.

Thunfisch-Ei-Sandwich

Zutaten:
1 Vollkornbrötchen | 1 TL Joghurt
1 EL Ketchup | Salz
20 g Thunfisch in eigenem Saft
1 gekochtes Ei in Scheiben
2 Scheiben Gurke | 2 Paprikastreifen
2 Tomatenscheiben

Zubereitung:
1 Das Brötchen aufschneiden und das Innere vom »Deckel« herausnehmen.
2 Joghurt, Ketchup und Salz vermischen und in die Lücken füllen. Dann das Brötchen mit Thunfisch, Ei und Gemüse belegen und alles gut zusammendrücken.

Kohlrabisalat

Zutaten:
1 großer Kohlrabi (ca. 200 g) | 1 Apfel
50 g saure Sahne | 1 TL Senf | 1 EL Milch
¼ TL Salz, 1 Prise Pfeffer
1 EL Schnittlauch | 1 Vollkornbrötchen

Zubereitung:
1 Kohlrabi und Apfel schälen, beides grob raspeln.
2 Übrige Zutaten vermengen und mit den Raspeln mischen. Das Vollkornbrötchen dazu essen.

Doppelkochtipp: Der Salat kann in der doppelten Menge für zwei Tage hergestellt werden.

Schneller Tortellini-Salat

Zutaten:
150 g Tortellini mit Spinat-Ricotta-Füllung (aus dem Kühlregal) | ¼ Stange Lauch
6 kleine frische Champignons
1 große Tomate
5 schwarze Oliven (entsteint)
4 EL fettarmer Joghurt | 1 TL Olivenöl
½ TL Kräuter der Provence

Zubereitung:
1 Die Tortellini in einem Topf mit 1 l gesalzenem Wasser zum Kochen bringen und 2 Minuten gar ziehen lassen.
2 Inzwischen die Tomate waschen, in kleine Würfel schneiden, in eine Schüssel geben und mit Salz und Pfeffer würzen. Das Lauchstück putzen, waschen, halbieren und in ganz feine Streifen schneiden. Die Champignons putzen, waschen und in dünne Scheiben schneiden. Die Oliven in Ringe schneiden und zusammen mit Lauch und Champignons zu den Tomatenstückchen geben. Alles miteinander vermischen. Die fertigen Tortellini in ein Sieb abgießen und ein paar Minuten abkühlen lassen.
3 Für das Dressing Joghurt und Öl gut vermischen und mit Pfeffer, Salz und der Kräuter-der-Provence-Mischung verrühren. Die Tortellini zu dem rohen Gemüse geben, mit dem Dressing übergießen und vorsichtig unterheben. Alles gut durchziehen lassen.

Doppelkochtipp: Der Salat kann in der doppelten Menge für zwei Tage hergestellt werden.

Hirsesalat

Zutaten:
40 g Hirse | 80 ml Wasser | 1 kleine Zucchini
1 rote Paprika | 100 g Mais aus der Dose
1 kleine rote Zwiebel
2 EL Heikes Salatsoße (Rezept auf Seite 127)

Zubereitung:
1 Hirse in Wasser aufkochen, 10 Minuten quellen lassen.
2 Zwiebeln schälen und fein hacken, Gemüse waschen, putzen und in kleine Würfel schneiden. Alle Zutaten vermischen und gut durchziehen lassen.

Couscoussalat I

Zutaten:
50 g Couscous | 80 ml kochendes Wasser
1 TL Vegeta | ½ Salatgurke | 1 Tomate
½ rote Paprika | 2 EL Zitronensaft
2 TL Sonnenblumenöl
4 EL kräftige Gemüsebrühe | Salz | Pfeffer
2 EL frische Petersilie

Zubereitung:
1 Couscous und Vegeta vermengen, mit kochendem Wasser übergießen. 5 Minuten quellen lassen.
2 In der Zwischenzeit das Gemüse waschen, putzen und würfeln. Petersilie hacken.
3 Aus Zitronensaft, Öl und Gemüsebrühe ein Dressing herstellen. Alle Zutaten vermengen und mit Salz und Pfeffer abschmecken.

Doppelkochtipp: Der Salat kann in der doppelten Menge für zwei Tage hergestellt werden.

Gefüllte Paprika und Vollkornbrot
(lässt sich gut am Abend vorher zubereiten)

Zutaten:
1 gelbe Paprika | 50 g Fetakäse
1 Scheibe Vollkorntoast | 1 TL Pizzagewürz
½ TL Salz | ½ TL Paprikapulver rosenscharf
1 Prise Pfeffer frisch gemahlen
1 kleine Knoblauchzehe | 4 TL Olivenöl
1 EL Rotweinessig | 2 TL Zitronensaft
3 TL Tiefkühl-Petersilie
1 Scheibe Vollkornbrot | 1 TL Butter
1 Scheibe Putenbrustaufschnitt

Zubereitung:
1 Paprika waschen, halbieren, entkernen. Fetakäse und Toastbrot in 1 cm große Würfel schneiden. Knoblauchzehe pressen. Käse, Toastwürfel und Knoblauch mischen. Mit Pizzagewürz, Pfeffer und Paprikapulver würzen. Mit je 1 TL Olivenöl beträufeln und im auf 250°C vorgeheizten Backofen 8-9 Minuten überbacken, bis der Fetakäse leicht gebräunt ist.
2 Inzwischen aus dem restlichen Öl, dem Essig, dem Zitronensaft, Pfeffer, Salz und der Petersilie ein Dressing zubereiten. Die Paprikahälften damit beträufeln, sobald sie aus dem Ofen kommen. Etwas abkühlen lassen, in ein Gefäß mit Deckel füllen und über Nacht im Kühlschrank durchziehen lassen.
3 Am nächsten Morgen 1 Scheibe Vollkornbrot mit Butter bestreichen und dünn mit Putenbrust belegen. In Butterbrotdose legen und zusammen mit der Paprikadose zur Arbeit mitnehmen.

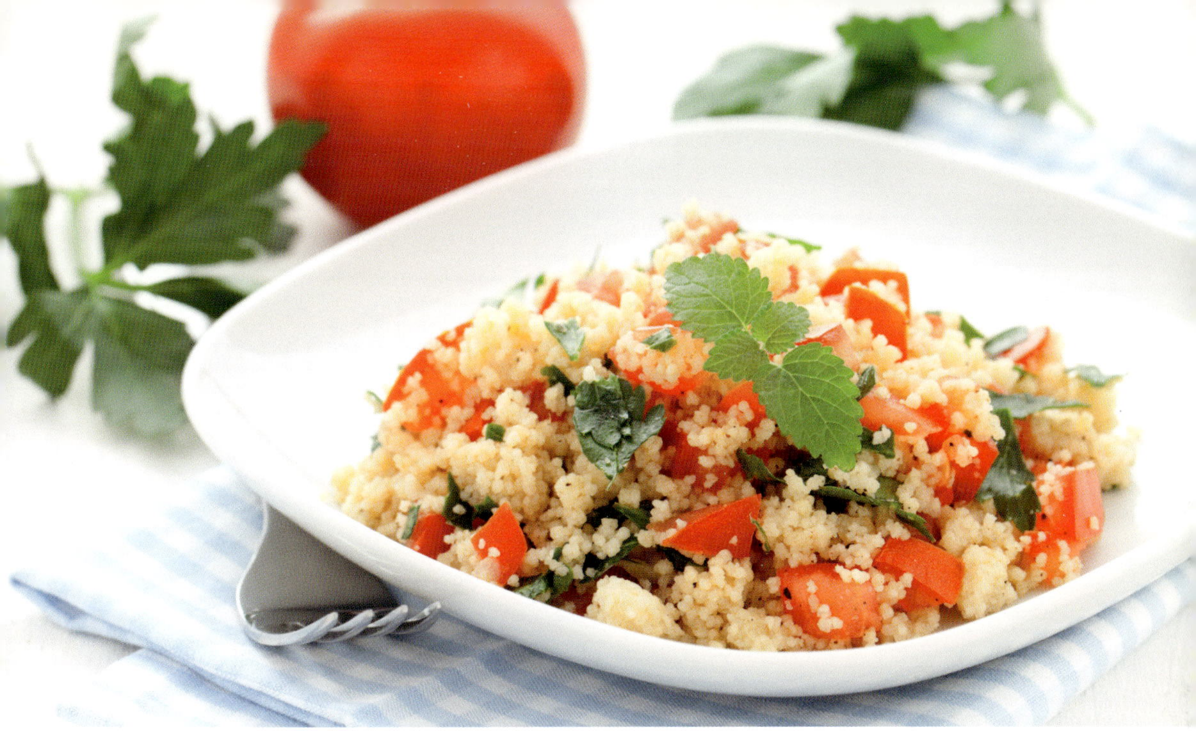

Roter Linsensalat

Zutaten:

60 g rote Linsen | 100 ml Wasser
1 rote Paprika | 1 Möhre
1 kleine rote Zwiebel | 1 Apfel
1 gekochtes Ei
40 g Fetakäse oder Mozzarella | 2 TL Öl
1 EL Balsamicoessig | Salz | Pfeffer
1 Prise Zucker

Zubereitung:

1 Linsen in Wasser ca. 15 Minuten garen, abkühlen lassen.

2 Gemüse waschen und putzen. Möhre, Apfel und Zwiebel schälen. Gemüse, Ei und Käse in kleine Würfel schneiden.

3 Aus Öl, Essig, Salz, Pfeffer und Zucker ein Dressing herstellen. Alle Zutaten vermischen und gut durchziehen lassen. Ergibt einen großen Teller.

Thunfischsalat für 2 Tage

Zutaten:

1 Dose Thunfisch in Wasser
je 1 Paprikaschote (rot, gelb, grün)
2 Tomaten | ½ Dose Mais | 1 kleine Zwiebel
2 EL Schnittlauch | 1 kleine Knoblauchzehe
2 TL gemischte Tiefkühl-Kräuter
½ TL Sojasoße | 1 Prise Currypulver
1 TL Zucker | ½ TL Senf
6 TL Balsamicoessig | 2 EL Rapsöl
Salz | Pfeffer | 1 Spritzer Tabasco
nach Geschmack etwas Zitronensaft

Zubereitung:

1 Gemüse waschen und putzen. Zwiebel in dünne Streifen schneiden. Tomaten und Paprika würfeln. Knoblauchzehe pressen.

2 Alle Zutaten vermengen und 2 Stunden im Kühlschrank ziehen lassen. Dazu ein Vollkornbrötchen.

Gute Wahl im Supermarkt

In der Nähe Ihres Büros gibt es einen Supermarkt? Dann verfügen Sie über eine weitere Alternative. Für einige der folgenden Rezepte benötigen Sie eine Mikrowelle.

Gefüllte Paprika aus der Mikrowelle

Zutaten:
1 große rote Paprika | 2 Tomaten
1 Beutel Express-Reis | 30 g Fetakäse

Zubereitung:
1 Die Paprika aushöhlen, säubern und in zwei Teile teilen. Währenddessen einen Beutel Express-Reis in der Mikrowelle erwärmen.
2 Beide Paprikahälften mit dem Reis füllen, mit zwei gewürfelten Tomaten und dem Fetakäse bestreuen – und noch mal in der Mikrowelle überbacken.

Gemüseauflauf aus der Mikrowelle

Zutaten:
1 Schale Dampfgargemüse
200 g Hüttenkäse | etwas geraspelten Käse
2 Tomaten

Zubereitung:
1 Dampfgemüse nach Packungsanweisung zubereiten.
2 Mit 200 g Hüttenkäse bestreichen, zwei zerkleinerte Tomaten und einige Käseraspeln auf den Hüttenkäse geben und nochmals wenige Minuten überbacken.

Gefüllter Pfannkuchen

Zutaten:
1-2 Fertigpfannkuchen | Cherrytomaten
30 g Fetakäse

Zubereitung:
1 Pfannkuchen auf einem Teller ausbreiten und mit kleinen Cherrytomaten belegen, mit Feta bestreuen und zusammenklappen.
2 In der Mikrowelle erwärmen.

Let's wrap!

Das englische Wort für wickeln, einhüllen heißt »to wrap«. Der Wrap ist hierzulande wohl das bekannteste mexikanische Erzeugnis. In einer Büroküche lässt er sich blitzschnell zubereiten. Sie brauchen dafür nur eine Mikrowelle.

Die Rezeptvielfalt für bürotaugliche Wraps ist nahezu unbegrenzt, denn für die Füllung aus dem Kühlschrank gibt es keine festen Regeln.

Putenstreifen, Thunfisch, Salami, Wurst oder Würstchen, Käse – eben ganz nach Geschmack und Vorrat im Büro-Kühlschrank.

Regeln für die Zubereitung:
Erwärmen Sie einen oder zwei handelsübliche Weizentortillas. Wichtig: Halten Sie die Tortillas vorher kurz unter laufendes Wasser oder befeuchten Sie sie mit warmen Wasser, dann werden sie schön weich. Nur wenige Sekunden in der Mikrowelle genügen. Nicht länger, sonst werden sie matschig.

Danach wird der Fladen mit einer Soße bestrichen (Joghurt, Crème fraîche, Senf-Honig-Soße, Remoulade, Salsasoße, Miracel Whip ...) und anschließend nicht zu dick mit den restlichen Zutaten belegt, und fest eingerollt (unten und oben ein Stück einklappen, und dann rollen).

Zum Einpacken eignet sich eine Serviette, die mit Garn für Halt sorgt, und dann das Ganze noch mal mit Alufolie umwickeln, falls Sie den Wrap transportieren wollen.

Wraps gibt es in unterschiedlichen Größen. Bereiten Sie sich für ein Mittagessen einen großen oder zwei kleine Wraps zu.

Heikes Blog (13.2.2011)

Alleine wohnen
Heute gab es bei uns Reis mit Gemüse und heller Soße aus dem Thermomix. Alles sehr lecker, und ich bemerkte: »Wenn ich alleine leben würde, gäbe es das bei mir, glaube ich, jeden Tag. Gemüse abwechselnd mit Reis oder Kartoffeln und der hellen Soße. Mehr bräuchte ich gar nicht.«
Daraufhin Manuel: »Na, dann sind wir doch froh, dass wir nicht bei dir wohnen, wenn du alleine wohnst.«

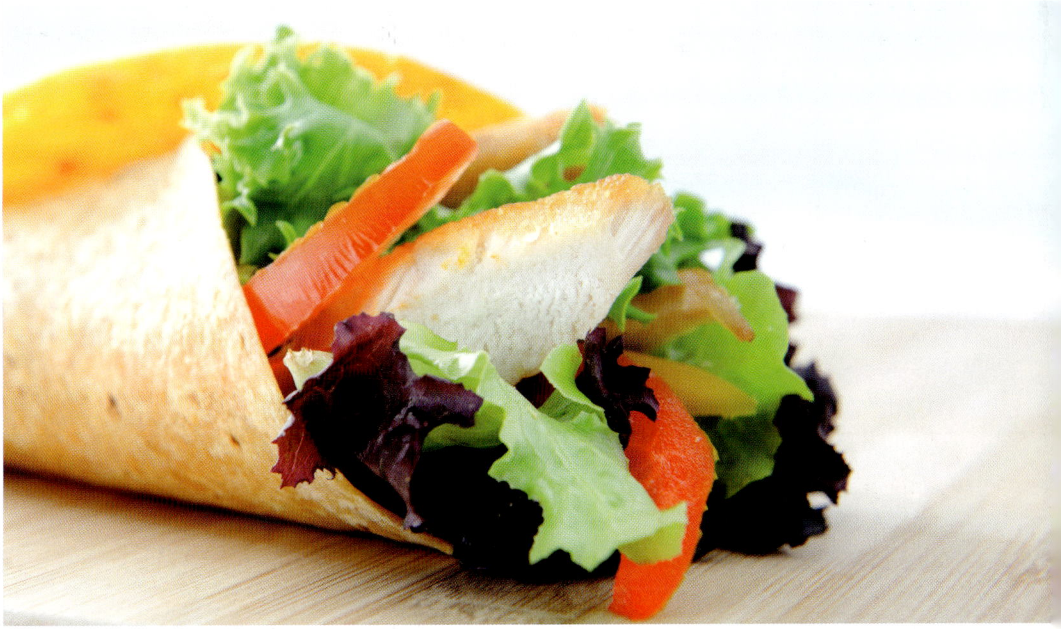

Grundrezept für eine Person

Zutaten:
1–2 Tortilla Wraps oder Naan-Fladen
3 EL Naturjoghurt, saure Sahne oder andere Soße pro Wrap/Naan | Belag nach Geschmack, z. B. Tomatenstückchen, Gurkenscheiben, Radieschen, Paprikastreifen, Zwiebelringe, dünn geschnittener Putenbrustaufschnitt oder Schinken, gut abgetropfter Thunfisch aus der Dose | Käsestreifen | Gewürzmischung aus der Mühle nach Geschmack | Salz und Pfeffer nach Geschmack, ist aber in manchen Gewürzmischungen bereits enthalten.

Zubereitung:
1 Wrap oder Fladen leicht mit Wasser befeuchten und für 45 Sekunden in die Mikrowelle geben.
2 Joghurt oder andere Soße kreisförmig auf dem Wrap oder Fladen verteilen. Gewürze nach Belieben auf die Soße mahlen, wie gewünscht belegen, Wrap fest zusammenrollen, das Unterteil in eine Serviette wickeln und genießen. Guten Appetit!

Mediterran

Zutaten:
Tortilla Wrap | 3 EL Joghurt
Tomatenscheiben | Paprikastückchen
Schafskäsewürfel | Oliven
Mediterrane Gewürzmischung

Mexikanisch

Zutaten:
Tortilla Wrap | 3 EL Joghurt
Tomatenscheiben | Avocadostückchen
Paprikastreifen | Maiskörner
Schinkenstreifen | Käsestreifen
Mexikanische Gewürzmischung

Indisch

Zutaten:
Naan-Fladen | 3 EL saure Sahne
Zwiebelringe | Tomatenscheiben | Gurken
Putenbrustaufschnitt
Indische Gewürzmischung

Wer lächelt, zieht Leichtigkeit in sein Leben.

Blitzideen ohne Mikrowelle

Ein Berg Gesundes

Zutaten:
¼ Eisbergsalat | ½ Zucchini
Cocktailtomaten | 1 Paprika
1 Packung Putenstreifen (gegart)
1 Klecks saure Sahne oder Kräuterquark

Zubereitung:
1 Gemüse waschen, zerkleinern und zusammen mit den vorgegarten Putenstreifen auf einen Teller füllen.
2 Mit einem Klecks saurer Sahne oder Kräuterquark toppen.

Bürosalat

Zutaten:
1 Eichblattsalat | Rote Zwiebelringe
2 Tomaten | 1 Paprika in Streifen
Balsamico-Dressing | 1 Mozzarellakugel

Zubereitung:
1 Gemüse waschen, schneiden und auf einem großen Teller anrichten.
2 Mozzarella in dünne Scheiben schneiden und auf den Salat legen. Mit Balsamico-Dressing beträufeln.

Leichter Wurstsalat

Zutaten:
200 g Schinkenwurst 3 % Fett
1 Paprika | 1 Essiggurke | 10 Silberzwiebeln
100 g Cocktailtomaten | 1 gekochtes Ei
1 TL Öl | 2 TL Essig | ½ TL Senf
1 Prise Salz | 1 Prise Pfeffer
1 Spritzer Maggi

Zubereitung:
1 Wurst in Streifen, Paprika, Gurke und Ei in Würfel schneiden, Tomaten und Silberzwiebeln halbieren.
2 Aus Öl, Essig, Senf, Salz, Pfeffer und Maggi eine Marinade herstellen. Alle Zutaten mischen und gut durchziehen lassen.

Salat mit Räucherlachs

Zutaten:
Blattsalat aus der Tüte | Räucherlachs
Tomaten | Mozzarella | Balsamicodressing

Zubereitung:
1 Den Salat auf einem tiefen Teller ausbreiten. Den Mozzarella in hauchdünne Scheiben schneiden und auf dem Salat verteilen. Mit den Tomaten genauso verfahren. Als Letztes den Lachs in feinen Streifen darauflegen.
2 Mit einem Dressing toppen. Zum Lachs ist ein Balsamico-Dressing sehr zu empfehlen.
3 Abwandlung: Geben Sie statt des Räucherlachses ein Schälchen Krabbencocktail auf den Salat und träufeln Sie ebenfalls ein paar Spritzer Balsamico-Dressing darüber.

Salatsoßenrezepte finden Sie auf Seite 127.

Ihre Hauptmahlzeit des Tages

Sie haben die Möglichkeit, zum Mittagessen zu Hause zu sein? Hier haben Sie den größten Einfluss auf eine schlanke Zubereitungsart. Obendrein sparen Sie bares Geld. In Kapitel »Gut geplant ist halb gewonnen« finden Sie eine Basisliste für Ihren Vorrat.

Klug bevorratet können Sie sich in Minutenschnelle eine frische, warme Mahlzeit kochen, auch wenn Sie nicht zum Einkaufen gekommen sind.

Lassen Sie sich auf Seite 126 an zeitsparende Methoden wie das Vorkochen, Einfrieren und Kettenkochen erinnern. Welche Küchenhelfer machen sich in der schnellen Küche bezahlt? Profitieren Sie von einigen unkonventionellen Ideen, die Sie dann nach Ihrem Geschmack abwandeln können.

Sicher ist: Leichtes Kochen kann blitzschnell gehen. Damit Sie mehr Zeit zum Essen und Genießen haben.

Beates Blog (13. 10.2011)

Schlichte Variante zum Leichterwerden
Michaela kenne ich seit fast 15 Jahren. Früher war sie mollig. Seit einigen Jahren ist sie schlank. Was keineswegs mit mir zu tun hat. Eines Tages schaute sie kritisch an sich herunter und entdeckte diverse Speckröllchen. Sie überlegte kurz, wie die wohl zustande gekommen waren, und sagte sich: »Mädchen, das muss doch wohl nicht sein.« Fortan verzichtete sie auf das Feierabendbierchen und diverse Süßigkeiten, die sich in ihren anstrengenden Tagesablauf eingeschlichen hatten, verkleinerte ihre Portionen und ist seitdem schlank.

Große Ziele erreicht man nicht durch Kraft, sondern durch Ausdauer.

Rezepte für leichte Hauptmahlzeiten

Wirsingpfanne – für 2 Tage

Zutaten:
1 Zwiebel | 1 TL Öl
250 g mageres Hackfleisch
1 kleiner Wirsing (ersatzweise auch Chinakohl) | 300 ml Wasser | 1 EL Gemüsebrühe
1 Päckchen Soße zum Braten

Zubereitung:
1 Zwiebel schälen und in Würfel schneiden. Im Öl glasig dünsten. Fleisch dazugeben und von allen Seiten anbraten. Das Gemüse in feine Streifen schneiden, zu der Fleischmasse geben, mit Wasser aufgießen, würzen. Ca. 30 Minuten köcheln lassen.
2 Wenn das Gemüse weich ist, das Soßenpulver unterrühren. Dazu 2 kleine Kartoffeln servieren.

Zitronenkartoffeln mit Lachs

Zutaten:

3 mittelgroße Kartoffeln | 1 Schalotte
2 EL Zitronensaft | 2 TL Pflanzenöl
Salz oder Gemüsebrühe | Pfeffer | Rosmarin
Thymian | 125 g Lachs frisch oder aufgetaut

Zubereitung:

1 Kartoffeln und Schalotte schälen und würfeln. Mit dem Zitronensaft und dem Öl mischen, würzen und in eine kleine, mit Öl ausgepinselte Auflaufform geben. Im vorgeheizten Ofen bei 180° C ca. 40 Minuten backen.

2 Den Lachs abspülen, trocken tupfen und mit Salz und Pfeffer würzen. Nach 20 Minuten auf die Kartoffelwürfel legen und die restliche Zeit mitgaren. Wenn der Lachs noch gefroren ist, gleich zu Beginn mit auf die Kartoffeln legen.

Bandnudeln mit Gemüse

Zutaten:

100 g Bandnudeln | 1 Karotte
1 kleine Zucchini | 1 Zwiebel
1 Knoblauchzehe | 1 EL Olivenöl
150 ml Gemüsebrühe | Salz | 1 EL Parmesan

Zubereitung:

1 Knoblauch klein hacken, Zwiebel in Würfel schneiden. Knoblauch und Zwiebel in 1 EL Olivenöl andünsten. Karotte und Zucchini klein schneiden, zu dem Knoblauch-Zwiebelgemisch geben und mit 150 ml Gemüsebrühe ablöschen. Bei geringer Hitze das Gemüse gar köcheln lassen.

2 In der Zwischenzeit die Bandnudeln in Salzwasser gar kochen, abgießen und sofort mit der Gemüsemischung vermengen. Mit Parmesan bestreuen.

Sauerkraut-Kartoffelpfanne

Zutaten:

1 kleine Dose Sauerkraut | 2-3 Kartoffeln
1 Zwiebel | 50 g magere Schinkenwürfel
1 EL Öl | Salz | Pfeffer | Chili
nach Bedarf 2 EL saure Sahne

Zubereitung:

1 Kartoffeln in Salzwasser garen und abtropfen lassen. Die Zwiebel in kleine Würfel schneiden und zusammen mit den Schinkenwürfeln und dem Öl in einer Pfanne anschwitzen. Das Sauerkraut dazugeben und kurz mitdünsten.

2 Die Kartoffeln unterheben und ebenfalls kurz mit anbraten. Mit Salz, Pfeffer und je nach Geschmack auch Chili würzen. Wer es gern etwas saftiger mag – etwas Gemüsebrühe dazugeben und 2 EL saure Sahne unterrühren. Die Sauerkrautpfanne schmeckt auch sehr gut mit Spätzle.

Fischauflauf

Zutaten:

200 g frisches oder aufgetautes Fischfilet (Pangasius, Seelachs, Victoriabarsch etc.)
100 g saure Sahne oder Crème légère
Gemüsebrühe | Salz | Pfeffer | Dill | Vegeta
200 g Tiefkühl-Kaisergemüse
2-3 Kartoffeln

Zubereitung:

1 Das Fischfilet in eine Auflaufform geben. Saure Sahne kräftig mit Vegeta, Dill, Salz und Pfeffer würzen, über den Fisch streichen.

2 Das Gemüse in ein Sieb geben, mit kochendem Wasser übergießen, danach auf den Fisch verteilen. Backofen auf 200° C vorheizen, den Fischauflauf 20-30 Minuten backen.

3 In der Zwischenzeit Kartoffeln schälen und in Salzwasser gar kochen.

Doppelkochtipp: Die doppelte Menge Kartoffeln kochen und am nächsten Tag eine Bauernpfanne zubereiten.

Kartoffelsalat für 2 Tage

Zutaten:

6 große Kartoffeln | 1 Zwiebel
75 g magere Schinkenwürfel
1 EL Öl | 50 ml Essig
100 ml sehr würzige Gemüsebrühe
2 Gewürzgurken | Salz | Pfeffer

Zubereitung:

1 Kartoffeln am Vortag kochen, schälen. Kartoffeln und Gewürzgurken in Stücke schneiden, in eine Schüssel geben.

2 Zwiebeln hacken und in 1 EL Öl anbraten, Schinkenwürfel kurz mitbraten lassen. Mit Essig und Gemüsebrühe ablöschen und etwas einkochen lassen.

3 Das Ganze über die Kartoffeln geben. Mit Salz und Pfeffer abschmecken. Dazu ein Stück Obst nach Wahl.

Ebly-Geflügel-Gemüse-Pfanne

Zutaten:

50 g Ebly | 100 g Hähnchenbrustfilet
½ Stange Lauch | 1 Möhre | ½ Dose Mais
150 g Champignons | 100 g Kirschtomaten
40 g Kräuter Crème légère

Zubereitung:

1 Ebly nach Packungsanweisung zubereiten. Hähnchenbrustfilet würfeln, Gemüse putzen, Lauch, Möhren und Champignons in dünne Scheiben schneiden, Tomaten halbieren.

2 Hähnchenbrustfilet kurz in Öl anbraten, das Gemüse außer den Tomaten dazugeben, 10 Minuten in geschlossenem Topf bei geringer Wärmezufuhr köcheln lassen.

3 Ebly und Tomaten dazugeben, kurz erhitzen, mit Salz und Pfeffer abschmecken. Zum Schluss Crème légère unterrühren.

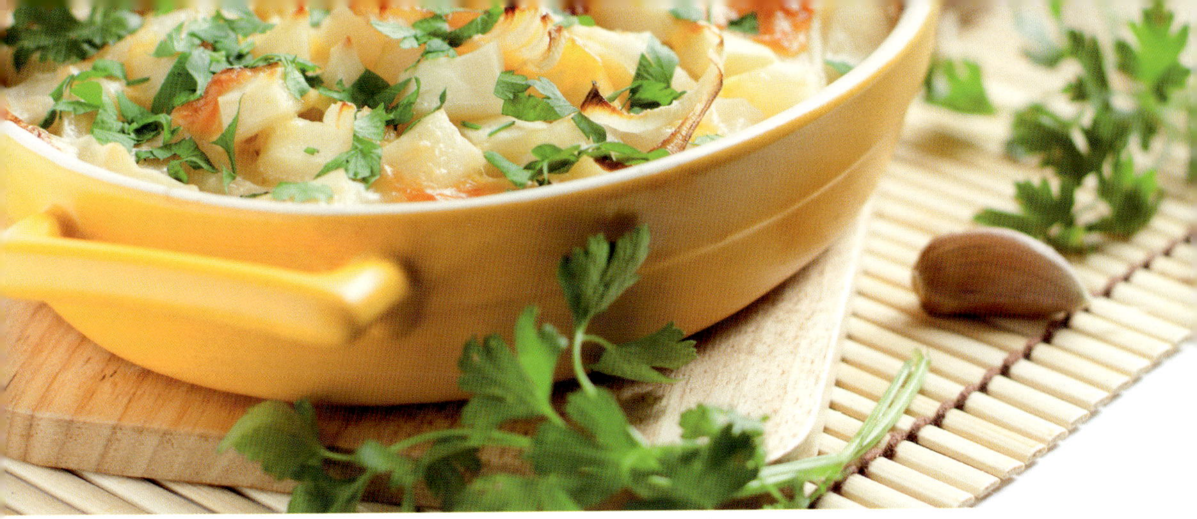

Nasi Goreng

Zutaten:

50 g Vollkornreis (Rohgewicht), gekocht (siehe Tipp) | 100 ml Wasser
1 Stange Lauch, in Streifen geschnitten
½ rote Paprikaschote in Streifen geschnitten
1 Knoblauchzehe, fein gehackt | 1 TL Öl
1 TL Sojasoße | ½ TL Sambal Oelek | 1 Ei
100 g Salatgurke

X Wochenende

Zubereitung:

1 Reis mit Wasser am Vormittag einmal aufkochen, zudecken und bis zum Abend aufquellen lassen. Kein Salz beigeben!

2 Lauch und Paprika in Streifen schneiden. Knoblauch fein hacken. Gemüse mit Knoblauch im Öl braten. Bei Bedarf einen kleinen Schuss Wasser beimengen. Wenn das Gemüse bissfest ist, den gekochten Reis dazugeben und kurz mitbraten. Mit Sojasoße und Sambal Oelek abschmecken, evtl. noch etwas salzen.

3 Spiegelei fettfrei braten oder Ei mit wenig Salz aufschlagen und ein Omelett backen, in Streifen schneiden. Nasi Goreng auf einem Teller anrichten. Das Spiegelei oder die Eierstreifchen darübergeben. Die Salatgurke in dicke Scheiben schneiden und roh dazu servieren.

Doppelkochtipp: Doppelte Menge Reis kochen und am nächsten Tag für den Reisauflauf verwenden.

Reisauflauf

Zutaten:

120 g gegarter Reis
100 g Hähnchenbrustfilet, gewürfelt
1 TL Öl | 1 Zwiebel in Ringen
1 Paprikaschote | 1 Dose Pizzatomaten
1 Löffel Schmand | Salz | Pfeffer | Chili
30 g geriebener Käse

Zubereitung:

1 Hähnchen und Zwiebeln in Öl anbraten, Gemüse dazugeben, etwas köcheln lassen. Schmand unterheben.

2 Reis in eine Auflaufform geben, Gemüse-Fleisch-Mischung darüber verteilen. Mit Käse bestreuen und 20 Minuten bei 200° C im Ofen überbacken.

Gemüsefrittata

Zutaten:
1 Zucchini 150 g | 100 g Champignons
100 g Zuckerschoten | 1 Zwiebel | 2 Eier
2 EL Milch | 50 g gekochter Schinken
1 EL Schnittlauch | 1 TL Öl

Zubereitung:
1 Die Zwiebel schälen und in feine Würfel schneiden. Das Gemüse putzen und in kleine Stücke schneiden. Zwiebel im Öl 2 Minuten andünsten, Gemüse zugeben und bei schwacher Hitze bissfest dünsten.

1 Eier mit Milch, Schinken, Salz und Schnittlauch verquirlen, über das Gemüse geben. Bei geschlossener Pfanne ca. 5 Minuten stocken lassen, wenden und noch weitere 2 Minuten in der Pfanne lassen.

Wok-Gericht

Zutaten:
1 kleine Zwiebel | 1 TL Öl
200 g Tiefkühl-Asia-Gemüse-Mischung
200 ml Gemüsebrühe | 60 g Wok-Nudeln
1 EL Sojasoße | 1 Prise Salz | 1 Prise Curry
1 Prise Pfeffer
ein kleines Stück Ingwer (Haselnussgröße)

Zubereitung:
1 Die Zwiebel in Streifen schneiden, in einer Pfanne im Öl andünsten. Das Gemüse zugeben und gut anbraten.

2 Brühe angießen, die Nudeln zugeben und unter gelegentlichem Rühren in etwa 5 Minuten garen. Mit den Gewürzen scharf abschmecken.

3 Nach Belieben 30 g gegarte Hühnerbrust oder Bratenreste zugeben und zum Schluss miterhitzen.

Tipp: Wok-Gerichte eignen sich hervorragend für die schnelle, leichte Küche.

Sahne-Hering

Zutaten:
1 Bismarckhering aus dem Glas
125 g Magermilchjoghurt 0,1 % Fett
1 EL Sahne | 1 säuerlicher Apfel
2 kleine Gewürzgurken | 1 Zwiebel
etwas Sud vom Hering | 3 Kartoffeln

Zubereitung:
1 Hering, Apfel und Gurken in kleine Stücke, Zwiebel in Ringe schneiden. Mit den restlichen Zutaten vermengen, 1 Stunde ziehen lassen.

2 Kartoffeln mit Schale in Salzwasser gar kochen.

Doppelkochtipp: Die dreifache Menge an Kartoffeln kochen und am nächsten Tag Kartoffelsalat für zwei Tage zubereiten.

Reis-Feta-Topf

Zutaten:
60 g Parboiled Reis | 1 ½ Tassen Wasser
1 Tasse passierte Tomaten
1 TL Gemüsebrühe
1 TL italienische Kräuter
1 rote Paprika | 1 kleine Zucchini
60 g Fetakäse

Zubereitung:
1 Gemüsebrühe zum Wasser geben. Reis in Wasser und den passierten Tomaten 10 Minuten kochen lassen.
2 Das klein geschnittene Gemüse und die Kräuter dazugeben, alles nochmals 10 Minuten bei geringer Wärmezufuhr unter gelegentlichem Rühren köcheln lassen. Am Ende der Garzeit den Fetakäse unterheben.

Käse-Lauch-Suppe für 2 Tage

Zutaten:
200 g mageres Rinderhackfleisch
1 Zwiebel | 1 TL Öl | 2 Stangen Lauch
50 g magere Schinkenwürfel
1 kleine Dose Pizzatomaten
300 ml Gemüsebrühe
1 kleine Dose Champignons
3 Ecken leichter Schmelzkäse

Zubereitung:
1 Zwiebel schälen und in Würfel schneiden. Zusammen mit den Schinkenwürfeln und dem Hackfleisch kurz in Öl anbraten.
2 Lauch in Ringe schneiden mit den Pizzatomaten zu der Hackfleischmasse geben. Mit Gemüsebrühe aufgießen. 20 Minuten bei geringer Wärmezufuhr köcheln lassen.
3 Champignons und Schmelzkäse dazugeben, einmal aufkochen und weitere 5 Minuten ziehen lassen.

Gemüsesuppe

Zutaten:
300 g Gemüse Ihrer Wahl (z. B. Kohlrabi, Blumenkohl, Zucchini)
300 ml kräftige Gemüsebrühe
2 Ecken Schmelzkäse

Zubereitung:
1 Gemüse waschen, in kleine Würfel schneiden und in der Gemüsebrühe weich kochen.
2 Schmelzkäse dazugeben und alles pürieren.

Suppentipps:

Steht abends ein Restaurantbesuch an oder sind Sie eingeladen? Wissen Sie mittags schon, dass das Kalorienbudget abends etwas überschritten wird?

Planen Sie für solche Tage bei den anderen Mahlzeiten etwas sparsamer. Besonders bewährt haben sich die Gemüsesuppen, von denen Sie übrigens immer zwei Teller essen dürfen.

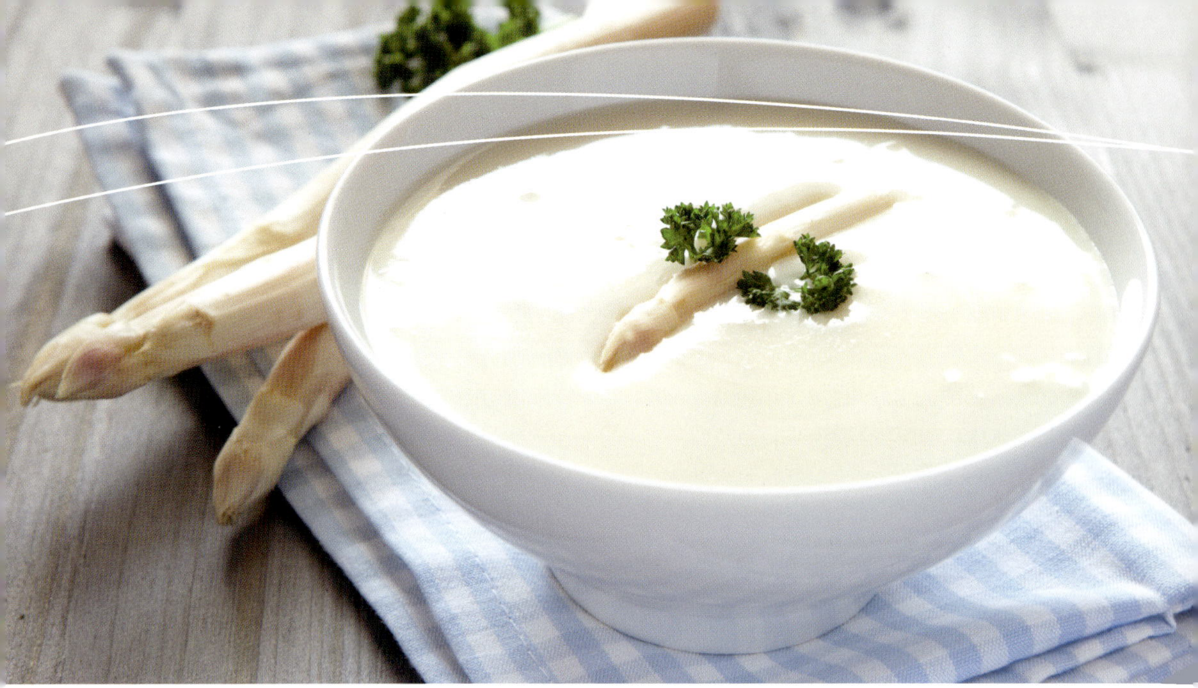

Heikes Blog (13.12.2011)

Suppentipp

Okay, ich muss mich mal outen. Hab' doch tatsächlich in diesem laufenden *Lebe-leichter*-Kurs 4 kg abgenommen.
Eigentlich war der Bänderriss Auslöser. Da stieg so eine leichte Panik in mir auf, dass ich sicherlich zunehmen würde, wenn ich mich nicht bewegen kann. Also hab' ich noch ein bisschen besser auf meine »Teller« geachtet. Und schwupps, waren vier Kilo runter, natürlich beweg' ich mich wieder regelmäßig!!!
Ein ganz heißer Tipp für euch, der mir gerade auch enorm hilft:
SUPPEN.

Wenn ich abends eine Einladung habe, esse ich mittags zwei Teller Suppe. Wenn ich mittags zu viel gegessen habe, esse ich abends zwei Teller Suppe. Wenn ich am Wochenende zu undiszipliniert war, esse ich in der nächsten Woche mindestens zweimal Suppe.

Schmeckt so oberlecker, macht warm, versorgt uns zusätzlich mit Flüssigkeit, hält satt und macht zufrieden.
Und geht ganz leicht und schnell:
1 Zwiebel
1 Knoblauchzehe in 1 EL Öl andünsten.
Gemüse deiner Wahl dazu:

- Paprika und Tomaten
- Sellerie, Möhren, Tomaten, Lauch
- Kohlrabi und Kartoffeln
- Blumenkohl und Kartoffeln
- Paprika, Tomatenmark
- Was du so im Gemüsefach hast
  mit 1 Liter Brühe aufgießen, weich kochen lassen.

2 EL Schmand dazu und alles pürieren.
2 Teller kannst du davon essen und noch ein Stück Schokolade zum Nachtisch genießen.
Lass es dir schmecken.

Beates Blog (15.11.2011)

Die Suppen meiner Mutter

Während unsere Suppe auf dem Herd brodelt (heute muss es schnell gehen, denn gleich wollen die Handwerker in die Küche) ereilt mich der Gedanke, dass manch ein Suppenkasper Suppe im Allgemeinen mit nach Kohl riechenden Treppenhäusern in Verbindung bringen könnte.

Daher eine kleine Aufzählung der Suppen meiner Mutter, bei der es NIE nach Kohl riecht, sondern immer himmlisch lecker:

Schnibbelbohnensuppe
Kartoffelsuppe
Möhrencremesuppe
Weihnachtssuppe
Gulaschsuppe
Grießklößchensuppe
Tomatensuppe
Linsensuppe

Die meisten Suppen meiner Mutter kommen ohne Fleisch aus. Na ja, die Gulaschsuppe nicht. Sie sind stets aus (garten-)frischen Zutaten, oft püriert und liebevoll mit Petersilie, Dill, Pistazien, gerösteten Kürbiskernen oder anderen Hinguckern garniert.

Gestern gab es nur deshalb keine Kürbiscremesuppe, weil der Kürbis soooo hart war und meine Eltern ihre 80- und 91-jährigen Kräfte sparen wollten, um meinen Besuch zu genießen. Da war die Zucchini-Tomatencremesuppe einfach schneller gemacht. Mit frischen Kräutern abgeschmeckt und etwas Crème fraîche. Versteht ihr, warum ich Suppenfan bin?

Auf einem meiner Geschirrtücher steht folgende Weisheit: »Fünf sind geladen, zehn sind gekommen, gieß Wasser zur Suppe, heiß alle willkommen.«

Suppe schmeckt jedem und reicht immer. Und aufgewärmt schmeckt sie besonders gut!

Die süße Versuchung am Nachmittag

Gönnen Sie sich nach dem Mittagessen gerne noch einen kleinen Nachtisch, wenn Ihnen der Sinn nach einem süßen Abschluss steht. Er sollte aber direkt im Anschluss an die Mahlzeit erfolgen, wenn der Blutzuckerspiegel noch erhöht ist.

Damit Sie leichter einschätzen können, welches Volumen solch ein einmal täglich erlaubter Nachtisch haben darf, haben wir hier einige Beispiele für Sie aufgelistet.

Ein gutes Maß für einen Nachtisch sind die kleinen Glasteelichthalter von IKEA. Es passen ungefähr 60–80 g hinein. Das Auge und der Magen gewöhnen sich an diese Portionseinheit, wenn man beides lange genug darauf trainiert.

Disziplin ist die Fähigkeit, sich zu merken, was man will.

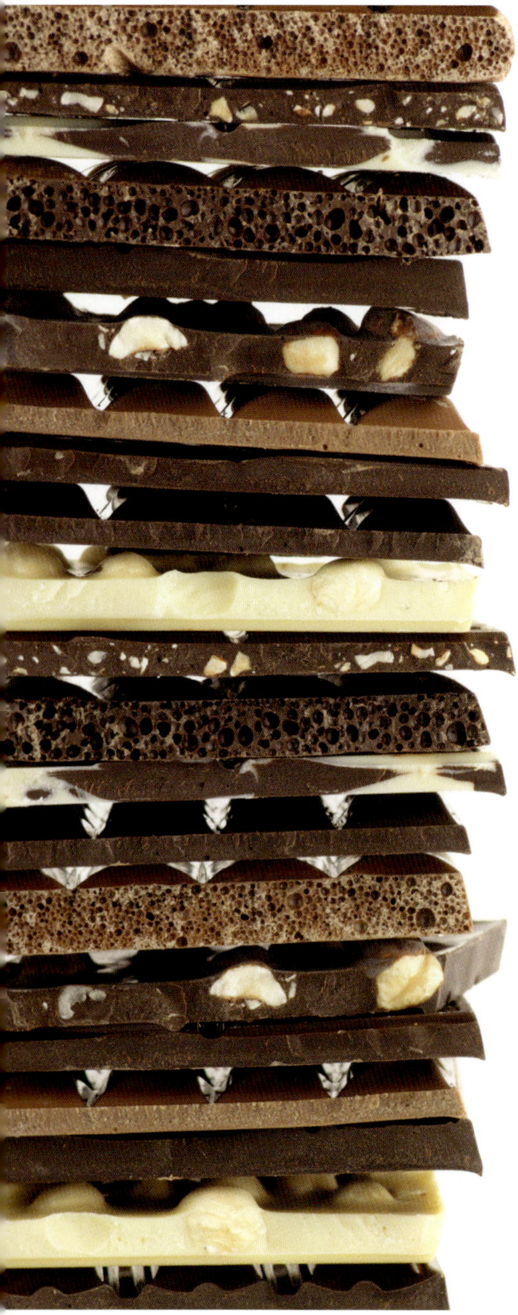

Heikes Blog 8.11.2011

Wann man glücklich ist

Nach dem Mittagessen gibt es bei uns immer Nachtisch. Und gibt's den nicht, stelle ich eine Schale Süßigkeiten hin, wo jeder sich etwas nehmen darf. Ein bis zwei kleine Stückchen, danach wird die Schüssel wieder weggestellt, die Jungs wissen meist, wo sie ist, und anstatt der wundersamen Vermehrung findet bei uns der ständige wundersame Verlust statt.

Gestern stehen Celebrations auf dem Tisch. Joana fragt wie viel sie bekommt.

Ich: »Zwei Stück!«

Sie: »Zwei von jeder Sorte?«, und hat schon die Hand in der Schüssel.

Ich: »Nix da, zwei insgesamt, da musst du dich entscheiden, welche du magst.«

Wir greifen uns jede zwei Stücke, mein Mann lehnt dankend ab, was er nicht immer tut.

Und dann erklärt mein Mann Joana, warum es besser wäre, gar nicht erst anzufangen, und woher das kommt, dass sie nach zwei Stückchen immer gerne noch mehr möchte. »Weißt du, wenn du Schokolade isst, dann wird ein Glückshormon ausgeschüttet, das macht dich ganz glücklich. Und weil du das so toll findest und du noch mehr glücklich sein möchtest, isst du noch mehr Schokolade, damit du eben weiter glücklich bist. Und ich esse lieber gar nichts und bin einfach so glücklich.«

Also Leute, so einfach ist das:

Seid einfach SO glücklich, dann braucht ihr gar keine Schokolade.

Hier einige Vorschläge für einen portionsgerechten Nachtisch

- 1 kleiner Becher Naturjoghurt mit Früchten
- 1 kleiner Becher Fruchtjoghurt
- Schoko- oder Vanillepudding z. B. von Dr. Oetker mit Stevia und 1,5 % Milch zubereitet
- 1 gehäufter EL Mousse au Chocolat
- Götterspeise mit Süßstoff zubereitet
- 100 g Rote Grütze mit 2 EL Vanillesoße
- 150 g Obstsalat mit 1 TL gehackten Nüssen
- 2 Ferrero Küsschen®
- 1 Ferrero Rocher®
- 1 Riegel Schokolade z. B. Yogurette® oder Merci®
- 1 Trüffelpraline
- 1 kleines Tütchen Gummibärchen
- 2 Löffelbiskuits
- 2 Butterkekse
- 1 Schokoladenkeks

Apfelsalat

Zutaten:

1 Apfel | 1 TL Honig
1 TL frisch gepresster Zitronensaft
1 TL gehackte Nüsse | 1 EL Schmand

Zubereitung:

1 Apfel auf dem Gurkenhobel in Scheiben schneiden, übrige Zutaten unterheben.

Bratapfel aus der Mikrowelle

Zutaten:

1 säuerlicher Apfel | Zimt | Zucker

Zubereitung:

1 Schneiden Sie den Apfel in kleine Stücke. Geben Sie die Apfelstücke mit einem Schluck Wasser für ca. 5 Minuten in die Mikrowelle.

2 Nach Geschmack mit Zucker und Zimt oder Kakaopulver bestreuen.

Schokoladen-Ananas-Traum

Zutaten:

3 Scheiben frische Ananas
1 Stück Zartbitterschokolade

Zubereitung:

1 Kochen Sie Wasser im Wasserkocher auf. In der Zwischenzeit legen Sie das Stück Schokolade in die Ecke eines Gefrierbeutels und verschließen diesen mit einem Clip. Legen Sie den Gefrierbeutel für 10 Minuten in das heiße Wasser, bis die Schokolade geschmolzen ist.

2 Legen Sie die Ananas auf einen Teller. Schneiden Sie eine kleine Spitze des Gefrierbeutels ab, sodass Sie kleine Tropfen oder Fäden über die Ananas ziehen können. Stellen Sie den Teller mit der Ananas für ca. 20 Minuten in den Kühlschrank.

Schokobanane

Zutaten:

1 Banane | 1 TL Nutella
oder 1 Stück Zartbitterschokolade

Zubereitung:

1 Die Banane längs halbieren. Mit einem Teelöffel Nutella bestreichen und in der Mikrowelle kurz erwärmen.

2 Oder: Die Banane längs halbieren und in der Mikrowelle erhitzen. Schokolade wie beim Schokolade-Ananas-Traum schmelzen und die Banane damit überziehen.

Amarettini-Quark

Zutaten:

3 EL Magerquark
etwas Sprudel zum Glattrühren
1 TL Cappuccinopulver ohne Zucker
5 Amarettini

Zubereitung:

1 Rühren Sie den Quark mit dem Sprudel glatt.

2 Rühren Sie das Cappuccinopulver ein und fügen Sie die Amarettini zu.

Sorbet

Zutaten:

1 Handvoll Tiefkühlobst
100 g Joghurt oder Buttermilch
Süßstoff, Stevia oder Zucker

Zubereitung:

1 Mit einem guten Stabmixer pürieren und sofort verzehren.

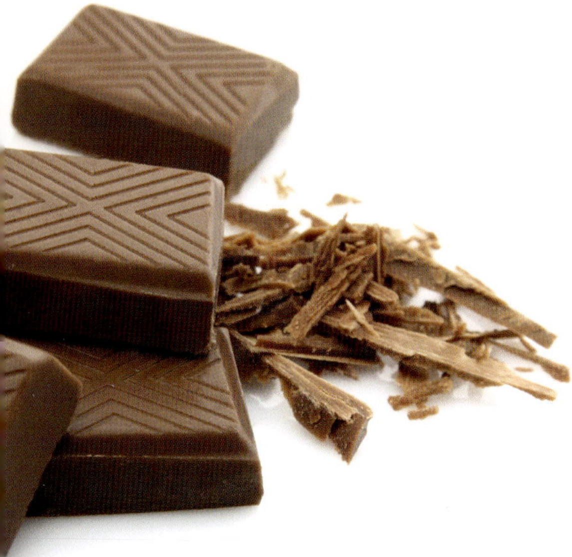

Beate:

Schokolade ist für mich kein Problem mehr. Warum? Ich kaufe sie nie, weil ich weiß, dass ich ihr zu Hause nicht widerstehen kann. Statt immer wieder zu erleben, dass ich die angebrochene Tafel aufesse, kaufe ich sie erst gar nicht ein.

Bekommen wir hingegen Süßigkeiten geschenkt oder angeboten, nehme ich gerne ein Stück oder zwei. Und sehe zu, dass ich sie schnellstens teile, wenn sie bei uns zu Hause liegen.

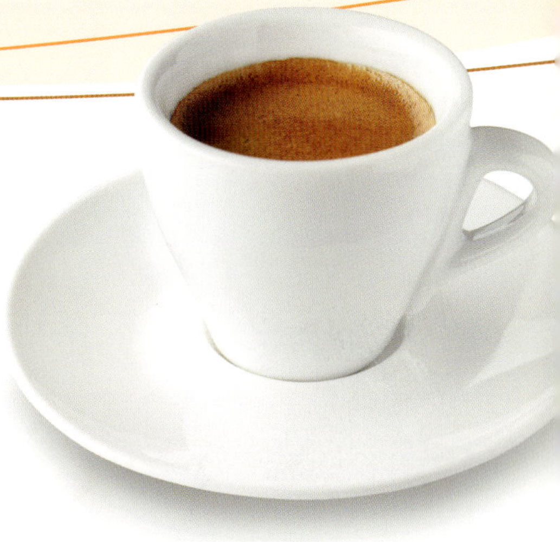

Nur schwarzer Kaffee und Espresso hat nichts

Bei *Lebe leichter* brauchen Sie keine Kalorien zu zählen. Und doch sollten Sie ein Gefühl dafür entwickeln, welche Kaffeespezialitäten und Süßwaren auch in kleinen Mengen sehr zu Buche schlagen.

Kaffee

1 Espresso	0 kcal
1 Espresso macch. mit fettarmer Milch	5 kcal
1 Tasse Kaffee mit Milch	14 kcal
1 Cappuccino ohne Zucker	50 kcal
1 Latte macchiato	65 kcal
1 Tasse Caffè Latte mit Vollmilch	75 kcal
1 Caramel macchiato	120 kcal
1 Caffè mocca mit fettarmer Milch	130 kcal

Heiße Schokolade

1 Glas heiße Schokolade mit fettarmer Milch	140 kcal
1 Tasse Kakao mit fettarmer Milch	160 kcal
1 Tasse Kakao mit Vollmilch	200 kcal
1 Glas heiße Schokolade mit Vollmilch und Schlagsahne	230 kcal
1 Glas heiße weiße Schokolade mit Vollmilch und Schlagsahne	280 kcal

Diese und folgende Vergleichstabelle soll Sie dafür sensibilisieren, wie rasch der Kaloriengehalt auch bei geringen Mengen Süßwaren in die Höhe schnellt.

Abnehmen werden Sie nur dann, wenn Sie weniger Energie (Kalorien) aufnehmen, als Sie verbrauchen. Erst dann entsteht ein Defizit und der Körper bedient sich an den Energiedepots an Bauch und Hüfte. Da liegen solche Energiereserven. Man könnte ganze Städte beleuchten!

Vergleichen lohnt sich

Dies sind keine *Lebe-leichter*-Vorschläge für Maxis oder Nachtische.

1 Stück Schokolade 6 g	32 kcal
1 kleiner Schoko-Cookie	96 kcal
1 Kinder Country®	130 kcal
1 Snickers (59 g)	300 kcal
1 Schoko-Milchreis	109 kcal
1 Fantasia® Schokoball	172 kcal
1 Schokopudding Optiwell	102 kcal
1 Stracciatella Rahmjoghurt	166 kcal
1 Doppelkeks mit Kakaocremefüllung	70 kcal
1 Blaubeer-Muffin	433 kcal

Heike:

Schokolade ist ein Problem für mich. Warum? Genau wie Beate kann ich bei einer angebrochenen Packung meistens nicht widerstehen. Außer mittags, da weiß ich, es gibt ein Stück, das reicht. Bei uns liegt immer Schokolade herum, meine Willensstärke ist täglich gefordert. Meistens halte ich gut durch, weil ich weiß, was ich will. Manchmal erliege ich allerdings meiner Lust. Meine beste Strategie: gar nicht erst anfangen.

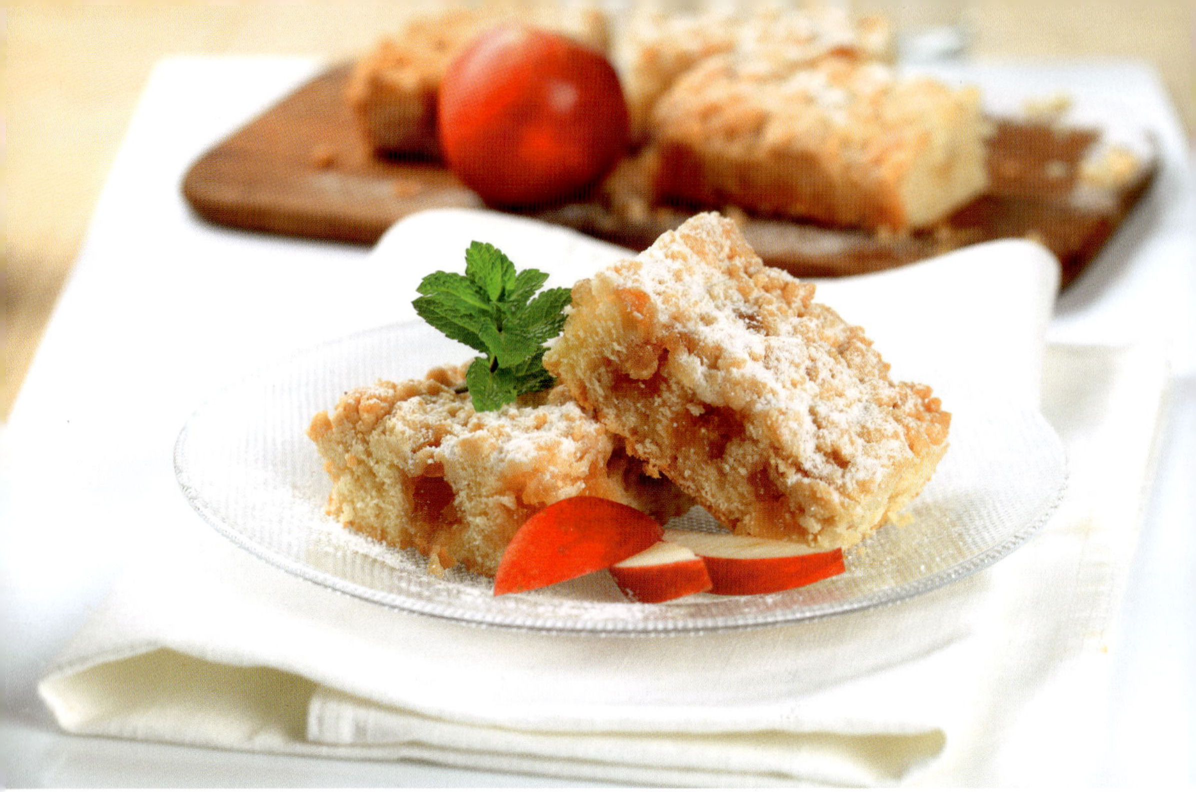

10 Tipps

für den Umgang mit Süßigkeiten

1. Genießen Sie regelmäßig nach der Mahlzeit eine dosierte Kleinigkeit. So kommt der Heißhunger nach Süßem erst gar nicht auf.
2. Lassen Sie sich ein Stückchen teure Edelschokolade auf der Zunge zergehen.
3. Schließen Sie die Abendmahlzeit mit einer Tasse heißem Kakao ab. Das macht zusätzlich satt und zufrieden.
4. Probieren Sie es mit einem aromatisierten Roibusch- oder Yogi-Tee. Gerade die Sorten Chai, Sweet Chai oder Schokolade stillen den Heißhunger auf etwas Süßes.
5. Greifen Sie zu zuckerfreiem Kaugummi. Kaugummi dürfen Sie bei *Lebe leichter* auch zwischendurch kauen. Zuckerfreie Bonbons sind zwischendurch nicht erlaubt.
6. Räumen Sie Süßigkeiten konsequent aus Ihrem Sichtfeld. Wer ständig Süßes vor Augen hat, greift häufiger zu.
7. Probieren Sie die »Nur-heute-Methode«. Sagen Sie sich: Nur heute esse ich mal gar keine Süßigkeiten.
8. Investieren Sie das gerade gesparte Geld (das Sie nicht für Kuchen oder Eis ausgegeben haben) in einen persönlichen Wunsch.
9. Erinnern Sie sich an Ihr Ziel. Ist der Aussetzer es wert, in dieser Woche nicht abzunehmen?
10. Seien Sie der Held des Tages! Sie lassen die Finger davon – aus eigener Einsicht! – und tun gerade etwas sehr Gutes für Ihre Gesundheit.

Die Lieblingsmaxis unserer *Lebe-leichter*-Coaches

Getränke-Maxis

- 400 ml Wein/Sekt
- 500 ml Bier
- 500 ml Radler
- 500 ml süße Weinschorle
- 750 ml alkoholfreies Bier
- 600 ml Cola oder Limonade

Deftige Maxis

- 1 Laugenbrezel, evtl. mit wenig Butter
- 75 g Chips
- 100 g Salzstangen oder Salzbrezeln
- 50 g Nüsse
- 70 g Mikrowellen-Popcorn mit Salz oder Zucker

Kombinierte Maxis: einige Beispiele

- 200 ml trockener Rotwein, 50 g Gouda-Würfel, 100 g Weintrauben
- Latte macchiato tall und 1 Apfeltasche bei McDonalds
- 1 Glas Rotwein mit 50 g Cracker

Süße Maxis

- 1 Schokokussbrötchen
- 1 Magnum®, beliebige Sorte
- 200 g Apfelkuchen mit Hefeteig
- Apfelkrapfen ca. 200 g
- 1 Stück gedeckter Apfelkuchen, Mürbteig
- 1 Stück Linzer Torte
- 250 g oder 3 Kugeln Eis
- 100 g Gummibärchen
- 250 g Rahmjoghurt mit Erdbeeren
- 70 g Schokolade
- 200 g Apfelstrudel
- 1 Stück Sahnetorte
- 6 Raffaellos®
- 4 Schokoladen-Cookies
- 1 Mövenpick® Macao Mandel
- 1 Schokoriegel z. B. Snickers®, Mars®, Bounty®
- 1 Crêpe mit Zucker und Zimt oder Nutella®
- 4 Schokotrüffel

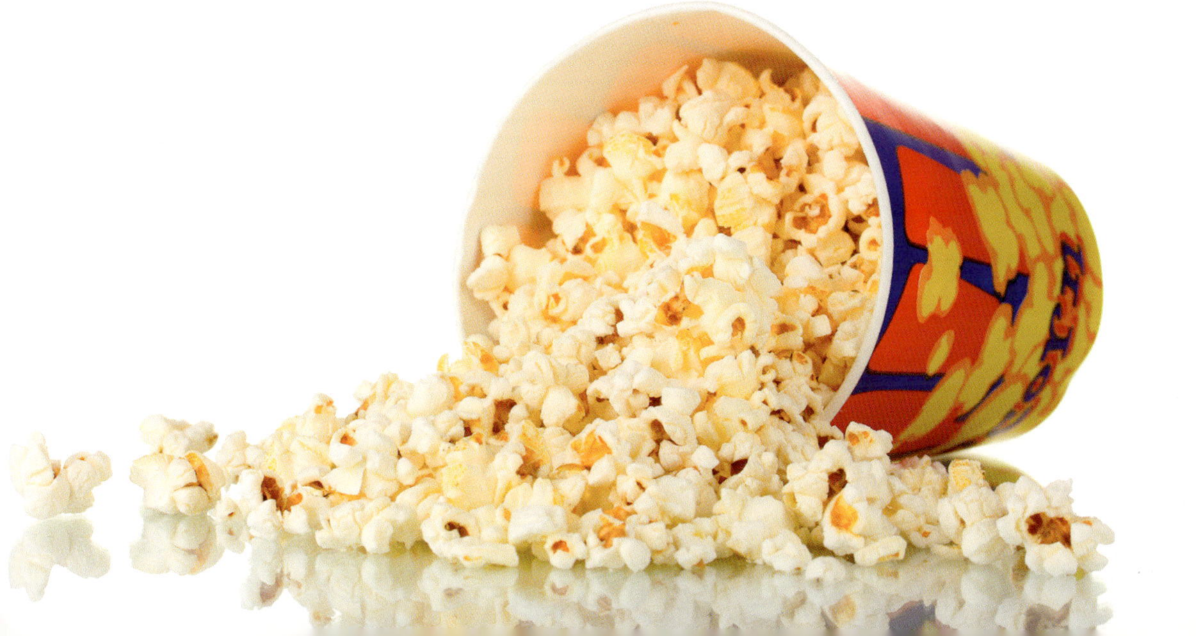

Bereit für die zweite Halbzeit?

Die Pause nutzen

Sie haben noch ein paar Minuten, bevor Sie an Ihren Arbeitsplatz zurückkehren?

Die Königsvariante ist, wenn Sie noch Zeit für einen Spaziergang finden. Entweder Sie gehen allein oder Sie verabreden sich dazu. Spazieren gehen steigert Ihre Leistungsfähigkeit.

Von diesem Walk & Talk profitieren Sie in mehrfacher Hinsicht. Sie tanken frische Luft. Das Tageslicht hat einen günstigen Einfluss auf Ihre Seele. Die Bewegung tut Ihnen gut. Und beim gegenseitigen Austausch kommen Ihnen oft die besten Ideen.

Kennen Sie das kleinste Fitness-Studio der Welt? Das Theraband, in verschiedenen Stärken in jedem Sanitätsgeschäft erhältlich, passt sogar in die Hosentasche. Auf Seite 158 finden Sie einige effektive Übungen zum Muskelaufbau. So können Sie sogar in einer kurzen Pause ein paar Kraftübungen machen.

Vielleicht haben Sie aber auch die Gelegenheit für ein kurzes Mittagsschläfchen. Die innere Uhr des Menschen ist zwischen 13 und 14 Uhr auf ein kleines Leistungstief programmiert. Ein Power-Nap von 15 Minuten bringt Ihnen so viel wie 1 ½ Stunden Nachtschlaf.

Stellen Sie Ihren Handywecker auf 15 Minuten und Sie können entspannt abtauchen.

Zurück am Arbeitsplatz

Richten Sie Ihren Platz wieder zweckmäßig her. Rücken Sie in den Vordergrund, was Sie brauchen und fördern wollen. Steht die Wasserflasche am Platz? Sie können am Computer eine Erinnerungsfunktion fürs Trinken installieren. Haben Sie Ihren Vorsatz, leichter zu leben, auch an Ihrem Arbeitsplatz vor Augen?

Beate:

Während ich im Außendienst arbeitete, baumelte meine Erinnerung, leichter zu leben, in Form eines eingeschweißten Spruchs am Rückspiegel meines Wagens und brachte mich täglich zum Lächeln: Die Sieger des Sommers werden im Winter gemacht.

Auf Maries Fensterbank in der Küche steht ein Topf mit Petersilie. Dort hat sie mit zwei Silberdrähten ihren Vorsatz visualisiert: Sie hat daraus die Ziffern geformt, die sie bald auf der Waage sehen möchte. Ist ein Ziel erreicht, wird der Draht neu gebogen.

Gewöhnen Sie sich nach Möglichkeit an Arbeitsintervalle im Stunden- oder 1 ½-Stunden-

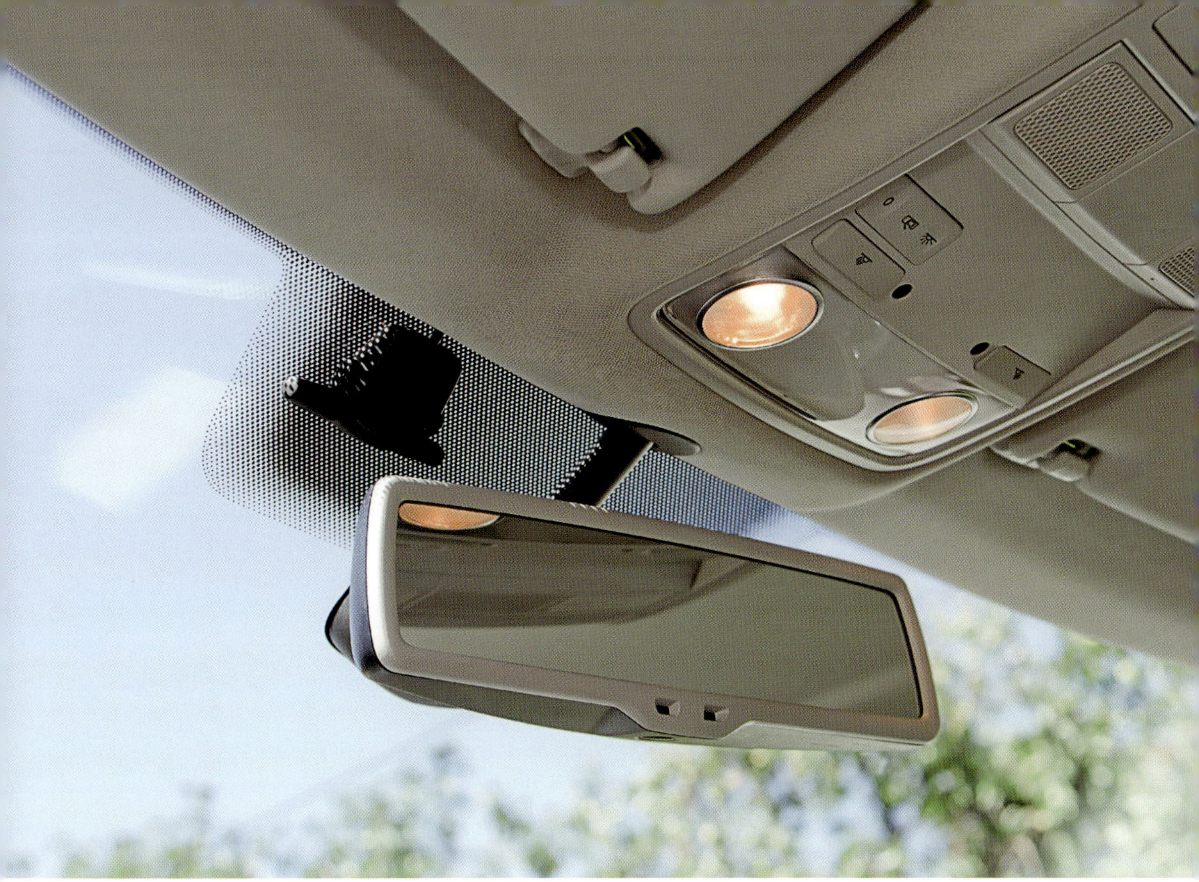

takt. Trainieren Sie es regelrecht, sich während dieser Zeit mit ungeteilter Aufmerksamkeit ihrem Projekt zu widmen.

Christian setzt auf den Trick mit der Eieruhr. Sie hilft ihm, eine Stunde lang konzentriert bei einer Aufgabe zu bleiben. Solange die Eieruhr läuft, wird weder im Internet gesurft noch werden E-Mails gecheckt. Danach gibt's natürlich eine Pause.

Nehmen Sie Haltung an

Wechseln Sie trotz höchster Konzentration so oft wie möglich Ihre Sitzposition. Können Sie so an Ihrem Platz sitzen, dass die Knie im 90°-Winkel gebeugt sind? Strecken Sie mehrmals hintereinander die Beine aus, halten Sie die Spannung und ziehen Sie sie wieder an. Das fördert die Durchblutung und sorgt für ein bisschen Muskelarbeit.

Aktivieren Sie die Venenpumpe. Heben Sie dafür im Wechsel Ihre Fersen an und senken Sie sie dann wieder ab. Das verbessert die Durchblutung der Waden und beugt Krampfadern und Besenreisern vor.

Auch den Oberkörper sollten Sie immer wieder bewegen. Setzen Sie sich ab und zu auf einen Sitzball.

Effektive Übung für zwischendurch: Drehen Sie den Kopf so weit wie möglich nach rechts. Schauen Sie sich über Ihre rechte Schulter. Federn Sie nach. Jetzt langsam zur Mitte zurück. Nun drehen Sie den Kopf so weit wie möglich nach links. Nachfedern. Dann über die linke Schulter schauen. 10 mal rechts, 10 mal links wiederholen.

»Vielschreibtischer« könnten in eine bewegliche Sitzauflage investieren.

Angela:

Ich habe mir eine bewegliche Sitzauflage geleistet. Dadurch muss ich ständig meine Haltung ausgleichen. Seit ich diese Sitzauflage habe, bin ich nicht mehr so verspannt und habe weniger Kreuzschmerzen. Die Investition hat sich gelohnt.

Eine leicht zurückgelehnte oder vorgebeugte Haltung belastet die Wirbelsäule übrigens weniger als das oft propagierte aufrechte Sitzen. Der Rücken wird am wenigsten belastet, wenn sich der Oberkörper beim Sitzen im 135°-Winkel zu den Beinen befindet.

Beim Tippen am Computer sollen Ellenbogen und Oberarme einen rechten Winkel bilden und Ihre Handgelenke möglichst gerade bleiben. Kreisen Sie öfter mit Ihren Schultern.

Lachen heißt, das Leben lieben

Wer bewusst leichter lebt und sooft wie möglich lacht, wird auch anstrengende Arbeitstage besser wegstecken. Lachen ist wie sozialer Klebstoff. Es bringt ein positives Klima ins Büro. *Lebe Leichter* empfiehlt Ihnen deshalb, Ihre durchschnittliche Lacherquote mindestens zu verdoppeln. Suchen Sie Gelegenheiten, zu lachen!

Nichts in der Welt ist so ansteckend wie Gelächter und gute Laune.
Charles Dickens

Wer lacht, wird besser mit Stress fertig. Lachen fördert die Durchblutung und damit die Leistungsfähigkeit. Lachen baut Spannungen ab. Wer lacht, schläft besser und besitzt mehr Abwehrkräfte. Lachen ist das ideale Muskeltraining. Es mobilisiert fast alle Muskeln, von 15 Gesichtsmuskeln über das Zwerchfell bis hin zu Unterleib und Beinen. Lachen bildet Hormone. Es kommt zur Ausschüttung von Endorphinen, die Schmerzen dämpfen.

Die Bibel sagt, ein frohes Herz tut gut wie Medizin – und *Lebe Leichter* verordnet Ihnen die doppelte Dosis.

Tea-Time und andere Rituale

Sitzen Sie schon an Ihrem Lieblingsplatz zu Hause oder sind Sie noch an Ihrem Schreibtisch im Büro? Führen Sie ein Ritual zwischen Arbeit und Feierabend ein. Vor Ihnen steht eine heiße Tasse Tee. Sie schnuppern den Duft und trinken genüsslich Schluck für Schluck. Sie spüren, wie die Pause Ihnen guttut. Danach sind Sie bereit umzuschalten.

Jürgen kommt abends nach Hause, zieht seinen Anzug aus und seine Freizeitkleidung an. Jetzt ist er »angekommen«. Sein Feierabend kann beginnen.

Bettina macht beim Heimfahren einen kleinen Umweg und hält an ihrer Walkingstrecke. Die Stöcke hat sie im Auto. Eine halbe Stunde laufen – und sie hat umgeschaltet.

Wenn Martin nach Hause kommt, geht er schnurstracks ins Bad und unter die Dusche. Mit dem Schweiß des Tages wäscht er auch die Gedanken rund um das Tagesgeschehen ab. Jetzt ist Zeit zum Entspannen.

Lisa arbeitet mitten in der Innenstadt. Bevor Sie abends mit Straßenbahn und Zug nach Hause fährt, bummelt noch sie ein Viertelstündchen durch Ihren Lieblingsbuchladen. Die Gedanken des Arbeitstages lässt sie hinter sich.

Rituale geben unserem Alltag Struktur. Sie helfen aber auch, uns auf eine beabsichtigte Veränderung einzustimmen.

Auf Seite 137 finden Sie Ideen und Anregungen, die Ihnen dabei helfen können, Ihrem Alltag Struktur zu verleihen – und die mit Essen nichts zu tun haben. Denn das wollten Sie doch gerade ändern.

Finden Sie Ihre ganz persönlichen Tagesabschluss- und Feierabendrituale. Lassen Sie sich dazu von unseren Ideen auf Seite 140 inspirieren.

Beates Blog (27.1.2012)

lebeleichter

Rituale beim Essen

»Ich schließe meine Mahlzeit regelmäßig mit einem kleinen Ritual ab …«, doziert eine Teilnehmerin in meinem Morgentreffen.
»Wo haben Sie denn den tollen Satz her?«, frage ich sie. »Das haben Sie doch gesagt … letzte Woche …!« – »Was, so interessante Sachen sag ich?« Zwar war mir nicht bewusst, dass ich diesen Satz gesagt habe, aber ich praktiziere es.
Nach meinem Frühstück – wie immer zwei dünne Scheiben getoastetes Vollkornbrot, Frischkäse und Honig, K & K (Kiwi und Kaffee) – zelebriere ich mein IKEA-Riesenwasserglas mit 300 ml Wasser und einer Sprudeltablette Magnesium (aus dem Geheimversteck, weil meine Kinder so wild drauf sind).
Nach dem Teller Mittagessen gibt's meist als Nachtisch eine Quarkspeise … weil Quark so schön satt macht und ich so ein Hungerlappen bin … und abends gibt's noch einen schönen Tee. Im Moment Sweet Chai aus meinem Geheimversteck. Müssen Sie eigentlich auch Sachen verstecken?

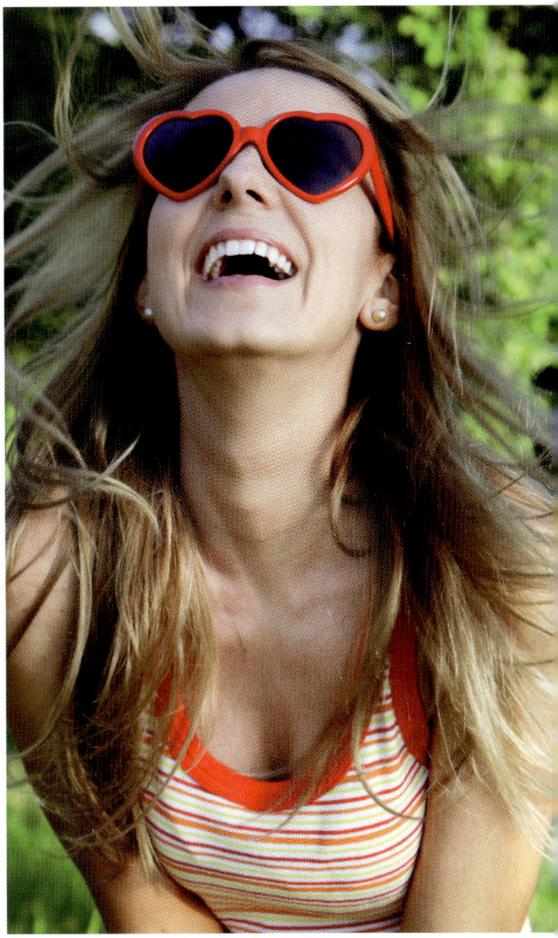

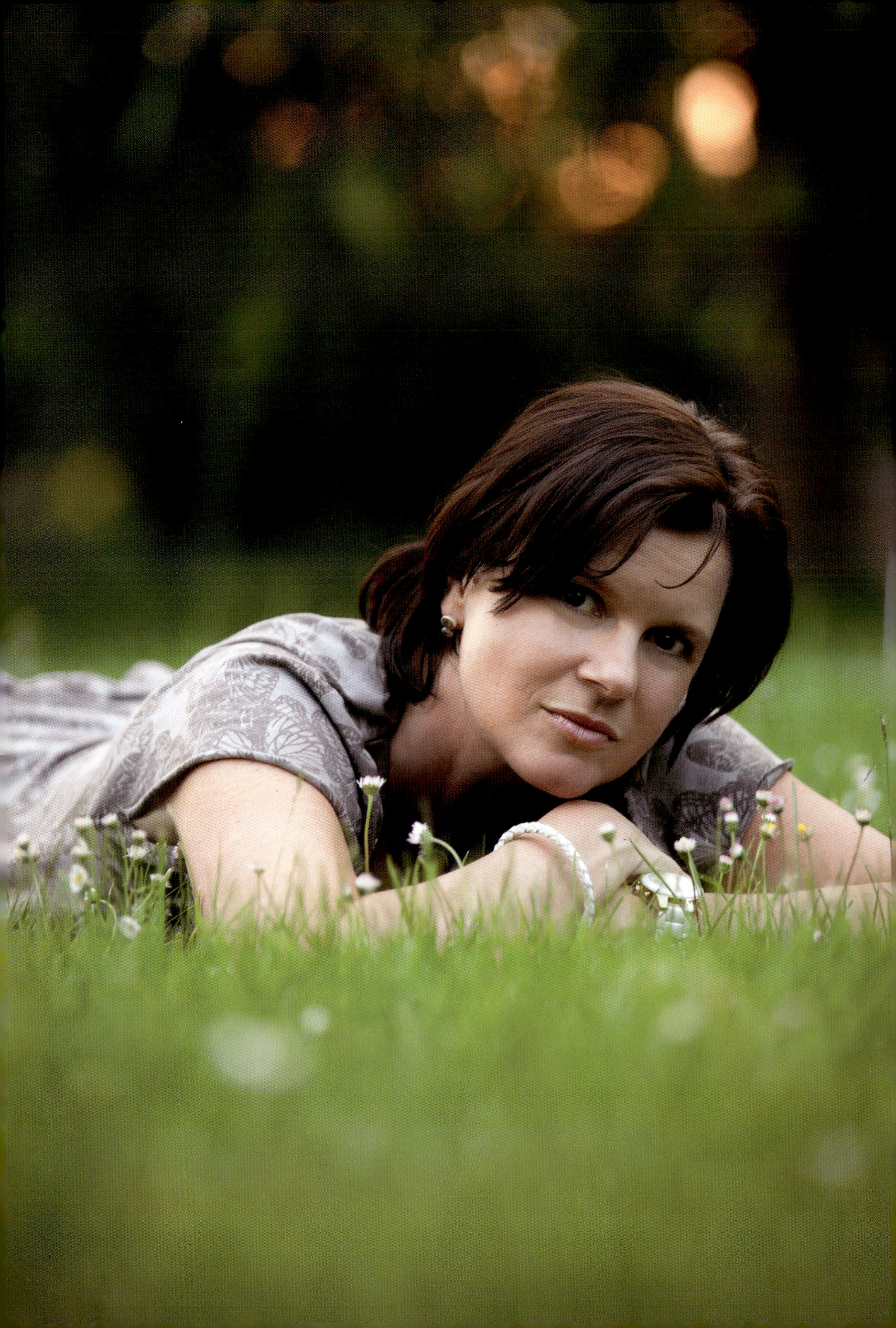

Endlich Feierabend

Nach dem langen Arbeitstag haben Sie sich Ihren Feierabend verdient. Unsere Rezepte sind in wenigen Minuten zubereitet. Essen Sie so früh wie möglich zu Abend. Nehmen Sie sich Zeit. Essen Sie langsam. Die Sättigung setzt erst nach 20 Minuten ein. Schön, wenn Sie dann zufrieden am Tisch sitzen und Ihre Mahlzeit genussvoll ausklingen lassen.

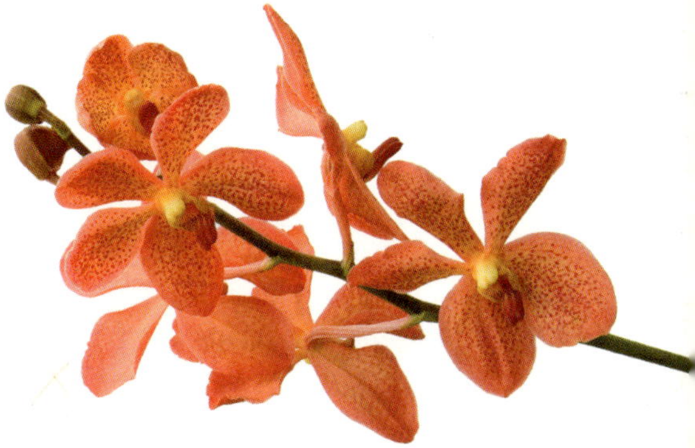

Essen ist ein Bedürfnis, genießen eine Kunst.
François de la Rochefoucauld

Beates Blog (16.9.2012)

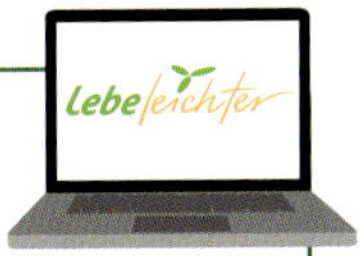

Dinge geregelt kriegen

Wie man bei einer Hochzeit bei Vollmond unter Bäumen mit einem Glas Wein in der Hand übers Wohnungputzen und Ausmisten reden kann, ist mir im Nachhinein ein Rätsel. Ich hatte Christine länger nicht mehr gesehen und die Rede kam aufs Putzen.

»Ich schreib' mir jetzt eine Wochenliste mit 5 Punkten, die ich jeden Tag mache«, erklärt mir Christine, die auf diese Weise nun schon ihr Schlafzimmer … diese Schublade … dieses Badezimmerfach … entrümpelt hat. Weil mich das Thema Haushalt auch nach 28 Jahren nicht kaltlässt und ich grade keine Putzfee habe, frage ich: »Steht da auch so was wie Badezimmerspiegel putzen drauf?«

»Spiegel putze ich nur alle 2 Wochen …« meint Christine. »Die werden ja nicht so schnell dreckig«.

Kommt daher, weil Christine keine Kinder hat, die sich beim Zähneputzen grundsätzlich im Spiegel betrachten …

Meine Liste wird definitiv anders aussehen.

Für heute ist der Spiegel geputzt, und ich fahre nach Lauf, um dort *Lebe Leichter* vorzustellen. Bis ich heimkomme, ist der Spiegel wieder dreckig.

Abendessen

In 10 Minuten auf dem Tisch
Sie wünschen sich eine Idee, wie Sie mit einem Tiefkühlprodukt im Handumdrehen eine warme Mahlzeit zubereiten können? In unserem Beispiel können Sie sich nach zehn Minuten zu Tisch setzen:

1. Tiefkühlgemüse (unser Vorschlag: Chinagemüse) in der Mikrowelle auftauen.
2. Eine Hähnchenbrust in Streifen schneiden und in wenig Öl anbraten, würzen.
3. Einen Beutel Express-Reis in der Mikrowelle nach Packungsanweisung zubereiten.
4. Währenddessen Fleisch und Gemüse mischen, abschmecken und den Tisch decken.
5. Guten Appetit. Wenn Sie eine große Portion gekocht haben, reicht es auch für morgen.

Mediterranes Putenschnitzel

X

Zutaten:
1 mittelgroße Zucchini, ca. 300 g
1 Putenschnitzel oder 1 Hähnchenbrust
60 g Fetakäse
2 EL Bruschetta-Aufstrich aus dem Glas
Salz | Pfeffer
1 Scheibe getoastetes Vollkornbrot

Zubereitung:
1 Fleisch von beiden Seiten scharf anbraten, salzen, pfeffern. Zucchini raspeln, mit dem Feta und dem Bruschetta-Aufstrich vermischen und evtl. mit Salz und Pfeffer abschmecken.
2 Fleisch in eine kleine Auflaufform geben, mit der Zucchini-Käse-Masse bedecken.
20 Minuten bei 200° C überbacken. Dazu eine Scheibe getoastetes Vollkornbrot.

Bauernpfanne mit Tomatensalat

X

Zutaten:
2-3 Kartoffeln (am Vortag gekocht)
2 Eier | 50 g magere Schinkenwürfel
1 TL Öl | Salz | Pfeffer | 2 Tomaten
1 EL Schmand

Zubereitung:
1 Kartoffeln in kleine Würfel scheiden. Schinkenwürfel kurz in Öl anbraten, die Kartoffeln dazugeben und bei gelegentlichem Wenden braun braten.
1 Eier verquirlen, salzen, pfeffern und auf die Kartoffeln gießen. Kartoffel-Ei-Mischung mit dem Pfannenwender zur Mitte schieben, bis alles gestockt ist.
1 Tomaten in Würfel schneiden, mit Schmand und 1 Prise Salz vermischen.

Bunte Gemüsepfanne mit Mozzarella

Zutaten:

1 Tomate
300 g Gemüse nach Wahl (z. B. Karotte, Zucchini, rote und gelbe Paprika)
1 Frühlingszwiebel
1 Schuss Gemüsebrühe
1 Kugel Mozzarella (125 g)
Salz | Pfeffer | italienische Kräuter

Zubereitung:

1 Gemüse in kleine Stücke scheiden, Tomate würfeln. Alles zusammen in einer beschichteten Pfanne fettfrei anbraten. Einen kleinen Schuss Gemüsebrühe dazugeben und das Gemüse ungefähr 10 Minuten bissfest schmoren lassen. Mit Salz, Pfeffer und den italienischen Kräutern abschmecken.

2 Mozzarella in Scheiben schneiden und auf dem Gemüse verteilen. Pfanne mit einem Deckel schließen und den Käse ca. 5 Minuten schmelzen lassen.

Überbackene Maultaschen mit grünem Salat

Zutaten:

2 Maultaschen (Gemüse- oder Fleischfüllung)
½ Dose Pizzatomaten | 2 EL geriebener Käse
1 TL Vegeta, 1 Prise Pfeffer, 1 TL Zucker
¼ TL Basilikum oder 2 frische Blätter, gehackt
Salat (Lollo Rosso, Feldsalat, Endivien etc.)
2 EL Heikes Salatsoße

Zubereitung:

1 Maultaschen in fingerdicke Scheiben schneiden, in eine kleine Auflaufform geben. Pizzatomaten in einem Topf aufkochen, mit Vegeta, Pfeffer, 1 TL Zucker und Basilikum abschmecken.

2 Soße über die Maultaschen gießen und mit Käse bestreuen. 20 Minuten im Ofen bei 180 °C Ober-/Unterhitze überbacken.

3 Salat waschen, trocken schütteln und mit Salatsoße vermischen.

Champignon-Pfanne

Zutaten:

400 g Champignons, geputzt
75 g magere Schinkenwürfel
1 Zwiebel | 1 TL Öl

Zubereitung:

1 Zwiebel und Schinkenwürfel in Öl zwei Minuten anbraten.

2 Champignons dazugeben und unter Rühren köcheln lassen, bis die Flüssigkeit verdampft ist. Mit Salz und Pfeffer würzen.

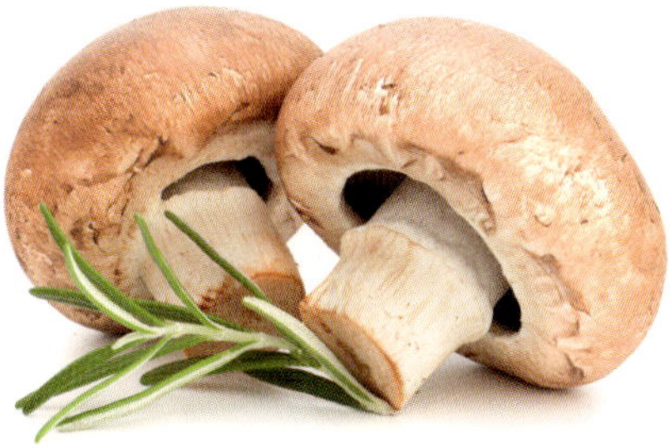

Hirtenpfannenkuchen vom Blech

Zutaten:

Für den Teig:
3 EL Mehl | 3 EL Milch | 3 EL Mineralwasser
1 Ei | 1 Prise Salz

Für den Belag:
100 g Tiefkühl-Blattspinat, aufgetaut
½ Zwiebel | ½ Knoblauchzehe | 1 TL Öl
1 Prise Salz | 1 Prise Pfeffer
1 Prise Muskatnuss | 1 Tomate
50 g Fetakäse

Zubereitung:

1 Mehl, Milch und Ei verquirlen, 10 Minuten quellen lassen. Backofen (Ober-/Unterhitze 175° C / Umluft 150° C) vorheizen.

2 Zwiebel und Knoblauch klein schneiden und in 1 TL Öl andünsten. Spinat dazugeben, mit Salz, Pfeffer und etwas Muskatnuss würzen. Beiseite stellen. Tomate in Scheiben schneiden, Fetakäse zerbröseln.

3 Mineralwasser in den Pfannkuchenteig rühren. Den Teig gleichmäßig auf ein mit Backpapier ausgelegtes Backblech gießen. Spinat darauf verteilen, mit Tomatenscheiben und Fetakäse belegen und im Backofen 25 Minuten backen.

Kartoffel-Blech – für 2 Tage

Zutaten:

400 g Kartoffeln
400 g Gemüse nach Wahl (z. B. Paprika, Zucchini, Zwiebeln, Lauch, Brokkoli)
1 EL Öl | 2 TL Gemüsebrühe
1 TL Estragon | ½ TL Rosmarin
2 TL heller Balsamico

Zubereitung:

1 Kartoffeln schälen und vierteln. Gemüse waschen, putzen und in kleine Stücke schneiden. Alle Zutaten mit Öl, Essig, den Gewürzen und Kräutern vermischen.

2 Auf ein Backblech geben. Bei 200° C im vorgeheiztem Backofen ca. 45 Minuten garen. Nach der halben Garzeit wenden.

Gebackener Schafskäse

Zutaten:

100 g Schafskäse light | 1 Tomate
½ Paprika | ½ Zucchini
4 milde eingelegte Peperoni
2 Knoblauchzehen | Salz | Oregano
1 Stück Fladenbrot ca. 50 g

Zubereitung:

1 Tomaten, Zucchini, Knoblauch und Paprika in Scheiben schneiden, etwas salzen, mit den Peperoni in einer Auflaufform schichten. Etwas Flüssigkeit von den Peperoni dazugießen.

2 Den Schafskäse auf das Gemüse legen, mit Oregano bestreuen. Bei 160° C ca. 30 Minuten im Ofen backen. Dazu Fladenbrot.

Flammkuchen-Brötchen – für 2 Tage

Zutaten:

2 Aufbackbrötchen, jeweils 50 g
50 g saure Sahne
50 g magere Schinkenwürfel | 1 Zwiebel
2 EL geriebener Käse

Zubereitung:

1 Zwiebel schälen und hacken. Zwiebel mit saurer Sahne, Schinkenwürfel und geriebenem Käse mischen, auf die aufgeschnittenen Brötchenhälften streichen.

2 Brötchen auf ein Backblech setzen und in vorgeheiztem Backofen bei 200° C ca. 20 Minuten backen. Dazu 2 aufgeschnittene, gesalzene Tomaten.

Tipp: 2 Brötchenhälften gleich essen, die anderen beiden am nächsten Tag mitnehmen, schmecken auch kalt.

Couscoussalat II

Zutaten:

60 g Couscous | 60 ml Gemüsebrühe
½ Gurke | ½ rote Paprika | Cocktailtomaten
2-3 Frühlingszwiebeln oder 1 Staudensellerie
2-3 Blätter Basilikum | Zitronensaft | Salz
Pfeffer

Zubereitung:

1 Den Couscous mit heißer Gemüsebrühe (1 TL gekörnte Brühe, 60 ml heißes Wasser) übergießen und quellen lassen.

2 Zutaten würfeln bzw. klein schneiden. Mit dem warmen Couscous mischen und mit Zitronensaft, Salz, Pfeffer und Basilikum abschmecken. Ist in Rekordzeit fertig und lässt sich gut mitnehmen.

Rote-Beete-Orangen-Salat mit feurigem Schnittlauchdip

Zutaten:

1 große gekochte Rote Beete, 120 g
1 Blutorange | 25 g Schmand
50 g Hüttenkäse | ½ TL Honig
1 Spritzer Zitronensaft | 2 EL Schnittlauch
½ entkernte Chilischote | 2 TL Olivenöl
Salz | Pfeffer

Zubereitung:

1 Rote Beete in Scheiben schneiden, Orangen filetieren, beides mit Olivenöl in einer Schüssel vermengen, salzen und pfeffern.

2 In einer zweiten kleinen Schüssel Schmand mit Hüttenkäse, Honig und Zitronensaft glatt rühren. Mit Salz abschmecken. Schnittlauch und Chilischote fein hacken, mit Dip vermengen. Salat in einer Schale anrichten, Dip löffelweise daraufgeben.

Tipp: Diesen Dip kann man auch gut zu Salat geben!

Fruchtiger Reissalat

Zutaten:

60 g Naturreis | 150 ml Wasser
1 hart gekochtes Ei, in Scheiben
4 frische Champignons, in Scheiben
5 Cocktailtomaten, halbiert
½ Mango, in Würfel geschnitten (alternativ 50 g Mandarinenschnitze aus der Dose)
1 EL gehobelte Mandelblättchen
30 g Emmentaler oder anderer Schnittkäse, gewürfelt
1 TL Olivenöl | Saft von ½ Zitrone
½ TL Salz | 1 Prise Pfeffer
1 Prise Currypulver
kleines Stück frischer Ingwer (haselnussgroß)
Blatt-Petersilie, klein gehackt

Zubereitung:

1 Den Reis in Wasser gar kochen. Das Ei, die Champignons, die Tomaten, die Mango, die Mandelblättchen und den Käse zum Reis geben.

2 Aus Öl, Zitronensaft und den Gewürzen ein Dressing rühren, mit allen Zutaten vermischen und den Salat ziehen lassen.

Kichererbsensalat

Zutaten:

150 g Kichererbsen aus der Dose
¼ Salatgurke | 2 Oliven
100 g Cocktailtomaten | ½ Paprika
2 EL Heikes Salatsoße

Zubereitung:

1 Gurke schälen und in Würfel schneiden. Oliven in Scheiben schneiden, Tomaten halbieren. Kichererbsen gut abtropfen lassen.

2 Alle Zutaten vermengen und gut durchziehen lassen.

Brokkoli-Salat

Zutaten:

150 g Brokkoli | ½ rote Paprika
1 säuerlicher Apfel | 1 EL Olivenöl
4 TL Zitronensaft | ½ TL Honig oder Zucker
½ TL Senf | 1 TL Gemüsebrühe
1 Prise Pfeffer
20 g Kürbis- oder Sonnenblumenkerne

Zubereitung:

1 Gemüse waschen und putzen. Apfel schälen. Brokkoli in sehr kleine Röschen hacken, Apfel und Paprika in kleine Würfel schneiden.

2 Mit den übrigen Zutaten vermischen und gut durchziehen lassen. Dazu ein Vollkornbrötchen essen.

Brokkoli-Käse-Salat

Zutaten:

200 g Brokkoli | 1 Tomate | 1 rote Zwiebel
50 g Fetakäse | 1 EL Zitronensaft
1 EL Sojasoße | 1 EL Olivenöl
1 TL süßer Senf | 1 TL Ahornsirup

Zubereitung:

1 Brokkoli putzen, blanchieren und in mundgerechte Stücke teilen. Tomate und Fetakäse würfeln, Zwiebel in feine Halbringe schneiden.

2 Aus Zitronensaft, Sojasoße, Olivenöl, Senf und Ahornsirup ein Dressing herstellen. Alle Zutaten vermischen und gut durchziehen lassen. Dazu ein Vollkornbrötchen essen.

Heikes Blog (7.2.2012)

Fast immer

Wusstet ihr eigentlich, dass ich jeden Tag (außer samstags) eine warme Mahlzeit koche? Dass es bei mir nur in ganz seltenen Fällen mal etwas Fertiges gibt? Wenn ich absolut gar keine Zeit habe, dann gibt's meistens Nudeln mit Tomatensoße. Die hab ich in Flaschen vorrätig.

Dazu gibt's immer einen Salat. Und hab' ich keinen im Kühlschrank, nehme ich ein Glas Schwarzwurzeln oder gelbe Wachsbohnen. Salatsoße ist meistens auch schon auf Vorrat im Kühlschrank. Und wenn ich noch so wenig Zeit habe, mir würde im Traum nicht einfallen, regelmäßig Fertigessen auf den Tisch zu bringen.

Mein Speiseplan diese Woche:
Gestern: Gemüsesuppe, Kaiserschmarren mit Apfelmus.
Heute: Schnitzel, grüne Bohnen, Möhren, Kartoffeln.
Morgen: Schweinekrustenbraten, Rosenkohl und Kartoffeln.
Donnerstag: Risotto mit Staudensellerie und Basilikum.
Freitag: Maultaschensuppe mit Topinambur und Pastinaken.
Samstag: Koch' ich nicht.
Sonntag: Mal sehen.

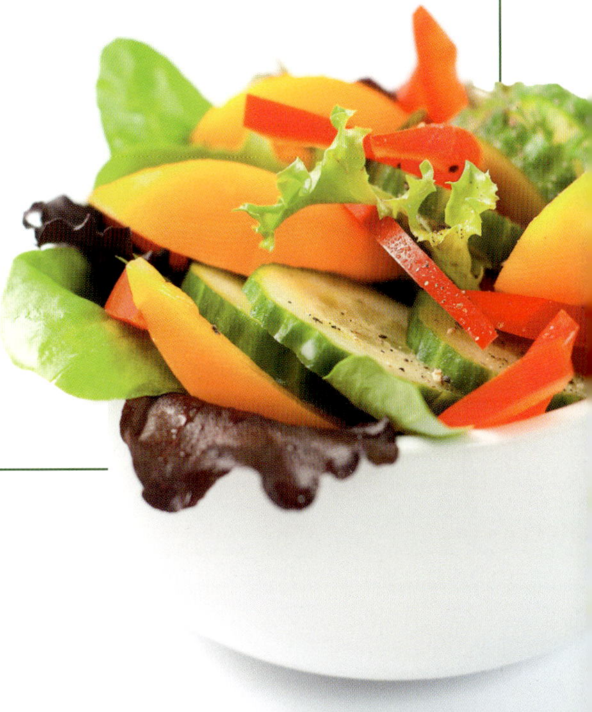

Eine Pause für den Magen

Die ideale Zeit für Ihr Abendessen liegt zwischen 17 und 19 Uhr. So hat der Körper am Abend und in der Nacht eine besonders lange Fettverbrennungsphase. *Lebe leichter* gibt keine detaillierte Empfehlungen, wie Sie Ihren Teller füllen sollen. Wir plädieren für ausgewogene Mahlzeiten mit einem Drittel Obst und Gemüse auf jedem Teller. Unsere Rezeptvorschläge dienen lediglich dazu, Ihre Fantasie zu beflügeln. Außerdem bekommen Sie ein gutes Gespür für angemessene Portionsgrößen. Bei *Lebe leichter* sind alle Lebensmittel erlaubt, jedoch mengenmäßig auf einen oder zwei Teller beschränkt. Mit dieser Regel bleibt auch die Menge der Kohlenhydrate in einem moderaten Rahmen. Halten Sie sich während Ihrer Abnahme an dieses einfache Prinzip. Sorgen Sie dafür, dass Sie nicht zu spät zu Abend essen – und Sie werden sich über Ihre gute Abnahme freuen. Versprochen.

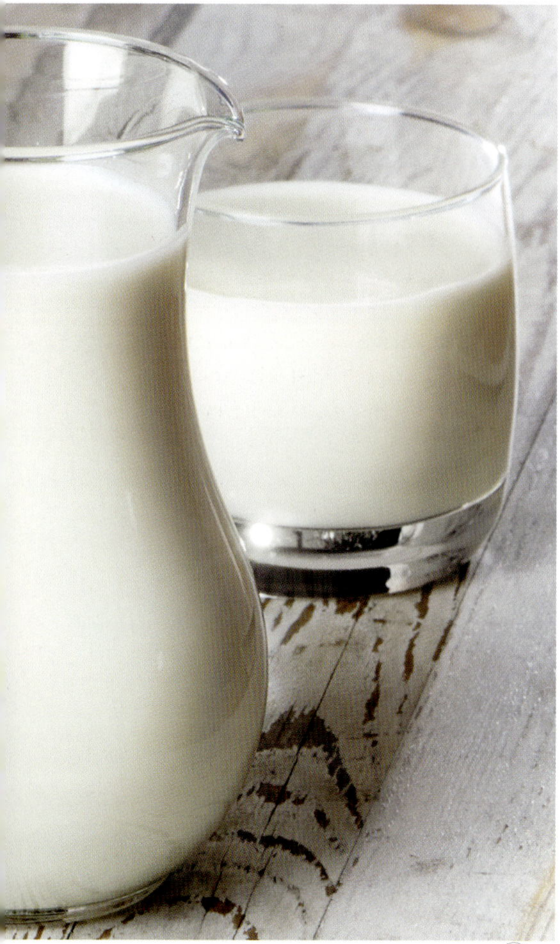

In den *Lebe-leichter*-Treffen machen Teilnehmer aber durchaus positive Erfahrungen, wenn sie ein- oder zweimal in der Woche beim Abendessen zu den eiweiß- und kalziumreichen Milchprodukten greifen. Der Kalziumgehalt in Milch und Milchprodukten beeinflusst die Abnahme positiv.

Trotzdem lautet unsere Empfehlung: Je ausgewogener und normaler, desto besser. Und nach dem Abendessen: Esspause.

Ist Ihr Abendessen beendet, tun Sie gut daran, abzuräumen und die Reste zu verstauen. Kein Fest mit dem Rest. Vielleicht reicht das Übriggebliebene für Ihre Mahlzeit morgen im Büro. Frieren Sie es ein und nehmen Sie es am nächsten Morgen tiefgekühlt mit ins Büro. Eine saubere Sache.

Bloginspiriert
Seit zwei Wochen besucht Anne einen *Lebe-leichter*-Kurs. Hält sich an die wenigen Grundregeln des *Lebe-Leichter*-6x1, bewegt sich genügend und nimmt gut ab.

Schon vor Beginn des Kurses hat sie unsere Blogeinträge verfolgt. Deshalb war sie gleich beim Einstieg auf *NICHTS* vorbereitet:

Beates Blog (2.01.2012)

HUNGER

Die Feiertage sind vorbei. Und nachdem ich in acht Tagen als gertenschlankes Vorbild vor meinen neuen Teilnehmern stehen soll, beschloss ich also gestern, dem ärgerlichen Weihnachtskilo den Kampf zu erklären.
Denn ob ihr es glaubt oder nicht: Eine zwickende Hose in Größe 38 ist genauso unangenehm wie in Größe 48.
So ein oder zwei Kilo kommen so: Du isst eigentlich nur ein bisschen mehr als sonst. Machst aber öfter eine kleine Ausnahme. Hier ein Glas Wein. Am Abend noch was aus dem Kühlschrank. Etwas zwischendurch. Nach Tagen, wo du weißt, es war zu viel, gehst du lieber nicht auf die Waage. Das machst du doch am gleichen Tag wieder wett, oder?

Wenn du dann doch auf der Waage warst, bist du oft angenehm überrascht. Huch? Bei all dem, was du in den letzten Tagen/ Wochen … gegessen hast, hättest du Schlimmeres erwartet … Du wähnst dich in Sicherheit.
Und dann: 1,8 Kilo mehr. Versuchst, auszugleichen. Wendest sämtliche Tricks an, von denen du in deiner Diätkarriere gehört hast. Die 1,8 Kilo bleiben.
Dann: Reumütig kehrst du zu dem schlichten Programm zurück: 3 Mahlzeiten am Tag mit dem Essen, was dir schmeckt. Auf jedem Teller ein Platzhalter Obst oder Gemüse. Nichts zwischendurch. Nach dem Abendbrot nichts. Nicht um 21 Uhr. Nicht um 22 Uhr. Auch kein Joghurt. Kein Obst. Einfach nichts. Okay, Tee, Wasser …
Heute Nacht knurrte mein Bauch ganz böse. Ich spürte förmlich, wie mein Körper sich einen Snack von meinen Hüften holte.
Brav blieb ich im Bettchen und genoss den Triumph.
Am nächsten Morgen: Ein glattes Kilo hat er sich geholt … Jetzt noch 800 g und das Vorbild stimmt wieder und die Hose kneift nicht mehr.
P. S.: Für Neueinsteiger und alle, die das Konzept mal unverbindlich testen wollen.
Es ist genial normal. Drei Mahlzeiten am Tag mit einem Teller voll, allerdings nach BMI gestaffelt. Zwischen Frühstück, Mittagessen und Abendessen möglichst 4-5 Stunden Pause. Nach dem Abendessen bis zum Frühstück möglichst 10 Stunden Pause. Die ersten drei Tage müsst ihr euch durchbeißen. Dann wird es leicht. Einfacher als jede Diät. Genial normal.
Wenn ihr Hilfe braucht … Überall fangen jetzt neue *Lebe-leichter*-Kurse an. Und wer daran nicht teilnehmen kann oder möchte, meldet sich einfach zum Online-Coaching an und wird dort persönlich betreut.

Und da dachte sich Anne: Nichts wie hin.

Die ersten 3 Kilo schmolzen fast beim Bloglesen.

Und nach nur zwei Wochen Teilnahme am Kurs sind insgesamt schon 4 Kilo verschwunden. Leichter geht's nicht.

Der Biorhythmus

Versuchen Sie, mehr nach der inneren Uhr zu essen. Zwei gut verteilte Mahlzeiten während des Tages mit einer vier- bis fünfstündigen Pause dazwischen, und ein portionsmäßig weniger üppiges Abendessen, möglichst nicht zu spät.

Mehr als ein Drittel der Arbeitnehmer haben einen unregelmäßigen Tagesverlauf. Die Flexibilität, die manche Berufe erfordern, führt dazu, dass die festen Strukturen wegfallen, die früher Aufstehen, Zubettgehen und den Rhythmus der Mahlzeiten geprägt haben. Manche Faktoren können Sie nicht beeinflussen. Aber in vielen Fällen haben Sie durchaus die Möglichkeit, Ihren Tagesverlauf zu strukturieren. Ihr Körper wird sich freuen.

(Siehe auch Seite 118. Lernen Sie die Kunst, einen gesunden Rhythmus zu pflegen.)

Zugegeben: Die Drei-Mahlzeiten-Regelung und das Einhalten der Pausen zwischen den Mahlzeiten, besonders der Pause nach dem Abendessen, ist für den Vielbeschäftigten von heute eine echte Umstellung. Viele Arbeitnehmer kommen erst spät abends nach Hause. Sie haben zu Recht das Bedürfnis, sich nun endlich zu entspannen. Und ein gutes Essen, oft ihre erste Mahlzeit am Tag, die sie ohne Stress einnehmen können, gehört nun mal zum gemütlichen Feierabend dazu.

Vor dem Fernseher noch gemütlich etwas knabbern? Diese Gewohnheit sitzt tief – und erfordert einiges Umdenken. Auch bei vielen Hobbys und Freizeitaktivitäten gehört das Snacken, Essen, Trinken – und ganz besonders das Alkoholtrinken – mit dazu.

Aber Sie sparen jede Menge Kalorien, wenn Sie diese Gewohnheit abstellen. Sie schlafen besser und nehmen deutlich schneller ab.

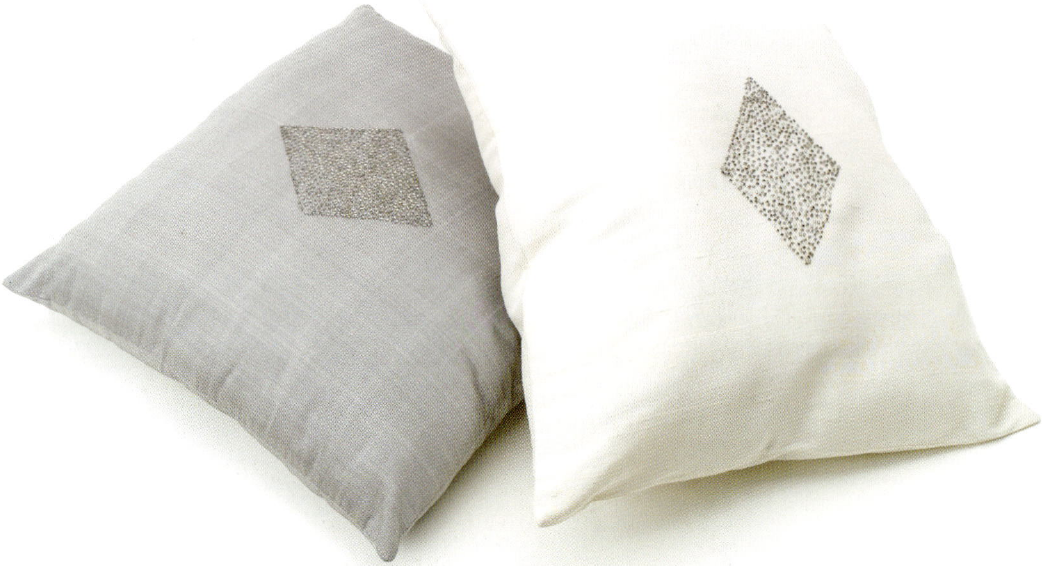

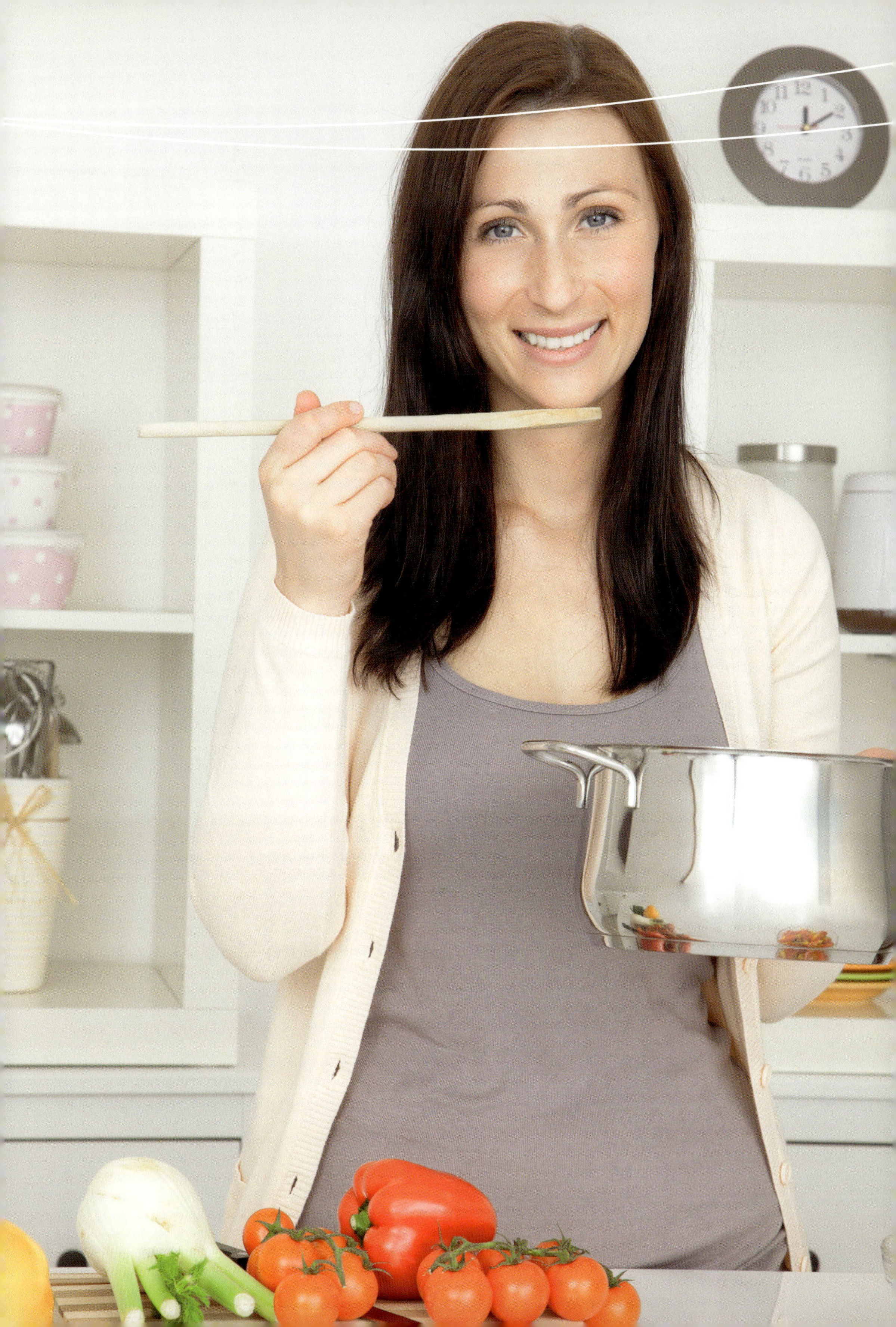

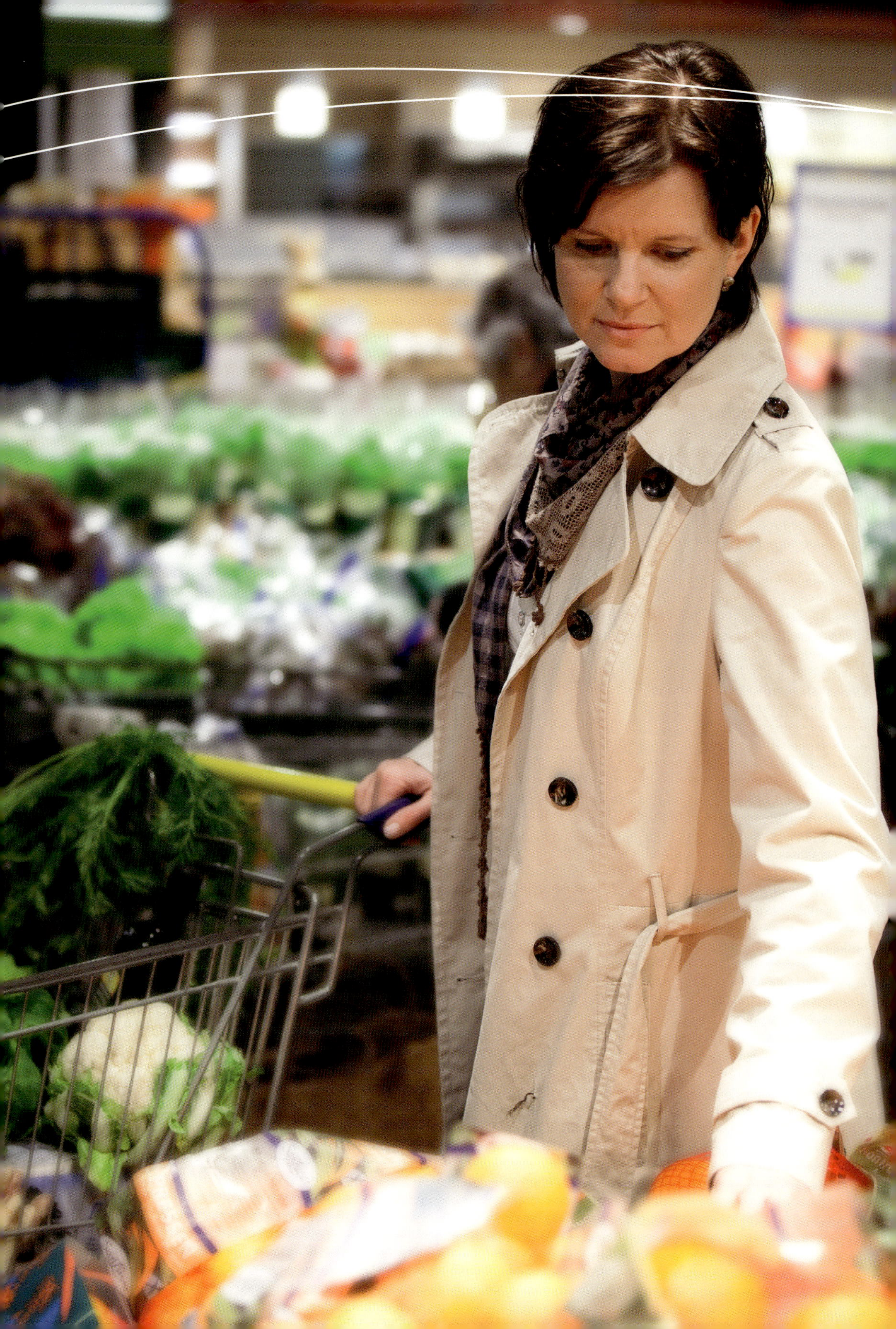

Gut geplant ist halb gewonnen

Ein leichtes Wochenende

Beates Blog (13.11.2011)

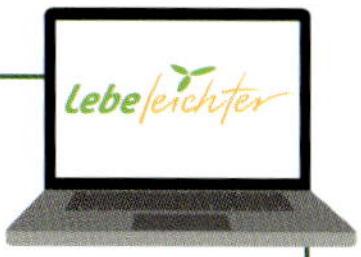

Leben mit anderen

Wärest du schlank, wenn du nur für dich alleine kochen und einkaufen müsstest? Wärest du schlank, wenn deine Umgebung anders wäre?

In dieser Woche geht es um den Einfluss unserer Mitmenschen auf unser Essverhalten. Wir werden von kuchenbackenden Schwiegermüttern hören, den Geburtstagen der lieben Verwandten, gemüseresistenten Kindern und Männern, die die deftige Küche bevorzugen. Kollegen, die Kuchen mitbringen und Kunden, die sich mit Süßigkeiten bedanken.

Da werde ich mal von meinen Herausforderungen berichten.

Von langen Gemeindesonntagen, an denen sich die Tische des Kuchenbüfetts biegen, von Hauskreisabenden mit Muffins oder sonstigen Herrlichkeiten, von Töchtern, die die Küche schmeißen und mich mit ihren Künsten überraschen und einem Mann, dem Kalorienzählen suspekt ist.

Gestern hatten wir wieder mal Hochzeit in der Gemeinde. Ein glückliches Paar, ein rauschendes Fest mit internationalen Gästen, ein Dekotraum in Rosa. Nach dem Sektempfang Kuchenbüfet, direkt danach Mittagessen und nach minimalistischer Pause Abendessen, dem die Hochzeitstorte folgte.

Ich weiß also, von was ich diese Woche rede und hab's durchaus nicht immer leicht, zu widerstehen. Aber ich weiß, dass es sich langfristig leichter leichter lebt.

Und ich habe immer die Frage im Hinterkopf: »Ist es das wert? Schmeckt dieses zweite oder dritte Stück Kuchen so gut, dass es sich lohnt, dass ich diese Woche nicht abnehme? Oder dass meine schicke enge Hose wieder kneift?«

Und ziemlich oft lohnt es sich nicht. Außer bei der letzten Hochzeit. Da hat sich alles gelohnt.

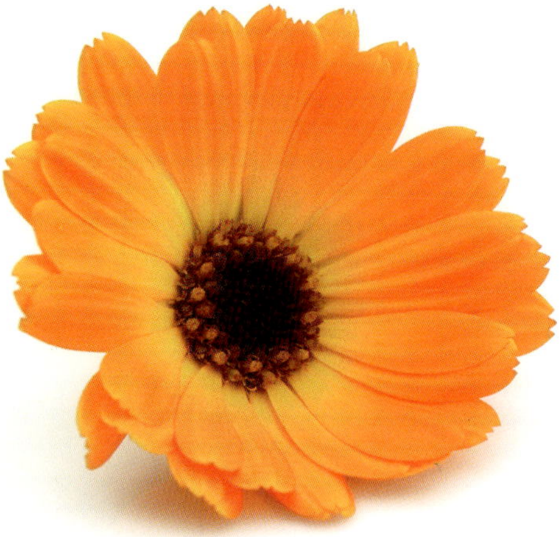

»Wenn nur das Wochenende nicht wäre«, klagen viele Teilnehmer, denn dann wären sie schon längst fertig mit der Abnahme ... oder hätten erst gar nicht zugenommen.

Die größte Herausforderung, so meinen sie, sei wohl doch nicht ihr anstrengender Alltag im Job, sondern die Wochenenden, Einladungen, Feiertage und die Ferien.

Denn am Wochenende soll möglichst alles nachgeholt werden, wozu in der Arbeitswoche die Zeit gefehlt hat. Wocheneinkauf und Großputz natürlich und der längst überfällige Gang zum Frisör. Besuche bei der Verwandtschaft stehen oft auf dem Programm und wollen, genau wie die Geburtstage und Einladungen der Freunde, ins enge Zeitbudget des Wochenendes eingepasst werden.

Noch nicht erwähnt sind die Bedürfnisse der Kinder. Denn auch ihre Wünsche und Vorstellungen vom Wochenende, ihre Sportvereinsverpflichtungen und schulischen Ereignisse bestimmen das Zeitbudget mit. Hinzu kommen Elternabende, Elternstammtisch, Kuchen backen fürs Sommerfest. Und eigentlich wollten Sie doch mal wieder ausschlafen!

Vielleicht ist es gar nicht so sehr die immense Alltagsbelastung, die vielen Menschen zu schaffen macht, sondern vielmehr die fehlende Entlastung, die das Fass zum Überlaufen bringt.

Setzen Sie am Wochenende auf Kontrastprogramm. Wenn Sie die ganze Woche mit Kunden oder Kollegen zu tun haben, suchen Sie Ruhe. Wenn Sie wochentags nonstop vor dem Computer sitzen, tanken Sie Tageslicht. Bedienen Sie die ganze Woche andere Menschen? Dann lassen Sie es sich am Wochenende richtig gut gehen. Verwöhnen Sie sich selber!

Nehmen Sie sich Zeit zum Nichtstun. Lassen Sie einfach die Seele baumeln. Planen Sie Dinge ein, die Ihrer Seele guttun.

Besuchen Sie einen Gottesdienst. Ein Konzert. Machen Sie einen Sonntagsspaziergang. Klingt vielleicht altmodisch, tut aber einfach gut. Und Sie müssen dafür nur vor die Haustür gehen!

»Um gesund zu bleiben«, so der Gesundheitspsychologe Dietmar Ohm aus Lübeck, »braucht der Mensch positiven Stress und einen harmonischen Wechsel von Anspannung und Entspannungsphasen.« In besonders intensiven Arbeitsphasen Ihres Lebens müssen Sie am Wochenende bewusst Ruhe suchen, um sich zu erholen.

Wir finden, Gott hat uns ein befreiendes Konzept an die Hand gegeben: Sechs Tage Arbeit mit einem guten Wechsel zwischen Tag und Nacht. Und am Sonntag ist Ruhetag.

Wussten Sie, dass Juden, die den Sabbat halten, weniger infarktgefährdet sind?

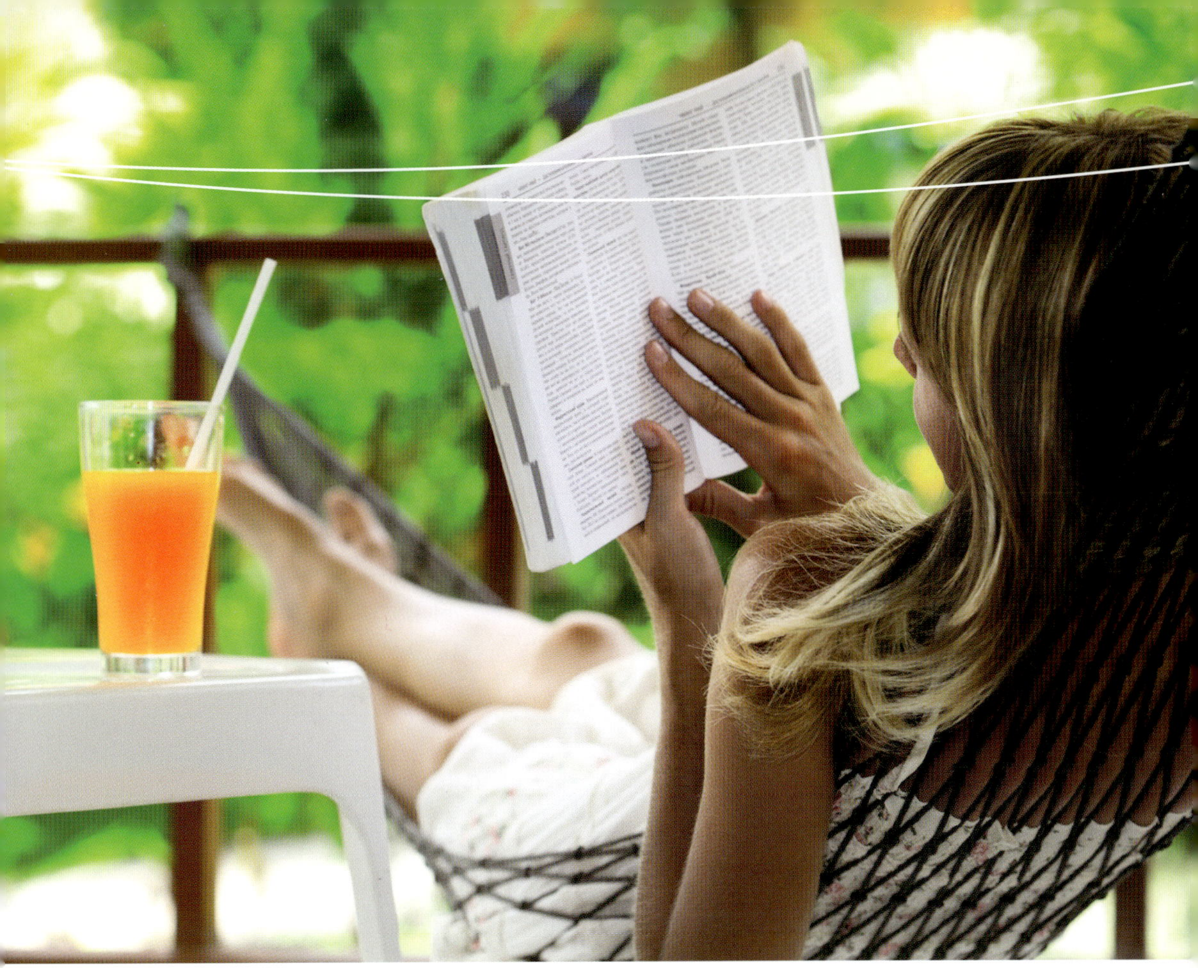

Mahlzeiten verschieben

Gehören Sie auch zu denen, die samstags ausschlafen und sehr viel später frühstücken als während der Woche? Der Tagesablauf verschiebt sich. Oft wissen Sie dann nicht so richtig, wie Sie die drei Mahlzeiten aufteilen sollen. Beim gemeinsamen Frühstück mit der Familie sitzen Sie meist auch länger am Tisch und möchten noch ein zweites Brötchen, mal ein Frühstücksei oder eine andere Besonderheit genießen.

Wenn das die Regel ist, planen Sie doch das Wochenendfrühstück von vornherein als ein Maxi ein. So können Sie das zweite Brötchen ohne schlechtes Gewissen genießen. Viele lassen dann sogar das »reguläre« Mittagessen ausfallen und essen abends reichhaltiger. Bleiben Sie jedoch auch bei einem veränderten Tagesrhythmus bei den drei Mahlzeiten.

Gönnen Sie sich bei einem spät eingenommenen Frühstück und einem reichhaltigen Abendessen zwischen den beiden Mahlzeiten zwei Stück Obst, einen Joghurt, einen Becher Frischkäse, ein paar Gemüsesticks. So verhindern Sie, dass Ihr Stoffwechsel am Wochenende immer wieder durcheinanderkommt und Sie sich abends mit Heißhunger auf die Mahlzeit stürzen.

Unterwegs

Wenn Sie am Wochenende häufig unterwegs sind, sei es durch Veranstaltungen Ihrer Kinder, Ausflüge oder sogar beruflich, dann planen Sie vor.

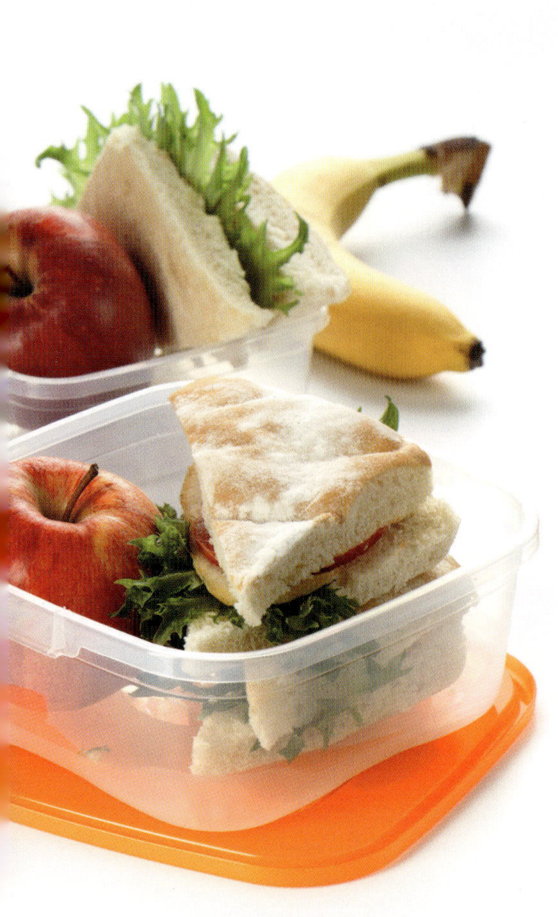

Für unterwegs können Sie sich genauso ein Vesper richten wie im Arbeitsalltag. Rezepte finden Sie auf Seite 58.

Oft ist es dann der Abend, der den Rhythmus völlig durcheinanderbringt. Kommen Sie nach einem ereignisreichen Tag nach Hause, haben nicht nur Sie, sondern auch die Familie Hunger.

Planen Sie Ihr Abendessen schon im Vorfeld. Kochen Sie vor, sodass Sie einen Auflauf z.B. nur noch in den Ofen schieben müssen. Salat vorwaschen, Gemüse zerkleinern. All das sind Dinge, die vorbereitet werden können. Und wenn es ganz schnell gehen muss, dann nutzen Sie eines der Blitzrezepte aus unserem Buch.

Ein heißer oder kalter Tipp:
Bereiten Sie sich eine Tasse gewürzten Tomatensaft zu. Entweder kalt mit Salz und Pfeffer. Oder heiß mit einem TL Brühe. Nimmt den ersten Hunger und ist etwas dickflüssiger als reine Brühe.

Gesunder Rhythmus

Lernen Sie, einen gesunden Rhythmus zu pflegen.

Stehen Sie möglichst jeden Tag zur gleichen Zeit auf.

Weichen Sie auch am Wochenende nicht zu stark von Ihrem täglichen Rhythmus ab, weder beim Aufstehen und Schlafengehen noch bei den Essenszeiten.

Gehen Sie so oft wie möglich ins Freie. Bewegen Sie sich regelmäßig an der frischen Luft. Tageslicht stärkt Ihre innere Uhr.

Essen Sie regelmäßig.

Kultivieren Sie freie Sonntage. Liebevoll und konsequent.

Wenn Sie solche rhythmusunterstützenden Gewohnheiten pflegen, schlagen Sie dem Wochenend-Jetlag ein Schnippchen. Und kehren am Montag voller Power an Ihren Arbeitsplatz zurück.

Planung fängt beim Einkauf an

Bei *Lebe leichter* gibt es keine verbotenen Lebensmittel. Denn nicht das Essen muss sich ändern, sondern Ihr Umgang mit dem Essen. Bei *Lebe leichter* dürfen Sie essen, was Sie wollen, aber nicht wann und auch nicht so viel Sie wollen.

Verbrauchen Sie ruhig und ohne schlechtes Gewissen auch die gehaltvollen Lebensmittel aus Ihrem Vorrat. Wählen Sie bei Ihren nächsten Einkäufen bewusst Lebensmittel aus, die Ihren schlanken Vorsätzen entgegenkommen. Planen Sie auch bewusst Gerichte ein, auf die Sie nicht verzichten wollen.

Aber kaufen Sie nichts, dem Sie nicht widerstehen können und von dem Sie erfahrungsgemäß immer viel zu viel essen. Oder wählen Sie davon die kleinste Verpackungseinheit.

Wer plant, plant den Erfolg.

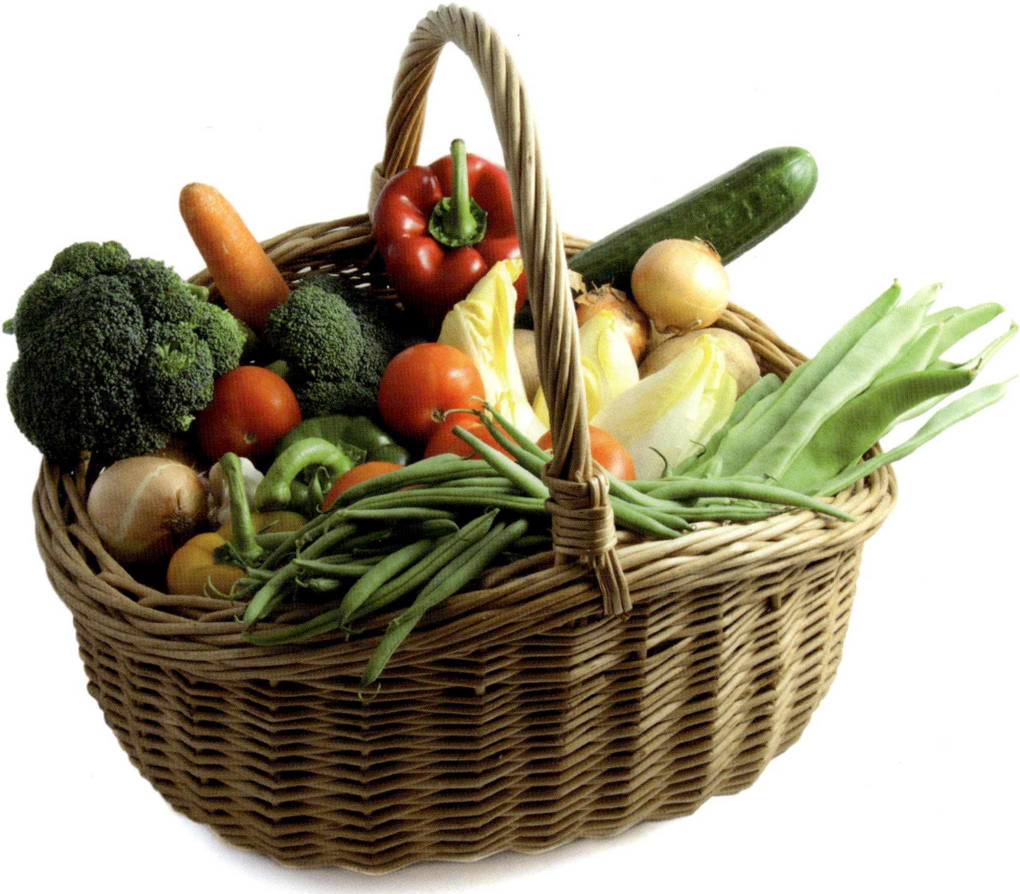

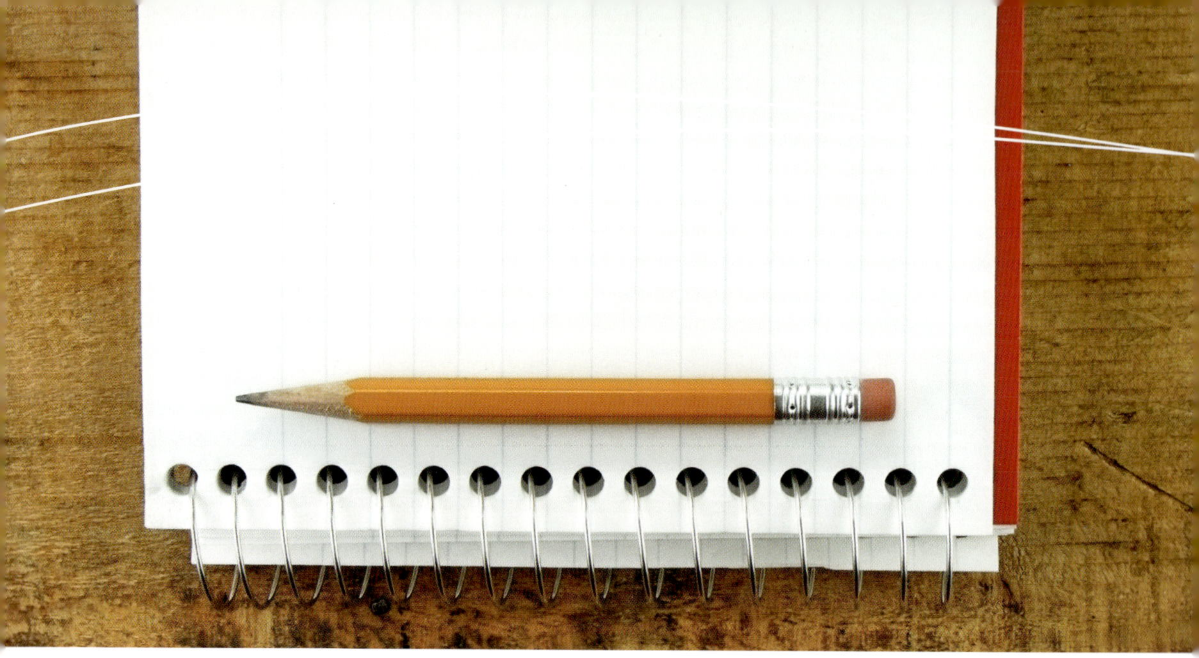

Heikes Blog (10.11.2011)

Plan

Mach' ich immer mal wieder, leider nicht so regelmäßig. Seit vier Wochen geht es allerdings nicht anders. Der Bänderriss zwingt mich dazu. Wenn du nämlich nicht Auto fahren kannst, darauf angewiesen bist, dass dich jemand fährt, überlegst du dir beim Einkaufen dreimal, was du alles brauchst. Ist nämlich einfach blöd, wenn du alle Zutaten für einen Kuchen im Thermomix hast und feststellst, dass keine Eier mehr im Kühlschrank sind, weil sich die Jungs ständig abends Rührei braten. Oder wenn du alle Zutaten zusammenhast, um eine Suppe zu kochen, und feststellst, dass du noch Brokkoli bräuchtest.

Normalerweise kein Problem, schnell ins Auto gesetzt, ins Geschäft gefahren und eingekauft. Jetzt geht das eben nicht.

Also schreibe ich brav seit vier Wochen Essenspläne. Einmal, höchstens zweimal in der Woche einkaufen reicht dann meistens. Weil du eben alles gleich einkaufst. Und weißt du, was ich festgestellt habe?

Der Speiseplan ist abwechslungsreicher und ich gebe weniger Geld aus, weil mir nichts im Kühlschrank verdirbt, was ich eigentlich gar nicht brauche.

Die Panik mittags um 12 Uhr entfällt, weil ich immer weiß, was ich koche.

Spart Zeit und Nerven, mach' ich jetzt immer so. Das denke ich zumindest jetzt, mal schauen, wie lange die Motivation vorhält.

Diese Woche gibt es:

Dienstag: Ricottaravioli mit Tomatensoße und Salat.

Mittwoch: Gemüsesüppchen als Vorspeise, Milchreis mit Erdbeeren.

Heute: Gulasch mit Bandnudeln und Salat.

Morgen: Pangasiusfilet mit Reis und grünen Bohnen.

Samstags koche ich nicht, weil wir spät brunchen.

Sonntag: Lasagne mit Salat.

Montag: Königsberger Klopse und Rote Beete.

Immer nur einen Teller.

Checkliste für den leichten Vorrat

Tipps für den leichten, schnellen Einkauf

- Verschaffen Sie sich einen Überblick über Ihren Vorrat. Planen Sie Vorhandenes und die Verwertung von Resten ein.
- Wenn Sie bereits einen Speiseplan für die Woche entworfen haben, können Sie gezielt dafür einkaufen. Sie sparen Zeit, Geld und unnötige Wege. Und das Beste dabei: Die Frage »Was koche ich denn heute?« entfällt.
- Heben Sie sich Ihre Speisepläne auf und wiederholen Sie sie nach einer gewissen Zeit.
- Gehen Sie möglichst nicht hungrig einkaufen.
- Nutzen Sie zum Einkaufen Ihren Stammsupermarkt. Vergleiche können zwar Geld sparen, benötigen aber viel Zeit, während Sie in Ihrem Laden die Produkte »im Schlaf« finden.
- Schreiben Sie eine gut strukturierte Einkaufsliste, nach den Gängen im Supermarkt geordnet.
- Nehmen Sie mehrere Einkaufstaschen mit und sortieren Sie die Waren sofort, nachdem Sie von der Verkäuferin über den Scanner gezogen wurden. Eine Tasche für Obst und Gemüse, eine für alles, was in den Kühlschrank gehört, eine für die Tiefkühlprodukte und eine für die Vorratskammer. So ersparen Sie sich zu Hause Wege und Arbeit.

Leichte Vorratshaltung

Der leichte Einkaufswagen

- Wasser, Tee
- Gemüse: frisch, TK, Dosen, Pizzatomaten
- Obst: frisch, TK
- Milchprodukte: Hartkäse, Schnittkäse, Joghurt, Magerquark, saure Sahne, Milch, Butter und/oder Pflanzenmargarine
- Kohlenhydrate: Kartoffeln, Reis, Nudeln, Basismüsli, Haferflocken, Knäckebrot, Couscous
- Fisch: frisch, TK, Dosen im eigenen Saft
- Eiweiß: mageres Fleisch, magerer Aufschnitt, Putenbrust, gekochter Schinken, Lachsschinken, Eier
- für Soßen: Essig, Öl, Senf, Gemüsebouillon

Der schwere Einkaufswagen

- zuckerhaltige Limonade, Instant-Tee, Alkohol
- Tiefkühlgemüse in Sahnesoße oder verfeinert
- Obst in Dosen oder TK-Obst mit Zucker
- Sahne, Crème fraîche , Crème double
- Pommes frites, Kartoffelecken, Kroketten, zuckerhaltige Cerealien wie Cornflakes, Schokoladenmüsli
- Fischkonserven in Öl, Fischstäbchen
- fette Fleisch- und Wurstsorten wie Salami, Leberkäse, Leberwurst
- gesalzene Snacks mit Geschmacksverstärkern wie Chips, Erdnüsse

Der leichte Kühlschrank

- Tiefkühlfach: TK-Gemüse, Gemüsemischungen wie Wok-Gemüse, TK-Obst, leichte TK-Gerichte, TK-Fleisch, TK-Fisch, Meeres-

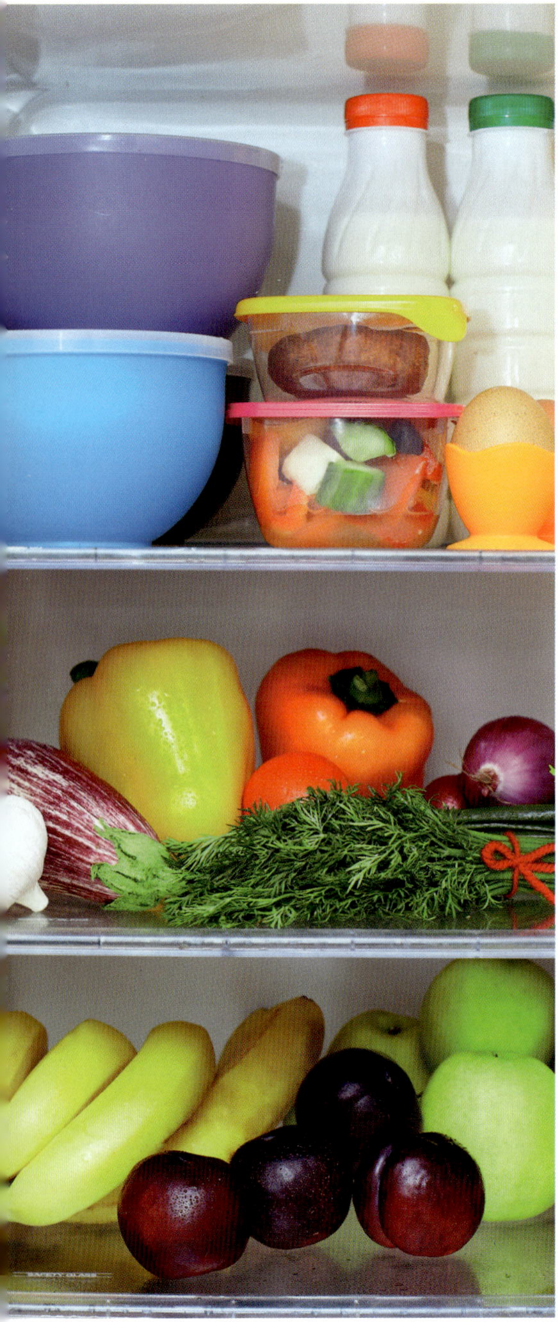

früchte, Garnelen, selbst hergestellte TK-Gerichte bzw. Reste, möglichst beschriftet, TK-Kräuter
- drittes Fach: Harzer Käse, Schinken, Putenbrust
- zweites Fach: Frischkäse, Hüttenkäse, Mozzarella, Parmesan, Joghurt, Quark, Kräuterquark, Schafskäse, geöffnete Dosen, Butter oder Margarine
- Glasplatte: mageres Fleisch, Fisch, Sushi, Butter oder Margarine
- Gemüsefach: Salat, Tomaten, Gurken, Äpfel, Zitronen, Paprika, Champignons, Zucchini
- Tür: Eier, Senf, Tomatenmark, Salatcreme, Milch, Wasser, Öl, Marmelade

Der schwere Kühlschrank
- Tiefkühlfach: Pizza, Lasagne, Gemüse in Sahnesoße, Frittiertes wie Pommes, Kroketten, Cordon Bleu, Fischstäbchen, Schnitzel, Eis
- drittes Fach: Salami, sehr fetter Käse wie Brie, Leberwurst, Fleischwurst
- zweites Fach: Pudding, Süßspeisen, Kuchenreste
- Glasplatte: fertige Frikadellen, Fleischsalate, Leberkäse
- Gemüsefach: Bierdosen, Toastbrot
- Tür: Ketchup, Mayonnaise, Nuss-Nugat-Creme, Limo, Cola, Alkohol, Fruchtnektar

Was außerdem in den Vorrat gehört:
Wasser | verschiedene Teesorten | Kaffee
Brot | Vollkornbrot | Pumpernickel
Knäckebrot | Zwieback | Mehl | Zucker
Nüsse | Honig | Gewürze | Hefe, Trockenhefe
Salz | Gemüsebrühe | Öl | Margarine

Halbfettmargarine | Schmelzkäse | Essig
Senf | Tomatenmark | Sojasoße
Samen (Sesam, Leinsamen, Kürbiskerne)
Kakao | Grieß
passierte Tomaten, geschälte Tomaten,
Pizzatomaten | Gemüsekonserven
Sauergemüsekonserven
getrocknete Linsen | Bohnen | Erbsen
Zwiebeln | Knoblauch | Kartoffeln

Unentbehrliche Helfer in der leichten Küche

Mit wenigen durchdachten Anschaffungen sparen Sie kostbare Zeit. Gemüseschneiden geht mit einem scharfen Messer doppelt so schnell. Die Freude am Zubereiten steigt und wer weiß: Vielleicht kommen Sie beim Lesen unserer Tipps auf weitere Zeitsparvorschläge.

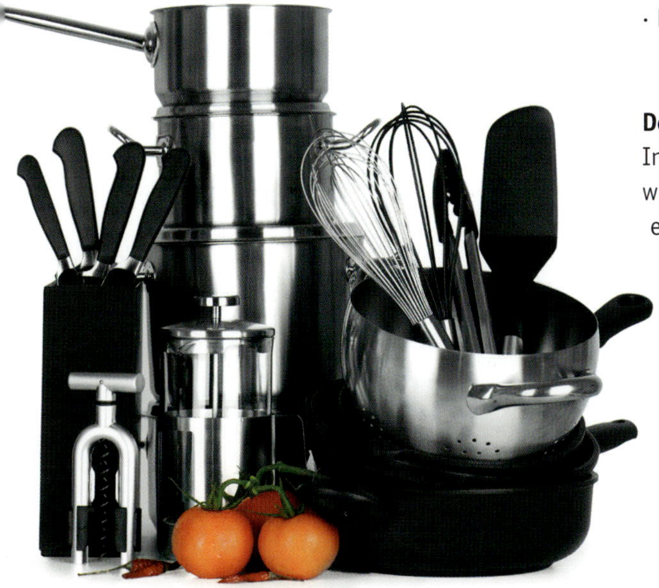

Hier unsere Must-haves:

- Schnellkochtopf
- Mikrowelle
- Küchenmaschine mit Gemüseraspelvorrichtung
- Heißwasserkocher
- beschichtete Pfanne mit gut schließendem Deckel
- verschieden große Töpfe mit gut schließendem Deckel
- Thermoskanne für Suppe (Henkelmann)
- Thermoskanne für Tee
- Auflaufformen
- große und kleine scharfe Messer, Brotmesser
- große und kleine Schneidebretter
- Sparschäler
- Schneebesen mit fester Spange
- Salatschleuder
- große und kleinere Rührschüsseln
- Pürierstab
- Dosen in verschiedenen Größen zum Aufbewahren und Einfrieren
- Frischhaltefolie, Alufolie, Brotbeutel

Der Heißwasserkocher

In der schnellen Küche halten wir den Heißwasserkocher für unentbehrlich.Ob Sie sich einen Tee, eine heiße Zitrone oder eine Brühe aufsetzen wollen: Das heiße Wasser ist im Nu fertig. Noch praktischer ist die Zeitersparnis beim Ankochen. Während Sie den Topfboden mit Wasser bedecken und auf dem Herd heiß werden lassen, erhitzen Sie gleichzeitig das Wasser im Kocher. Ist es am Siedepunkt, können Sie es zugießen.

Zeitspartipps fürs leichte Kochen

- Große Kartoffeln sind schneller geschält als kleine Kartoffeln.
- Kleine Kartoffelstücke sind schneller gar als große Kartoffeln.
- Große Kartoffeln schrubben, längs durchschneiden und mit der Schnittfläche auf ein mit Öl gefettetes Blech legen. Bei 220° C ca. 20 Minuten backen. Nach Geschmack das Blech mit grobem Salz, Sesam oder/und Kümmel bestreuen.
- Wählen Sie dünne Fleischstücke, klopfen Sie sie flach oder schnetzeln Sie sie.
- Gemüsesorten wie Zucchini, Paprika, Gurke, Tomaten und Pilze brauchen nicht geschält zu werden.
- Bereiten Sie das Lieblingsdressing für Ihren Salat für die ganze Woche vor.
- Raspeln Sie Käse (grob) gleich kiloweise mit der Küchenmaschine in eine Gefrierdose. Achten Sie darauf, ihn nicht zusammenzudrücken. So können Sie sich bei Bedarf die gewünschte Menge tiefgefroren entnehmen.
- Kaufen Sie Biozitronen im Angebot in Mengen. Reiben Sie die Schale und pressen Sie den Saft aus. Füllen Sie beides jeweils in Eiswürfelbehälter. Nach 24 Stunden im Gefrierschrank ist beides gefroren, der Saft und die Zitronenschalen. Lösen Sie alles vorsichtig aus den Eiswürfelbehältern und bewahren es in einer gut verschließbaren Gefrierdose im Gefrierschrank auf. Bei Bedarf lassen sich die kleinen Würfel einzeln entnehmen.
- Setzen Sie konsequent Ihren Heißwasserkocher ein. Im Nu ist das Kochwasser für Kartoffeln, Nudeln oder Reis heiß und der Garprozess wird um Minuten verkürzt.
- Holen Sie Ihr Tiefkühlgut am Abend vorher aus der Truhe, dann sparen Sie wertvolle Auftauzeit in der Mikrowelle.
- Mit Wok- und Pfannengerichten verringern Sie den Aufwand beim Spülen. Alles wird in einem Topf gegart.
- Kein frisches Gemüse parat? Machen Sie einen Dosen-Salat: 1 Glas oder 1 Dose Brechbohnen, Wachsbohnen, Schwarzwurzeln, Spargel, 2 EL Heikes Salatsoße. Dazu eine Scheibe Brot.
- Wenn Sie für Ihr Essen den Ofen benutzen, heizen Sie ihn rechtzeitig vor, damit der Garprozess sofort beginnen kann. Während der Garzeit können Sie die Küche säubern, es sich kurz mit einem Buch gemütlich machen oder ein paar Minuten für Bewegung nutzen.

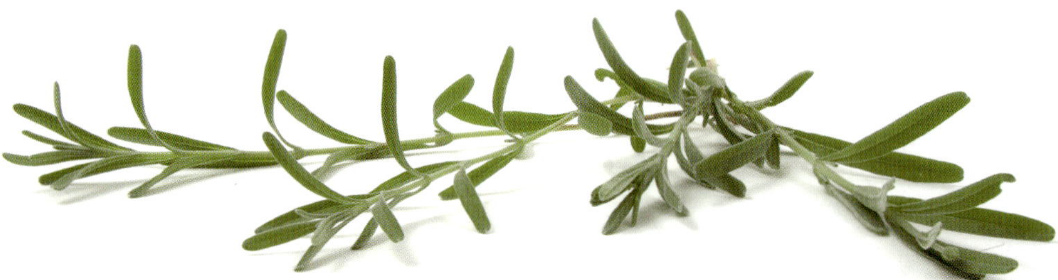

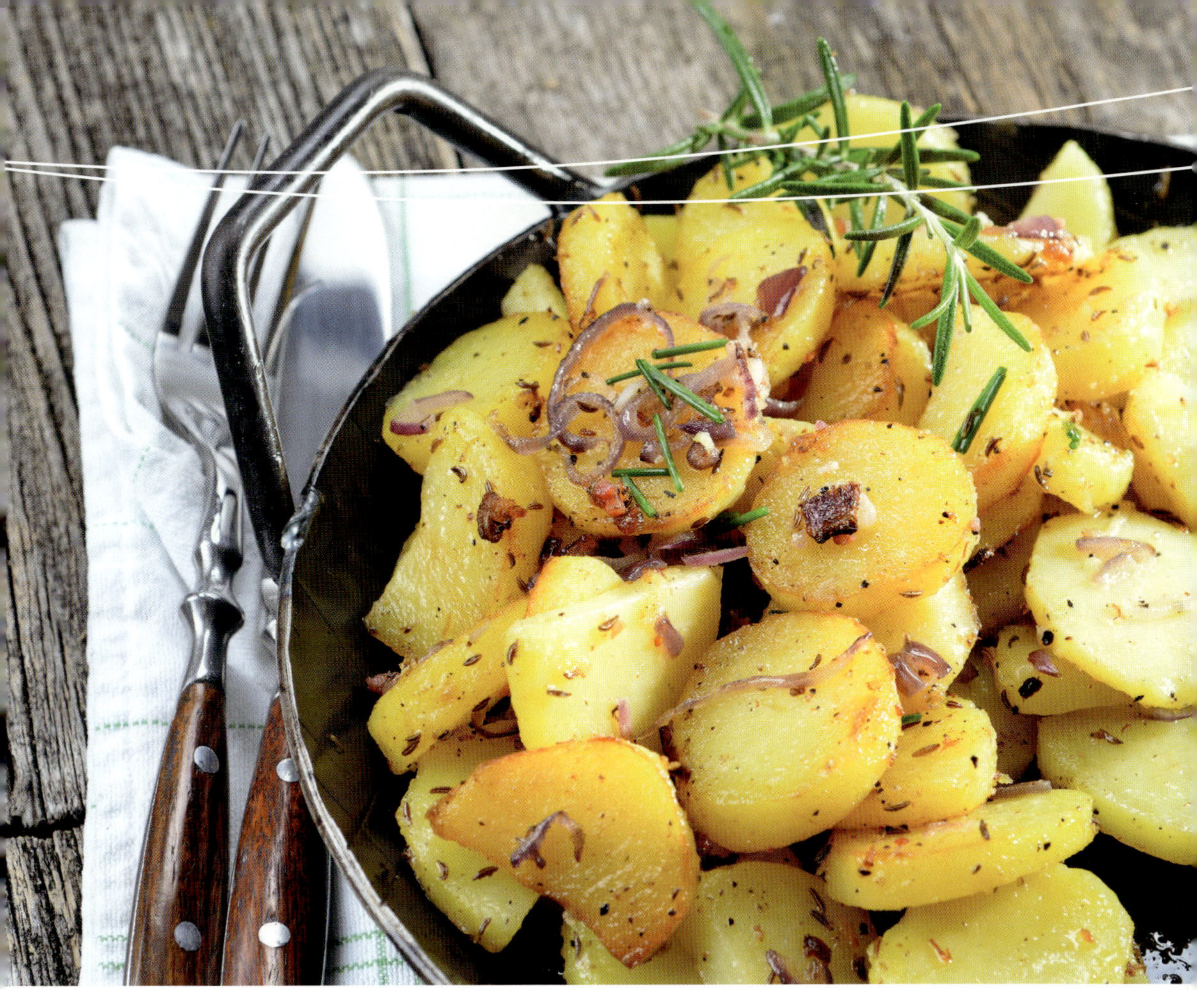

Der Schnellkochtopf
Ein Schnellkochtopf, auch Dampfdrucktopf genannt, spart Zeit und Energie. Er eignet sich für Suppen, Eintöpfe und Gulasch. Aber auch Kartoffeln und Gemüse können unter erhöhtem Druck im Wasserdampf gedünstet werden und sind so in wesentlich kürzerer Zeit verzehrfertig.

Die Küchenmaschine
Eine Küchenmaschine sollte nicht nur Teig rühren und kneten können, sondern auch über Zusatzelemente verfügen, mit denen Sie blitzschnell Gemüse schneiden und raspeln können. Sie sollte immer einsatzbereit an einem festen Platz auf der Arbeitsplatte in der Küche stehen. Achten Sie bei der Anschaffung darauf, dass die Zusatzteile leicht zu montieren und zu reinigen sind.

Zeit sparen mit Tiefkühlkost
Wer keine Zeit zum Gemüseputzen hat, kann guten Gewissens zur Tiefkühlvariante greifen. Durch das Schockgefrieren bleiben Vitamine und Nährstoffe erhalten.

Wählen Sie beim Gemüse möglichst das Originalprodukt und meiden Sie bereits verfeinerte, angereicherte Erzeugnisse wie Buttergemüse und Rahmspinat. Auch bei Fleisch und Fisch fahren Sie mit dem Basisprodukt am besten.

Nutzen Sie Ihre Tiefkühltruhe auch, um sich mit Selbstgekochtem zu bevorraten. Portionsweise eingefroren, ergeben Suppen, Nudelsaucen, Aufläufe oder Beilagen mit etwas frisch Gekochtem kombiniert eine blitzschnelle Mahlzeit. Besonders, wenn Sie bestimmte Zutaten, Lebensmittel oder Geschmacksverstärker nicht vertragen, sind Sie hier auf der sicheren Seite.

Hier zwei Beispiele, wie stark der Kaloriengehalt variieren kann:

- 100 g tiefgekühlter Blattspinat = 18 kcal
- 100 g tiefgekühlter Rahmblattspinat = 66 kcal
- 100 g tiefgekühlter Blattspinat mit Mozzarella = 99 kcal
- 100 g tiefgekühltes Hähnchenbrustfilet = 79 kcal
- 100 g Cordon Bleu = 237 kcal

Vielseitige Kurzgarer und Turbosattmacher

Für die schnelle Küche eignen sich besonders solche Lebensmittel, die wenig Vorbereitungszeit erfordern und nur kurz garen müssen. Typische Kurzgarer sind nach 10–15 Minuten verzehrfertig.

Mit den richtigen Zutaten lassen sich daraus zahlreiche Mahlzeiten herstellen. Diese Auflistung beinhaltet sowohl typische Kurzgarer als auch Naturalien, die sich in Minutenschnelle integrieren lassen.

- Nudeln, Reis, besonders Express-Reis
- Getreidesorten: Couscous (Weizengrieß), Bulgur (gerösteter und vorgekochter Hartweizen), Ebly (vorgegarter Weizen), Polenta (Maisgrieß), Amaranth und Quinoa
- Gemüsesorten: Zucchini, Pilze, Broccoli, Tomaten, Paprika, Lauch, Fenchel, Blumenkohl, Sauerkraut, Mais, Erbsen, Bohnen, Kopf- und Eissalat brauchen nur eine kurze Vorbereitungszeit.
- Rote Linsen garen in nur 10 Minuten und eignen sich gut als eiweiß- und ballaststoffreiche Beilage, sowohl zu Gemüse und Kurzgebratenem als auch als Suppeneinlage.
- Je kleiner das Gemüse geschnitten ist, umso schneller ist es gar. Garen Sie es dafür in möglichst wenig Wasser und mit Deckel. Verwenden Sie das Garwasser als Soßenbasis mit.
- Rohkost aus Kohlrabi, Paprika, Gurke und Tomate macht weniger Arbeit als das Verlesen von Feldsalat.
- Fischfilet, Meeresfrüchte
- Fleisch (dünne Stücke auswählen)
- Eier (für Omelette, Pfannkuchen, Spiegelei, Rührei)
- Der Kurzgarer Couscous, in Kombination mit schnell zu verarbeitendem Gemüse, ergibt im Nu eine vollwertige, sättigende Mahlzeit, egal ob fürs Büro oder Ihren Feierabend zu Hause. Mein Lieblingsrezept, der Couscoussalat, ist in Rekordzeit fertig. Rezepte auf den Seiten 78 und 107.

Vorkochen und Kettenkochen

Heute schon an morgen zu denken, spart viel Zeit. Einmal kochen, mehrmals essen, lautet die Devise. Denn viele Lebensmittel können gekocht einige Tage im Kühlschrank aufbewahrt werden.

Kartoffeln halten sich gekühlt 3–4 Tage, Nudeln und Reis ca. 2 Tage.

Salatsoße können Sie ebenfalls in größerer Menge zubereiten und in Flaschen abgefüllt im Kühlschrank aufbewahren.

Heikes Salatsoßenrezept

Zutaten:

150 ml weißer Balsamicoessig
150 ml kalt gepresstes Sonnenblumenöl
150 ml Wasser | 1 gehäufter EL Gemüsebrühe
1 gehäufter EL Salatkräuter von Ubena
1 EL Senf | 1 gehäufter EL saure Sahne
2-3 TL Zucker (nach Geschmack)
¼ TL Pfeffer
1 ausgedrückte Knoblauchzehe

Zubereitung:

1 Alles vermischen und nach Geschmack evtl. noch mit Zucker oder Vegeta abschmecken.

Balsamico-Dressing

Zutaten:

150 ml dunkler Balsamicoessig
150 ml kalt gepresstes Olivenöl
150 ml Zwiebelfond (1 Zwiebel auskochen)
1 gehäufter EL Gemüsebrühe
1 TL Salz | 1 EL Senf | 2-3 TL Honig
¼ TL Pfeffer
1 ausgedrückte Knoblauchzehe (nach Geschmack)

Zubereitung:

1 Alle Zutaten pürieren, nach Geschmack evtl. noch mit Honig oder Vegeta abschmecken.

Tomatenhackfleischsoße

Zutaten:

1 kg mageres Rinderhackfleisch
2 Zwiebeln | 3 Liter passierte Tomaten
3 EL Gemüsebrühe
1 EL Zucker (evtl. etwas mehr, wenn die Tomaten sehr sauer sind)

Zubereitung:

1 Zwiebeln schälen und würfeln. In Öl anbraten, Hackfleisch dazugeben und kräftig anbraten. Mit Vegeta würzen, umrühren. Die Tomaten angießen, den Zucker zufügen, bei geringer Hitze unter gelegentlichem Rühren ca. 1 Stunde köcheln lassen.

2 Abkühlen lassen und portionsweise in Gefrierbehälter füllen. Hält sich im Gefrierschrank sechs Monate. Wenn's schnell gehen soll, ist die Tomatensoße in der Mikrowelle aufgetaut, wenn die Nudeln gar sind. Dazu passt immer ein Salat.

Manuela:

Wenn ich weiß, dass die Mahlzeit für zwei Portionen/Tage reichen soll, fülle ich meinen Teller viel bewusster. Das ist meine Art von gesundem Geiz.

Zu viel essen gibt nicht mehr Kraft, sondern zapft Kraft ab.

Leckere Kombinationen aus Resten

Reis, Nudeln, Bulgur, Couscous und Kartoffeln lassen sich mit rohem oder gekochtem Gemüse zu Pfannengerichten, Salaten oder Bratlingen weiterverarbeiten. Natürlich können Sie auch ganz bewusst Reste »produzieren«, indem Sie größere Portionen kochen und am nächsten Tag verwenden.

Blitzklassiker für die Kartoffelverwertung:

- Kartoffeln mit Quark: Vorgegarte Kartoffeln kurz in der Mikrowelle erhitzen. Dazu Kräuterquark.
- Kartoffelsalat: Pellkartoffeln mit einem Dressing aus Zwiebeln, Essig und Öl, Senf, Schnittlauch und einer Prise Zucker über Nacht marinieren. Sehr lecker, sättigend und kalorienarm. (Ein weiteres Kartoffelsalatrezept finden Sie auf Seite 86.)
- Bauernpfanne (Rezept auf Seite 104)
- weitere Ideen: Kartoffelsuppe, Gemüsesuppe
- Eine schöne Idee für die Resteverwertung von Kloßteig finden Sie auf Seite 76.
- Ihnen sind ein paar Kartoffelecken übrig geblieben? Mit einem Quarkdip und frisch geschnittenen Gemüsesticks wird am nächsten Tag ein peppiges Vesper draus.

Reis- oder Nudelreste

Dafür brauchen Sie gar nicht so große Mengen Reste. Kombiniert mit viel frischem Gemüse, z. B. Champignons, Zucchini … und etwas geschnetzeltem Fleisch haben Sie im Nu ein leckeres, warmes Pfannengericht.

Pizza-, Zwiebel- oder Gemüsekuchenreste

Diese pikanten Blechkuchen schmecken auch am nächsten Tag kalt. Ein Grund mehr, nicht zu viel zu essen. Setzen Sie drauf, dass ein schönes Stück »für morgen« übrig bleibt.

Mit einem schnellen Salat (Mischsalat aus dem Kühlregal, Gurke, Tomate, Eisbergsalat, Paprika und ihrem Kühlschrankdressing) und einem Joghurt als Nachtisch können Sie das übrig gebliebene Stück zu einer Büromahlzeit aufpeppen.

Pfannkuchenreste können mit Fleisch, Käse oder Gemüse gefüllt werden oder finden als Suppeneinlage Verwendung.

Wussten Sie, dass man mit 250 g Magerquark und einem halben Päckchen Zwiebelsuppenpulver im Nu einen leckeren Quarkdip zaubern kann? Evtl. mit Milch und oder einem Esslöffel Olivenöl cremig rühren. Mit frischen Kräutern aus der Tiefkühltruhe und Ihrem eigenen Gewürzschrank können Sie den Dip aber auch in wenigen Minuten selber kreieren.

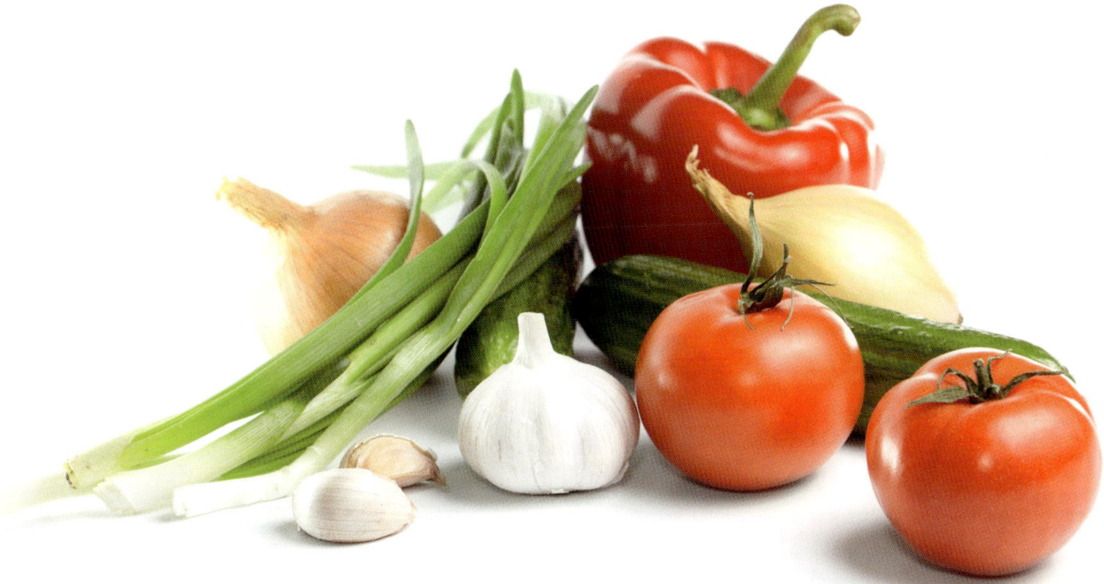

Fertiggerichte ganz leicht aufgepeppt

Fertiggerichte weisen oft einen hohen Fett- und Kaloriengehalt auf. Deshalb lohnt sich der prüfende Blick auf die Nährwertangaben. Ein Mittagessen sollte 600 Kalorien nach Möglichkeit nicht übersteigen. Sie wollen doch leichter werden. Mit frischen Zutaten lassen sich Fertig- und Halbfertiggerichte durchaus zu einer Mahlzeitenalternative ergänzen, wenn es mal schnell gehen muss.

Optimale Ergänzungen

Tomatensoßen
Ob Gusto, Napoli, Arrabbiata, Ricotta oder Pesto: Peppen Sie die mehr oder weniger feurigen Tomatensoßen mit Gemüse auf. Frische Tomaten, Paprika und Zucchini sind im Nu gar. Verfeinern Sie die Soße mit frischen Kräutern von Ihrem Fensterbrett oder aus dem Tiefkühlfach. Dazu passen Reis oder Nudeln.

Fertigsuppen
Suppen aus der Tüte lassen sich mit frischem Gemüse oder Gemüse aus der Tiefkühltruhe um ein Vielfaches aufwerten. Ob Blumenkohl, Erbsen, Möhren, Broccoli, Lauch oder tiefgekühltes Suppengemüse – im Nu hat sich der Vitamingehalt Ihrer Tütensuppe deutlich gesteigert.

Nudeln aus dem Kühlregal
Diese Blitzvariante brauchen Sie nur kurz in der Pfanne zu erhitzen. Kombinieren Sie sie mit den typisch kurzgarenden Gemüsesorten

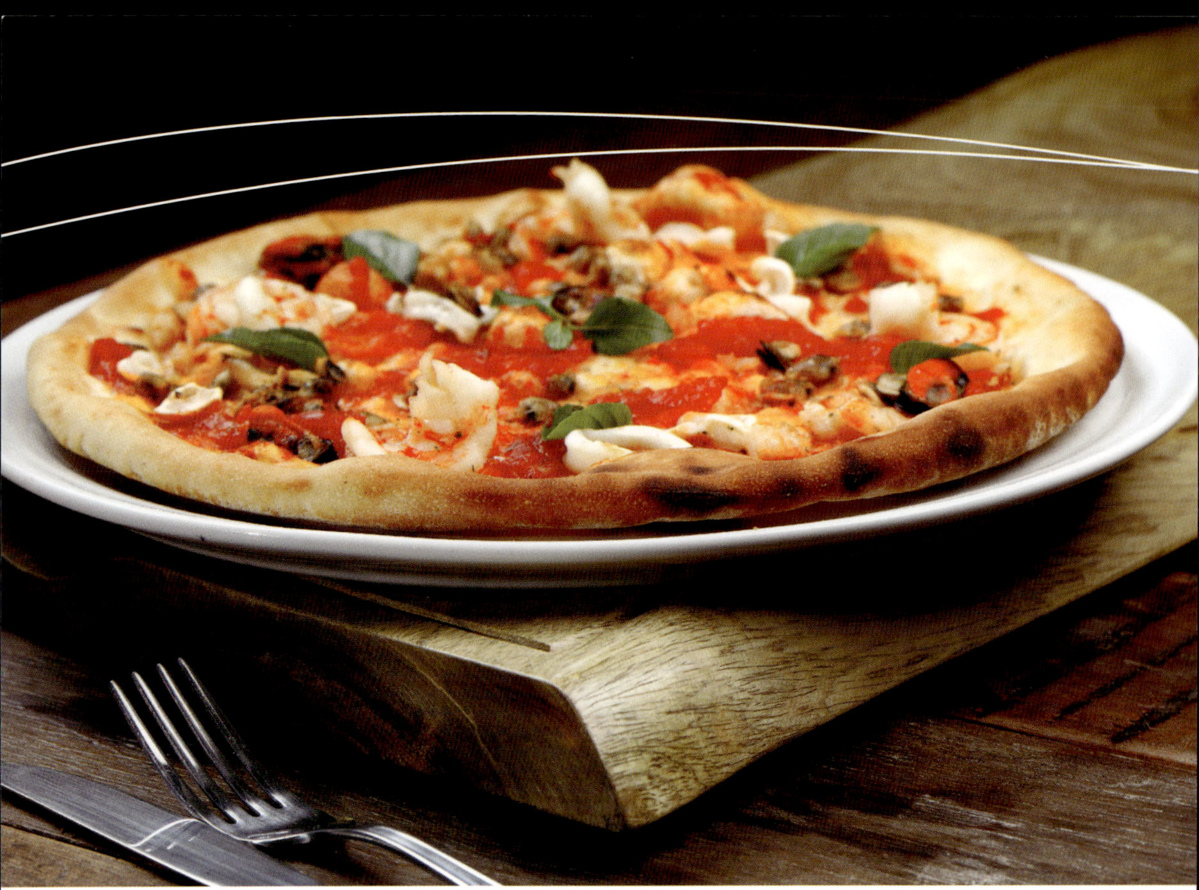

wie Zucchini, Pilze, Paprika und toppen Sie Ihr Menü mit etwas geriebenem Parmesan.

Express-Reis

Während der Reis wenige Minuten in der Mikrowelle gart, können Sie etwas Hähnchen- oder Putenbrustfilet in der Pfanne anbraten.

Fertigteige aus dem Kühlregal

Im Nu eine ofenfrische Pizza in der Lightvariante, mit Fertigteigen kein Problem. Einige sind sogar schon ausgerollt und müssen nur aufs Blech gelegt und belegt werden. Mit etwas Tomatensoße bestreichen, Paprika, Tomaten, Schinken, Champignons darauf verteilen und mit Käse bestreuen.

Oder: Mit etwas saurer Sahne bestreichen. Magere Schinkenwürfel und Lauchzwiebeln darauf verteilen, mit etwas Käse bestreuen und schon ist sie ofenfertig.

Pizza

Nach dem *Lebe-leichter*-Konzept ist eine ganze Pizza zu viel für »einen Teller«. Doch warum nicht eine Pizza zubereiten und mit leichten Zutaten strecken, sodass Sie die zweite Hälfte am nächsten Tag mit ins Büro nehmen können? Peppen Sie eine einfache »Margherita« mit Champignons, Artischocken, Tomaten, Paprika und Zucchini auf, aber seien Sie sparsam mit zusätzlichem Streukäse.

Wraps

Die typisch mexikanischen Weizentortillas finden Sie inzwischen im Mehrfachpack in jedem Supermarkt. Leicht befeuchtet und für wenige Sekunden in der Mikrowelle aufgewärmt, können Sie nach Wunsch gefüllt werden und eignen sich ganz hervorragend für die schnelle Büroküche. Einige Vorschläge finden Sie auf Seite 82.

Pfannkuchen
Auch Eierpfannkuchen liegen im Zehnerpack in der Kühlung Ihres Discounters. Sie können mit Gemüse und etwas Käse gefüllt und in der Mikrowelle erhitzt werden, eignen sich aber genauso gut für eine süße Mahlzeit. Mit Apfelmus oder Zucker und Zimt sind Sie ruck, zuck verzehrfertig.

Fertigsalate I
In den Kühlungen der meisten Supermärkte finden Sie bereits geputzte Salatmischungen. Deponieren Sie im Büro oder im Kühlschrank zu Hause eine Flasche mit Salatdressing, vielleicht sogar selbst gemacht. Dann haben Sie im Nu eine sättigende Mahlzeit, die Sie mit Putenstreifen aus dem Kühlschrank, Räucherlachs, Forellenfilet oder Krabbencocktail und einem Brötchen zu einer vollständigen Mahlzeit ergänzen können.

Fertigsalate II
Gehaltvolle Fertigsalate wie Kartoffelsalat, Geflügelsalat, Lauchsalat lassen sich durch die Zugabe von Gemüse oder Obst verschlanken und aufwerten. Dazu eignen sich rote Paprika, Gurken, Essiggurken, aber auch Äpfel, Ananas und Mango. Ihrer Fantasie sind keine Grenzen gesetzt.

Milchreis oder Pudding aus dem Kühlregal
Fügen Sie einfach frisches Obst hinzu – Banane, Apfel, Beeren, Mango oder Ananas. Im Nu ist die Portion vergrößert und auch der Kaloriengehalt fällt nicht mehr so ins Gewicht. Vielleicht gab es zum Mittagessen nur eine Suppe oder ein Brot. Dann vergrößern Sie durch diesen süßen »Nachtisch plus« das Volumen Ihrer Mahlzeit, und die Gesamtportion mit dem Teller stimmt wieder.

Joghurt
Peppen Sie normalen Naturjoghurt mit frischen oder tiefgekühlten Früchten auf. Ihre eigene Kreation enthält weit weniger Zucker und Zusatzstoffe wie die Joghurts mit Fruchtanteil.

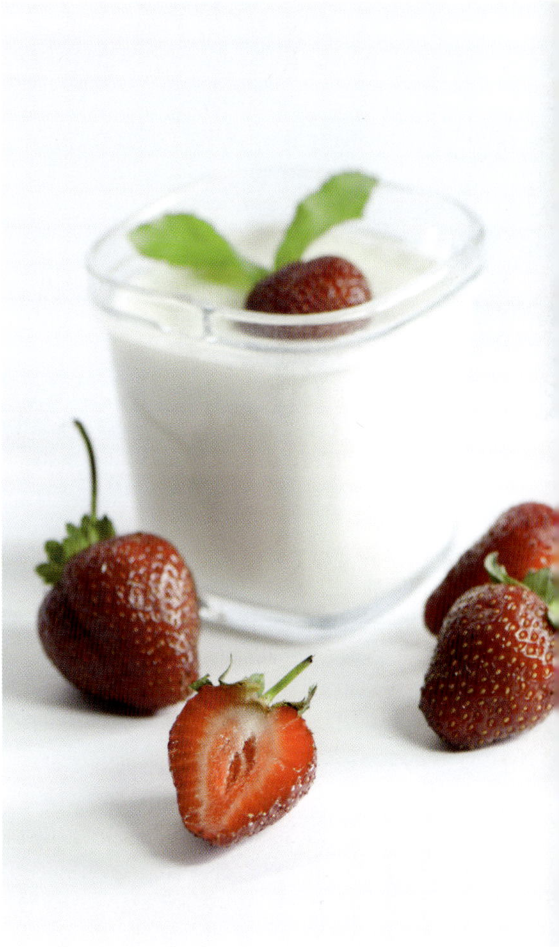

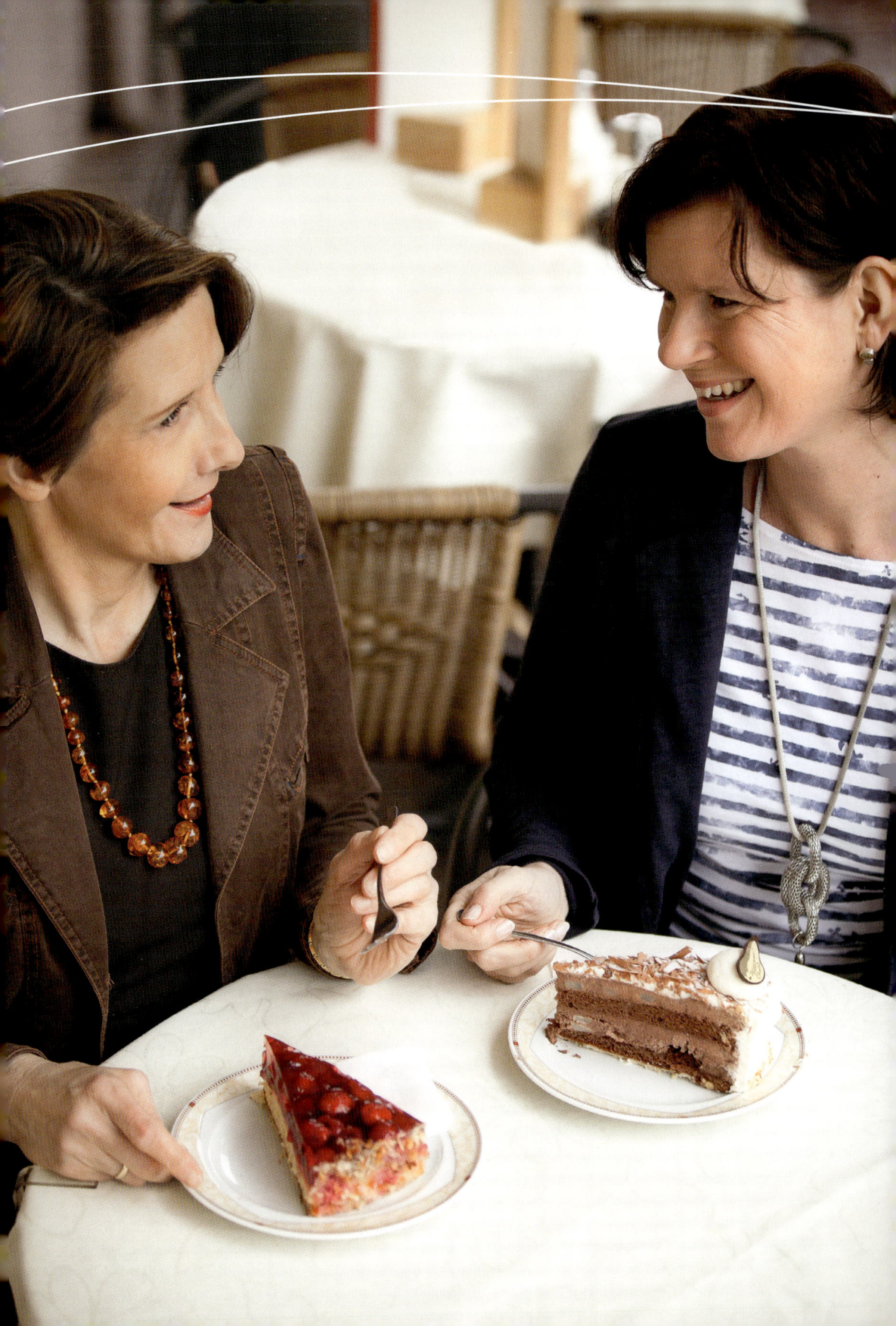

Alternativen und Alternativen

Mehr Alternativen

»Wovon wollen Sie mehr?«, fragten wir anlässlich eines Gesundheitstages ins Publikum. Und bekamen die kreativsten Antworten: »Mehr Komplimente!«, »Mehr Gesundheit!«, »Mehr schicke Klamotten!«, »Mehr Fitness!«, »Mehr Lebensqualität!«, »Mehr Taille!«.

Am besten gefiel uns die Antwort von Marion, einer selbstbewussten Geschäftsfrau mit äußerst schmalem Zeitbudget: »Mehr Alternativen!«. Marion sucht ständig nach Möglichkeiten, weiterhin leicht, bewusst und gesund genießen zu können.

Ihre Idee, große Scheiben Metzgerschinken zu nehmen, Sauerkraut darin einzuwickeln und als Alternative zu Grillschnecke & Co zu servieren, hatte bereits am Vormittag für Raunen unter den Zuhören gesorgt und wurde als Tipp sofort eifrig von einigen mitgeschrieben.

Die »Unverbesserlichen« haben gleich noch Käse mit eingewickelt. »Hoffentlich klappt es dann trotzdem mit mehr Taille«, dachten Heike und ich uns.

Fachliche Anmerkung: Korrekterweise gehört Geräuchertes und Gepökeltes wie Kassler und Schinken nicht auf den Grill. Durch die hohen Temperaturen können sich Nitrosamine, krebserregende Stoffe, bilden.

Aber unsere Teilnehmer fragen nicht nur nach alternativen Lebensmitteln. Sie möchten Alternativen für einen leichteren Alltag, ein leichteres Leben. Finden Sie Ihre ganz persönliche Alternative, sei es der Austausch bestimmter Lebensmittel oder die Möglichkeit, das Herz positiv zu füllen, damit es leichter schlägt.

Alternativen in der Küche

- Mit Wasser braten: Mineralwasser mit Kohlensäure spart die Fettzugabe beim Braten. Einfach in die Pfanne geben, erhitzen und das Bratgut hinzufügen.
- Garen im Tontopf: Darin können Sie Fleisch, Fisch und Gemüse fettfrei schmoren – und in dieser Zeit etwas anderes tun.
- Geflügel leichter machen: Vor dem Grillen die Geflügelhaut mehrfach mit der Gabel einstechen. Das Fett läuft während des Bratens leichter ab.
- Nutzen Sie zum Kuchenbacken die neuen Silikon-Backformen. Sie müssen nicht eingefettet werden.
- Backen Sie Kartoffelpuffer im Waffeleisen. Dazu brauchen Sie das Waffeleisen nur hauchdünn mit Öl einzupinseln und Sie sparen 12–18 g Fett pro Kartoffelpuffer.

- Pommes lassen sich auch mit Eischnee zubereiten. Kartoffeln in Stifte schneiden, in geschlagenem Eiweiß wenden und im vorgeheizten Ofen bei 200° C knusprig backen. Dann erst salzen.
- Pommes in einer Spezialfritteuse zubereiten. Man braucht für 1 kg Kartoffeln nur 1 EL Öl.
- Sparen Sie Fett, indem Sie Backpapier und Bratfolie nutzen.
- Geben Sie so viel Gemüse und pürierte Tomaten an Ihre Soße Bolognese wie möglich. Je mehr Gemüse, desto leichter die Soße und desto weniger Hackfleisch benötigen Sie.
- Würzen Sie scharf. Ein gut gewürztes Essen befriedigt mehr als fader Geschmack. Außerdem trinken Sie mehr.
- Toasten Sie Ihr Brot. Getoastetes Vollkornbrot schmeckt köstlich, auch ohne viel Butter. Zwei Scheiben getoastetes Vollkornbrot mit Salatblättern, Gurke, Tomaten und Putenbrust – eine schöne Mahlzeit.

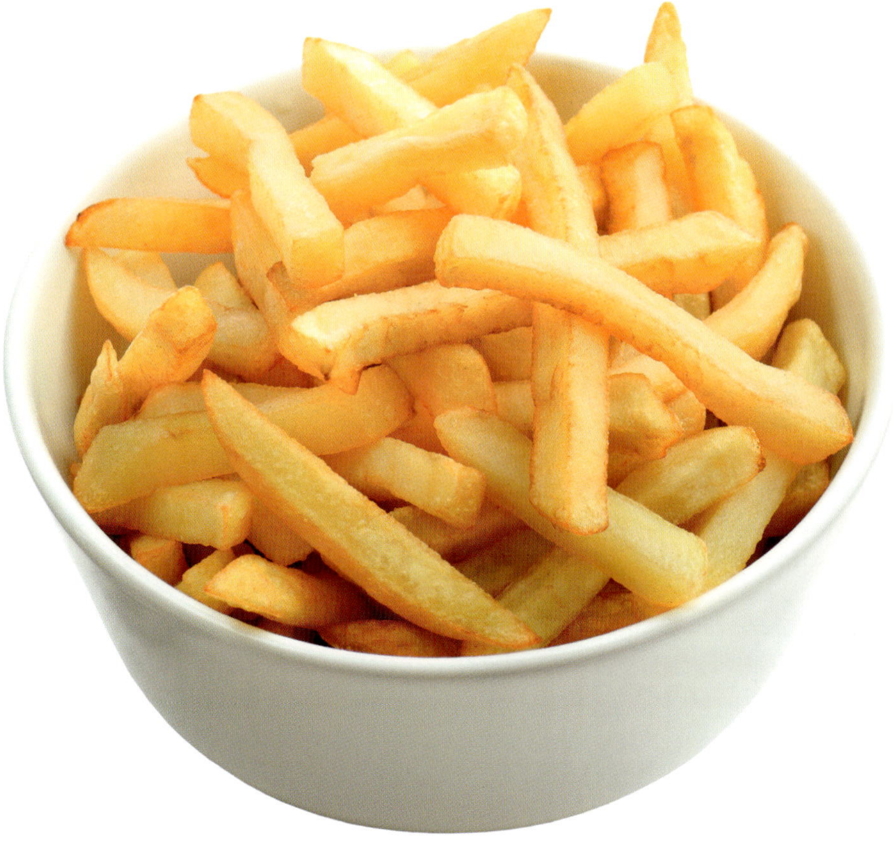

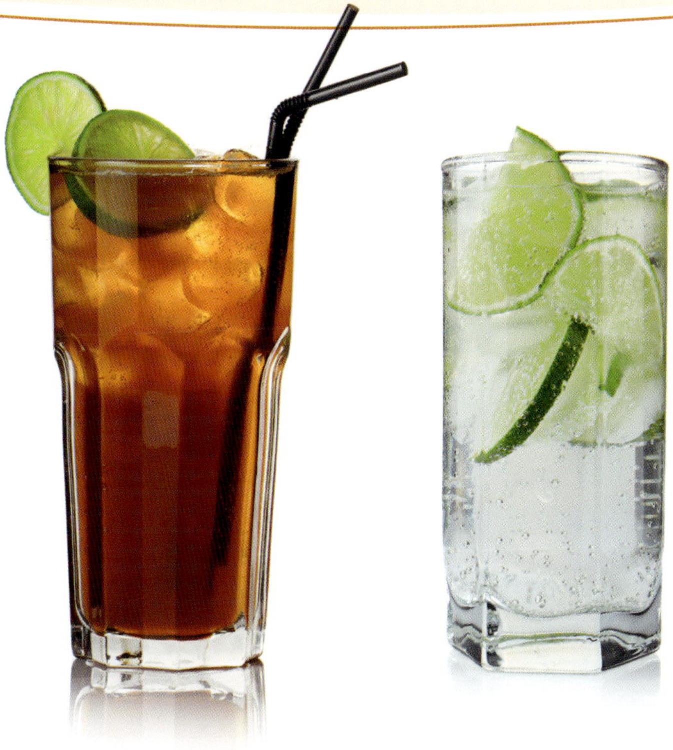

Tauschliste

- Sahne → Sahne und Milch 1:1
- Crème fraîche → saure Sahne
- Butter im Kuchen → Halbfettmargarine im Kuchen
- Butter im Rührkuchen → Butter und Apfelmus 1:1, dafür den Zucker etwas reduzieren
- Speckwürfel → magere Schinkenwürfel
- Mozzarella → Harzer Käse
- Frischkäse → Hüttenkäse
- Schweineschnitzel → Kalbsschnitzel oder Hähnchenbrustfilet
- Leberwurst → Leberwurst mit Magerquark verrühren 1:1
- Fruchtjoghurt mit 3,5% Fett → Naturjoghurt mild 1,5% Fett und 1 TL Marmelade
- Fertigkakao → Milch und Wasser 1:1 mit 1 TL echtem Backkakao und einer Prise Stevia
- Hackfleisch → Tatar oder mageres Hack (beim Metzger nach Schnitzel und magerem Rindfleisch fragen, sich das durch den Fleischwolf drehen lassen)
- Sahne in Suppen → leichter Schmelzkäse oder Frischkäse
- Sahne im Kuchen → Sahne und Magerquark 1:1
- Milchspeiseeis → Fruchtsorbet
- geräucherter Lachs → geräucherte Forelle
- Chips → selbst gemachtes Popcorn ohne Öl
- Sahne → Rama Cremefine oder Alpro Soja Cuisine
- Limonade → Mineralwasser mit einem Spritzer Zitrone und einem Tropfen / einer Messerspitze Süßstoff
- Sahne auf Kuchen → Quark und Joghurt 1:1 mit Handrührgerät aufschlagen. Keinen Magerjoghurt nehmen, da dieser zu säuerlich ist.

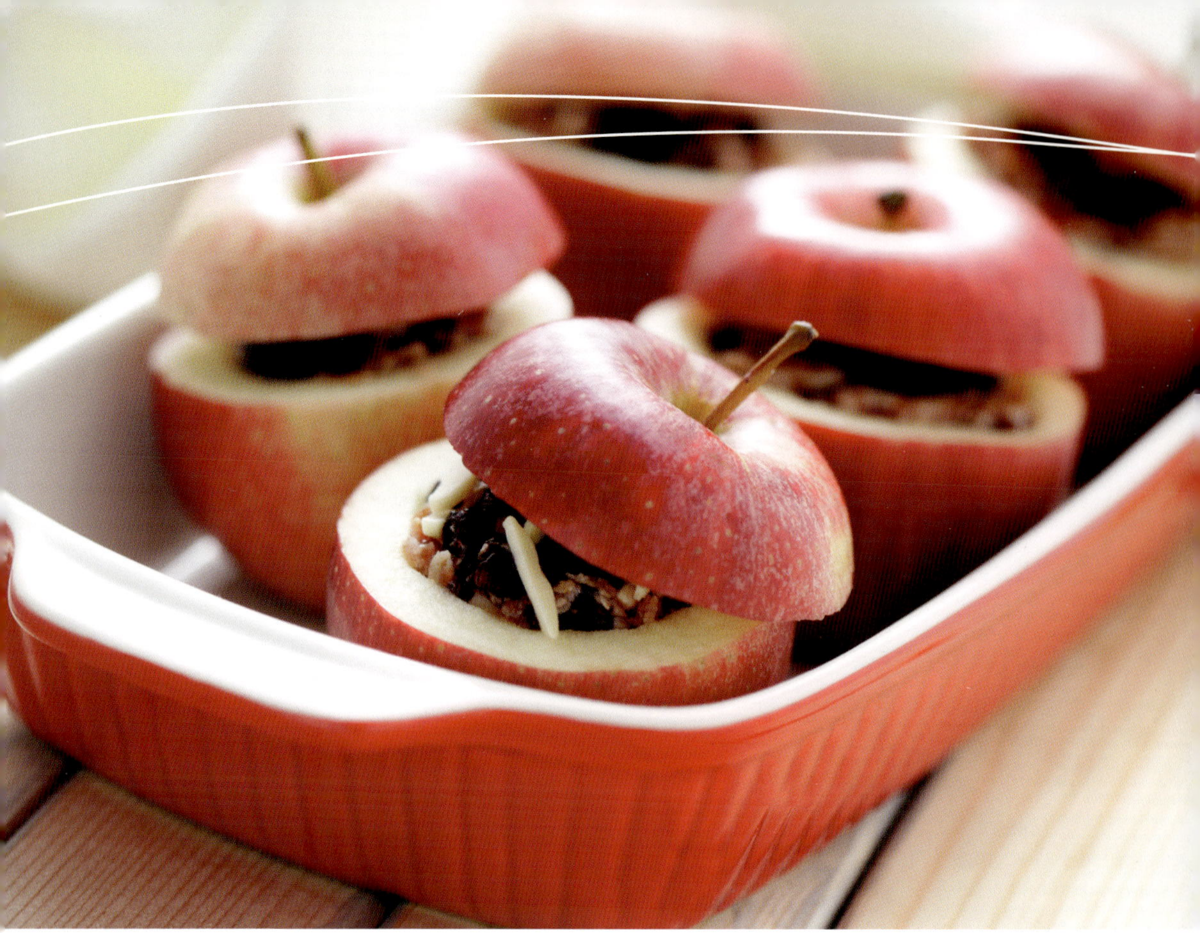

Leichte Alternativen für den Süßhunger

- Lutschen Sie ein kleines Stück gefrorene Schokolade.
- Rühren Sie 2 TL Kakao und Süßstoff oder Zucker in Ihren fettarmen Joghurt.
- Trinken Sie einen Becher Roibusch-Tee mit einem Stück Kandis.
- Trinken Sie einen heißen Kakao mit fettarmer Milch und echtem Backkakao und einer Prise Zimt.
- Genießen Sie langsam und bewusst einen Teelöffel Honig oder Nutella.
- Bestreichen Sie eine Banane mit etwa Nutella und erwärmen Sie sie kurz in der Mikrowelle.
- Piksen Sie ein Loch in einen Mohrenkopf und stellen Sie ihn für ein paar Sekunden in die Mikrowelle.
- Bereiten Sie sich in der Mikrowelle einen Bratapfel zu: Kerngehäuse ausstechen, etwas einritzen, damit er schneller weich ist, mit Zucker und Zimt bestreuen und in der Mikrowelle weich garen.
- Bereiten Sie sich ein leichtes Sorbet. Tiefkühlobst mit etwas Buttermilch oder Joghurt und Süßstoff mit dem Stabmixer zu einem Sorbet pürieren. Sofort genießen.

Leichte Blitzrezepte für einen kleinen Teller oder als Maxi

Stracciatella-Quark
- 2 Stücke Schokolade, Zartbitter, mit dem Messer zerhacken.
- 10 g gehackte Mandeln oder Nüsse.
- 150 g Magerquark.
- 1 TL Vanillezucker (nach Geschmack).
- Alles mit etwas Sprudel cremig rühren. Dazu ein Stück Obst.

Apfel-Crumble
- 2 Äpfel erst vierteln, Kerngehäuse entfernen und nochmals 2x durchschneiden, in eine Schale geben.
- Mit 1 TL Zimt/Zucker und 1–2 EL Haferflocken vermischen.
- Danach alles mischen und für ca. 3–5 Minuten in die Mikro.

Mikro-Eier deftig
- 2 Eier mit Salz, Pfeffer und Kräutern würzen, gut verrühren (in mikrogeeigneter Form).
- 1 Zucchini (ca. 100 g) geraspelt dazu.
- Alles für 3-5 Minuten in die Mikro.

Mikro-Eier süß
- 2 Eier mit wenig Zucker und Zimt würzen, gut verrühren (in mikrogeeigneter Form).
- 1 Apfel (ca. 100 g) geraspelt dazu.
- Alles für 3–5 Minuten in die Mikro.

Obst-Quark
- 250 g Quarkcreme von Exquisa®.
- 150 g Obst nach Wahl.
- 2 TL gehackte Nüsse. Alles vermischen.

Heikes Blog (23.1.2012)

Lebe leichter

Abends noch Lust

Wenn ich abends nach »einem Teller« doch noch irgendwie das Bedürfnis nach »etwas« habe, dann koch ich mir einen Kakao.
- 1 TL echter Backkakao
- 1 Tablette Süßstoff
- 250 ml Milch (ich nehme die 1,5 %, die schmeckt mir am besten)

3 Minuten bei 90° C, Stufe 3 im Thermomix heiß werden lassen oder 3 Minuten mit dem Schneebesen im Topf auf dem Herd. Schluck für Schluck genießen. Das reicht dann.

Alternativen, die nichts mit Essen zu tun haben

- Putzen Sie sich die Zähne. Der frische Geschmack im Mund vertreibt den Appetit auf Süßes.
- Belohnen Sie sich. Stecken Sie nach jeder zusätzlichen Bewegungseinheit von 15 Minuten einen Euro ins Sparschwein. Vom Erlös gönnen Sie sich später ein neues Kleidungsstück oder eine neue Frisur.
- Planen Sie ein Fest und legen Sie sich dafür ein neues Outfit zu.
- Erinnern Sie sich an Ihr Ziel. Ist der Aussetzer es wert, in dieser Woche nicht abzunehmen?
- Handarbeiten Sie oder hören Sie ein Hörbuch.
- Kuscheldecke, Wärmflasche und ein schönes Buch.

- Halbieren Sie Ihren Fernseh- und Internetkonsum und investieren Sie die Zeit in Bewegung.
- Küche aufräumen. Alle »gefährlichen« Lebensmittel gut verstauen.
- Kostenloses Bauch-Beine-Po-Training: Laufen Sie die Treppen in Ihrem Haus zehnmal rauf und runter.
- Melden Sie sich für ein sportliches Event an und trainieren Sie dafür.
- Kaufen Sie schöne Sportkleidung, die Sie motiviert.
- Nehmen Sie sich Zeit für Schönheit und Körperpflege. Wer duscht, kann nicht essen.
- Visualisieren Sie Ihr Ziel und stellen Sie sicher, dass Sie es mehrmals täglich sehen.
- Suchen Sie sich Gleichgesinnte. Treiben Sie gemeinsam Sport. Besuchen Sie zusammen ein *Lebe-leichter*-Treffen.

Alternativen für den ganz anderen Hunger

Mittlerweile wissen Sie, dass Hunger nicht immer etwas mit dem Bedürfnis des Bauches zu tun hat. Manchmal braucht auch das Herz Nahrung. Wenn Hunger nicht das Problem ist,

Heikes Blog (18.1.2012)

Meine Vision

Nicht, dass ich das öfters tun würde, aber so ab und zu, da oute ich mich in meinen *Lebe-leichter*-Treffen. Wissen ja alle, dass ich eine sehr enge Beziehung zu Gott habe, dass ich Christ nicht nur auf dem Papier bin, sondern mit Kopf, Bauch und Herz.

Und da hab' ich mich doch gestern tatsächlich hinreißen lassen, meinen Teilnehmern zu verraten, dass ich für sie bete, für ihren Erfolg, aber eben nicht nur für den Bauch, sondern auch für das Herz und für den Kopf.

Ich habe eine Vision. Ich träume davon, dass Menschen wirklich frei werden von diesem ewigen, lebenslangen Fokussieren auf das Gewicht, das Essen, das Nichtessen, die Figur und alles, was damit zusammenhängt.

Nicht das Essen muss sich ändern, wir müssen uns ändern.

Und ich wünsche mir eine regelrechte Befreiung von diesem Wahn, dem wir unser Leben lang erlegen sind. Es kann doch nicht angehen, dass wir primär mit diesem Thema beschäftigt sind und unser ganzes Sein und Tun davon bestimmt wird.

Ich plädiere für eine Befreiung der Diätdiktatur und der Fokussierung auf das Thema »Essen oder Nichtessen«.

Überlegt mal, wie viel Zeit ihr in eurem Kopf gespart hättet, wenn dieses Thema erledigt wäre. Womit könntet ihr euer Leben gestalten, was für neue Möglichkeiten würden sich euch bieten?

Ich wünsche mir, dass wir am Ende unseres Lebens rückblickend noch etwas anderes zu sagen haben als: »Ich habe in meinem Leben 245 kg abgenommen und wieder zugenommen.«

sondern sich die Lust auf etwas zu essen eher im Kopf abspielt, können Sie sicher sein, dass nicht Ihr Bauch, sondern Ihr Herz gefüllt werden möchte.

Fällt es Ihnen auch leichter, Ihren Bauch zu füllen, statt auf die Bedürfnisse Ihres Herzens zu achten? Essen ist oft die schnellste Lösung, weil keine Zeit bleibt, der Stimme in unserem Inneren nachzugehen. *Lebe leichter* möchte Sie ermutigen, nicht nur die äußerlichen, sondern auch die innerlichen Pfunde zu verlieren. Kommen Sie sich selbst auf die Spur. Lernen Sie, den Hunger Ihres Herzens wahrzunehmen.

Was das Herz braucht

Jeder Mensch hat unterschiedliche Bedürfnisse, je nach Charakter und Temperament. Aber es gibt bestimmte Sehnsüchte, die stecken in jedem Menschen. Liebe, Freude, Angenommensein, Lob, Anerkennung, Frieden, Zeiten

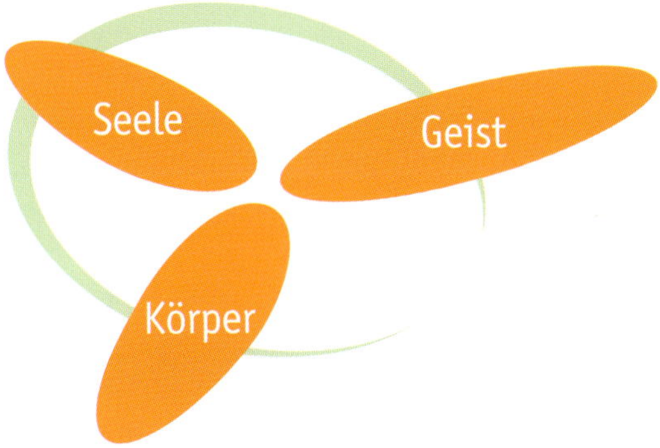

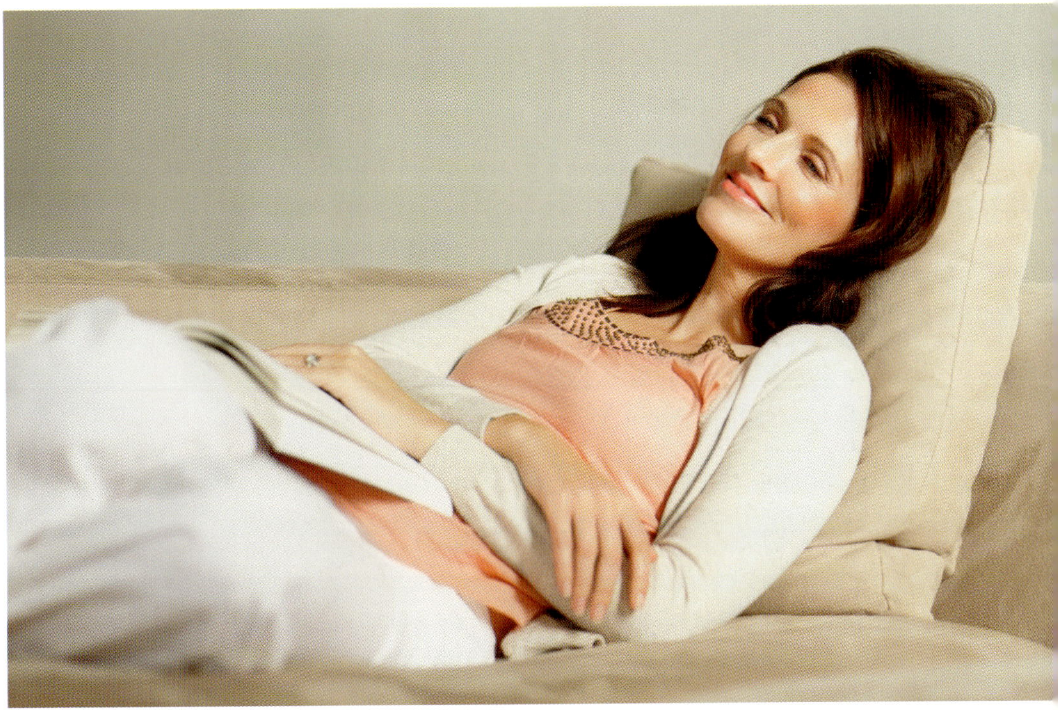

der Stille, eine ausfüllende Tätigkeit, Beziehungen, Gesundheit, die Sinnfrage des Lebens. Während Männer sich eher mit der Frage beschäftigen: »Habe ich Erfolg? Wem kann ich vertrauen?«, möchten Frauen ihre Frage nach dem eigenen Wert und ihr Bedürfnis nach Beziehungen beantwortet wissen. Auch das Thema Schönheit spielt eine wesentliche Rolle. Den Wunsch, schön zu sein, hat Gott in das Herz der Frau gepflanzt. Kein eitler Wunsch, sondern eine völlig legitime Frage. Der Mann übernimmt eher die Rolle des Beschützers und Versorgers.

Werden die Fragen Ihres Herzens nicht beantwortet, bleibt eine Leere, die Sie füllen möchten. Deshalb ist es wichtig, über Ihre Herzensangelegenheiten Bescheid zu wissen. Den Zustand Ihres hungrigen Herzens zu erkennen und zu verändern.

Eine andere Art von Alternativen

Wissen Sie eigentlich, wie entscheidend es ist, dass Sie sich selbst wichtig nehmen? Das hat nichts mit Egoismus zu tun, sondern mit der Tatsache, dass Sie genauso wertvoll sind wie jeder andere Mensch auch. Jesus hat uns ein neues, das wichtigste Gebot mitgegeben:

Liebe deinen Nächsten wie dich selbst.
Markus 12,31

Sie dürfen weiterhin für Ihren Nächsten da sein, für Ihre Kinder, den Partner, die Familie, die Freunde, die Arbeitskollegen, die Gemeinde. Aber vergessen Sie sich selbst dabei nicht. Lernen Sie, sich selbst genauso zu lieben. Mit allem, was dazugehört. Wussten Sie, dass Sie so, wie Sie jetzt sind, auch mit ein paar Pfunden zu viel, wertvoll, geliebt und wunderschön sind? Glauben Sie, dass sich an Ihrer inneren Einstellung zu sich selbst etwas ändern wird, wenn Sie 10, 20 oder 50 kg abgenommen haben? Glauben Sie, dass Sie dann glücklicher sind?

Beginnen Sie heute schon, gut zu sich selbst zu sein. Achten Sie auf Ihre persönlichen Wünsche. Was braucht Ihr Herz? In welchen Herzkammern sitzen vielleicht noch irgendwelche Verletzungen, ob aus der Vergangenheit oder der Gegenwart? Was können Sie dafür tun, um diese Herzenskammern zu füllen?

Im Buch »Leben mit allen Sinnen« von Heike gibt es eine Wohlfühlliste. Kleinigkeiten, die das Herz im Alltag erfreuen sollen. Erstellen Sie Ihre eigene Liste. Was tut Ihnen gut? Was bringt Sie zum Lächeln? Womit füllen Sie Ihr Herz?

Wir geben Ihnen ein paar Beispiele. Setzen Sie die Liste fort und planen Sie täglich ein paar dieser Aktivitäten in Ihren Alltag ein.

50 Ideen für Wohlfühlminuten

1) Spazieren gehen, joggen oder walken
2) Bibellesen
3) Entspannungsübung
4) Ein Buch lesen
5) Beten
6) Freunde treffen
7) Mit einer Freundin oder einem Freund telefonieren
8) Schaumbad mit Kerzenschein und Duftöl, evtl. einer Lektüre
9) Im Lieblingsstuhl entspannen

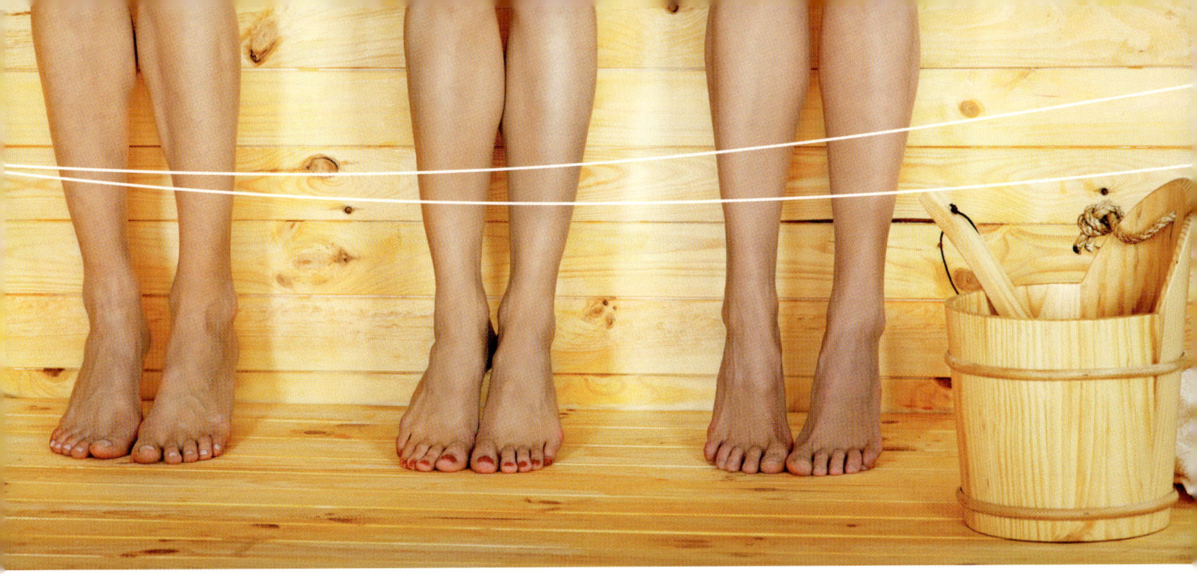

10) Handarbeiten
11) Tipp zum Chatten/Internet: Wecker stellen und Rechner ausmachen, wenn die Zeit um ist
12) Kochen/Backen
13) Sich in die Sonne setzen, Augen schließen und die warmen Strahlen auf der Haut genießen
14) Eine Gesichtsmaske, dabei hinlegen, entspannen und sich bewusst an etwas Positives erinnern
15) Eine Tasse Tee aus der Lieblingstasse trinken
16) Eine Orange ganz bewusst und sinnlich schälen und essen
17) Ein Saunabesuch
18) Malen
19) Trampolinspringen mit passender Musik
20) Eine Dusche mit einem besonderen Duftduschgel nehmen, danach mit einer besonders gut riechenden Bodylotion eincremen
21) Katze oder Hund streicheln
22) Singen
23) Ein Musikinstrument spielen
24) Bewusst Musik hören, nicht nebenbei; je nach Stimmung Liedermacher oder Klassik, Anbetungsmusik oder Rock-Pop
25) Mal wirklich fünf Minuten Ruhe haben, ohne Kind und Telefon und ohne an die nächsten Dinge zu denken
26) Liebe Grüße, die man als Briefe oder Karten erhalten hat, lesen
27) Ohne Zeitdruck etwas im Garten wühlen
28) Eine Ecke in der Wohnung umstellen und schön gestalten
29) Eine Zeit mit dem Ehemann oder der Ehefrau verbringen, ohne irgendwelche organisatorischen Dinge zu besprechen
30) Mit den Kindern abends oder am Wochenende Karten spielen
31) Kreuzworträtsel oder Sudoko
32) Einen Lieblingsfilm/DVD aussuchen und abends ansehen
33) In einer Zeitschrift blättern
34) Auf dem Balkon ein paar Minuten die ruhige Nacht genießen
35) Filmmusik von Ihrem Lieblingsfilm hören
36) Ein Fotoalbum mit alten Fotos der Kinder, Urlaub oder anderen Ereignissen anschauen
37) In einer Mappe schöne Bilder oder Texte sammeln, in einer ruhigen halben Stunde durchblättern und stöbern
38) 20 Minuten Mittagsschläfchen – sooft es geht oder sogar regelmäßig
39) Tanzkurs mit Ihrem Mann oder Ihrer Frau

40) Ein Kinoabend mit Freunden
41) Abends um 20 Uhr in den Schlafanzug springen, sagen »Feierabend, bin nicht mehr zu sprechen« und dann ein schönes Buch lesen
42) Massage
43) Stadtbummel
44) Einen Brief per Hand schreiben und schön gestalten
45) Einen Vormittag mit einer Freundin oder einem Freund beim Frühstück verbringen
46) Tanzen
47) Handwerken
48) Einfach nur dasitzen, aus dem Fenster schauen und ein bisschen rumträumen, obwohl da ein Berg Wäsche liegt der gebügelt werden möchte …
49) Tagebuch schreiben
50) Nichts tun – gar nichts

Herzensbeziehungen

Manchmal nützen die besten Ideen und klügsten Strategien nichts, wenn das Herz damit nur betäubt wird. Breiten sich Kummer und Sorgen in Ihrem Innersten aus, werden Sie auch durch irgendwelche Alternativen nicht leichter.

Spüren Sie Ihre persönlichen Herzensbrecher auf. Was ist es, was Ihrem Herzen zu schaffen macht? Welche Energieräuber zapfen Ihnen die Kraft ab? Was können Sie ganz konkret dafür tun, dass es Ihnen gut geht? Welche Personen sind daran beteiligt? Wie sähe ein erster Schritt aus?

Manchmal müssen Sie Klartext reden, um eine eingefahrene Situation zu verändern. Egal, ob mit dem Partner, mit den Kindern, Angehörigen oder Freunden. Vielleicht sind es die Arbeitskollegen, die Menschen in Ihrer Kirchengemeinde, Bekannte, Nachbarn.

Das Essen kann nicht verändern, wonach sich das Herz sehnt.

Von Gott gefüllt

Eine Sehnsucht kann tatsächlich nur von Gott gefüllt werden: Gott hat den Menschen die Sehnsucht nach einer Beziehung zu ihm ins Herz gepflanzt. Die Entstehung der Erde, der Pflanzen, Tiere und Menschen war kein Zufall – Gott hat all dies geschaffen. Er möchte mit jedem Menschen eine Beziehung eingehen. Wir Autorinnen sind diese Beziehung zu Jesus Christus eingegangen. Wir haben erlebt, was es bedeutet, ein leichtes Herz zu bekommen, weil er es mit seiner Liebe füllt. Das bedeutet nicht, dass immer alles leicht ist, dass nicht auch unsere Herzen durch die Umstände des Lebens verletzt werden. Aber es bedeutet, dass wir immer um diese Liebe und dieses Angenommensein wissen. In Jesaja 61,1 lesen wir, dass Gott zu denen kommt, die gebrochenen Herzens sind. Das sind wir, das sind Sie. Das, was Sie tun können, ist, Ihr Herz für Jesus zu öffnen. Und dann lassen Sie sich überraschen, was passiert.

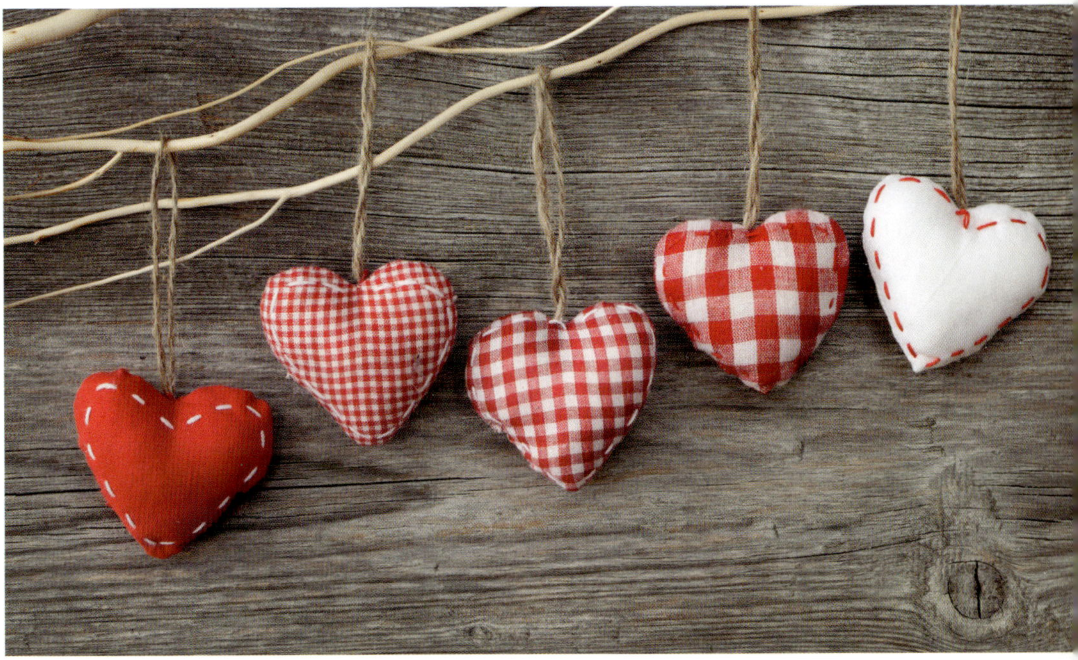

Heikes Blog (14.2.2012)

Loved

Guten Morgen, Prinzesschen,
hast du dich heute schon mal angeschaut? Du bist der absolute Knüller, der Wahnsinn – eine Glanznummer. Der Feind bekommt morgens schon Kopfschmerzen, wenn du aufstehst. Nimm heute dein Lächeln, das in dir steckt, und benutz es mal. Heb deinen Kopf und mach dir bewusst, wie wertvoll, wie geliebt du bist.
Du fühlst dich gerade nicht so? Du kämpfst mit deinen Haaren, deinen Pfunden und deiner Laune?
Lass das. Es vermiest dir einen Tag deines Lebens. Wir haben nicht so viele davon. Ist doch zu schade, wenn wir so einen wunderschönen Tag einfach vergehen lassen, ohne uns lebendig gefühlt zu haben. Steh zu dir, zu deinem Ich, innen und außen.
Gönn dir heute eine Liebeserklärung. Ich nehm' dich in den Arm, er tut das auch, tu's doch auch mal selbst.
Glaub's doch endlich: Du bist so unendlich geliebt.

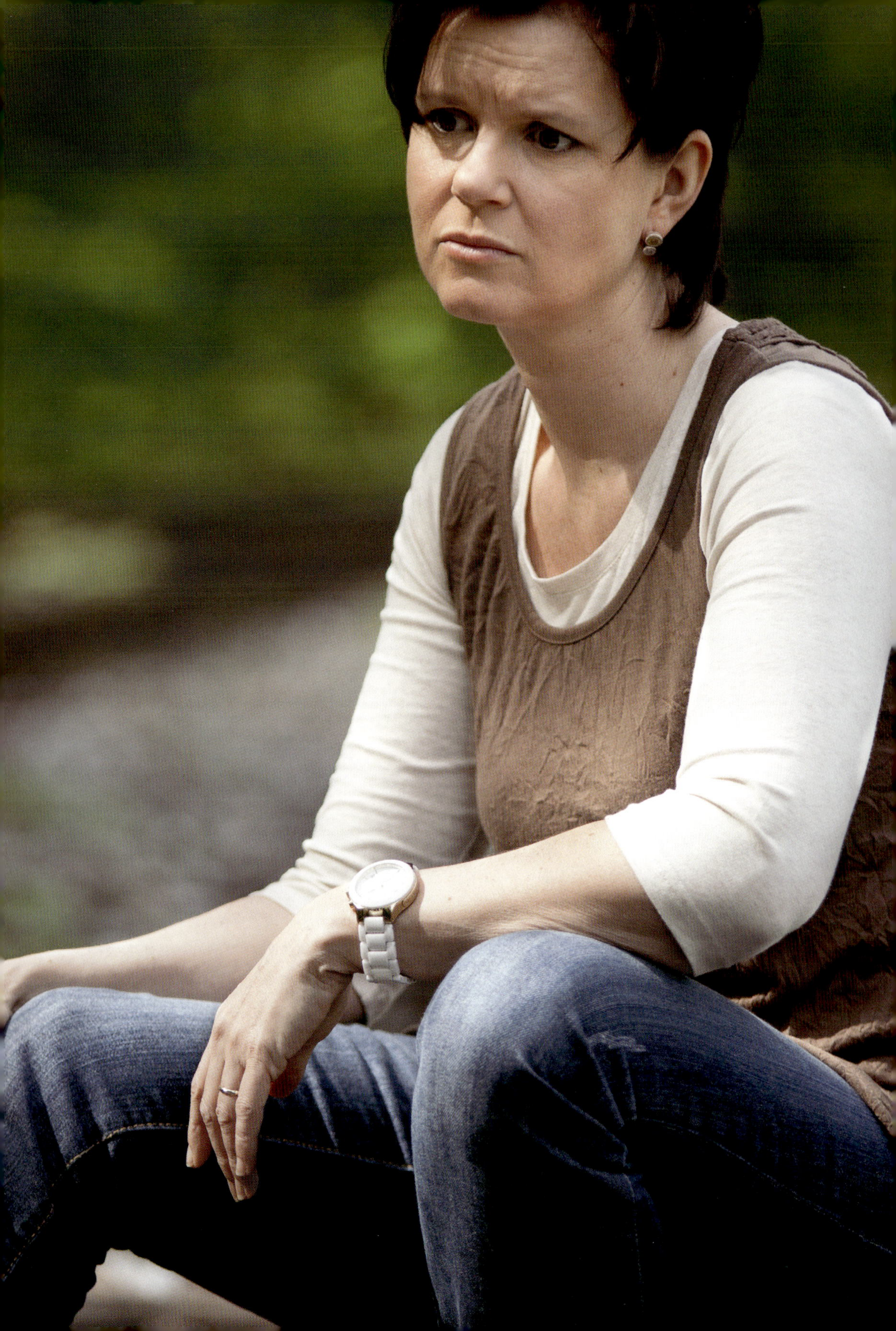

Wenn's nicht so läuft, wie's laufen soll

Gute Zeiten

Nachdem Sie den ewigen Leidensdruck satthaben, die Hosen sich nicht mehr schließen lassen, macht es auf einmal klick im Kopf. Sie starten mit *Lebe leichter* und sind begeistert von den wenigen, einfachen Regeln. Sie erkennen die Zusammenhänge zwischen körperlichen und seelischen Bedürfnissen und beginnen, sich zu verändern. Das Umsetzen der Drei-Mahlzeiten-Regelung fällt Ihnen ganz leicht. Sie können die Pausen gut einhalten und haben Ihre Portionsgrößen im Blick. Bei Herausforderungen wie Einladungen, Feiern oder Wochenenden greift Ihr Plan B, mit dem Sie das Programm anpassen können. Sie fühlen sich gut, frei und leicht. Und können sich gar nicht mehr vorstellen, in alte Verhaltensweisen zurückzufallen. Sie sind davon überzeugt: Jetzt haben Sie es endlich geschafft.

Schlechte Zeiten

Und dann, von einem auf den anderen Tag, ist plötzlich alles anders. Eine kleine Nachlässigkeit. Hier mal ein Maxi zu viel in einer Woche, da mal wieder etwas zwischendurch genascht. Die Teller doch wieder etwas voller geladen. Und schon sind die alten Gewohnheiten wieder da.

Sie sind nicht alleine. Das kennt jeder von uns. Es ist mühsam, sich gute Gewohnheiten anzueignen, und einfach, in alte Gewohnheiten zurückzufallen. Auch wenn *Lebe leichter* auf die langfristige Verhaltensumstellung setzt: Dafür entscheiden müssen Sie sich jeden Tag aufs Neue.

Die kleinen täglichen Entscheidungen

Machen Sie sich bewusst, dass Sie diese täglichen Entscheidungen nicht nur beim Essen und der Bewegung treffen müssen. Sie müssen sich auch jeden Tag dafür entscheiden, nur so viel Geld auszugeben, wie Sie besitzen. Ihr Umgangston, Ihr äußeres Erscheinungsbild, der Zustand Ihrer Wohnung, all das ist die Summe täglicher kleiner Entscheidungen. Sind einmal falsche Entscheidungen getroffen worden, heißt das nicht, dass Sie nicht jeden Tag die Chance bekommen, sie zu revidieren. In einer unaufgeräumten Wohnung schaffen Sie dann mal wieder Ordnung und überlegen sich ein neues Ordnungssystem, das Ihnen langfristig hilft. Nach einem Streit können Sie

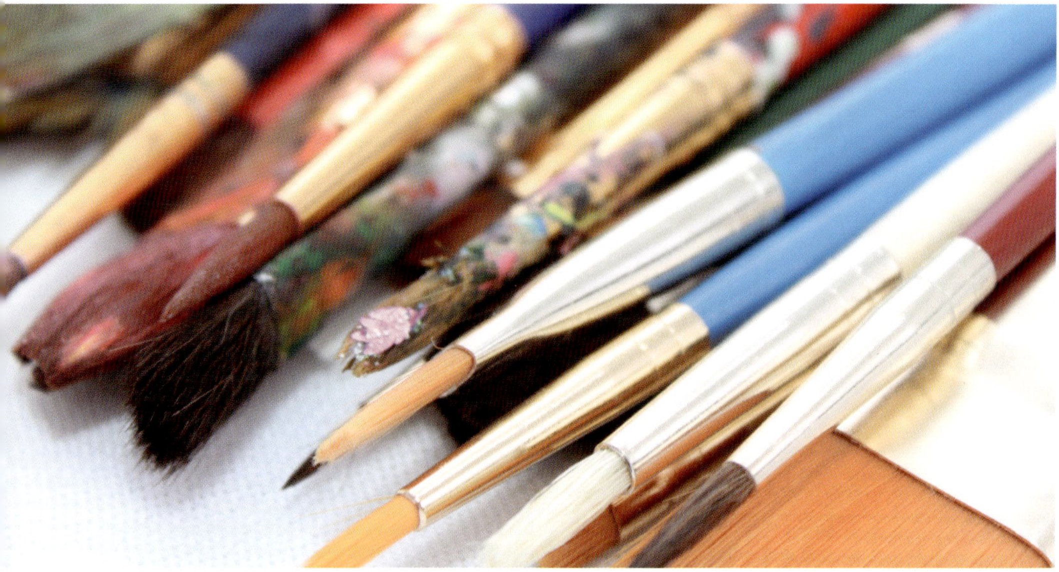

sich entschuldigen und wieder versöhnen. Für alles, was nicht so läuft, wie Sie sich das vorgestellt haben, gibt es immer wieder die Möglichkeit der Veränderung.

So auch bei einem Motivationseinbruch.

Malen Sie ein Bild

Holen Sie sich in den Vordergrund, was Sie erreichen möchten. Malen Sie sich ein positives Bild von sich selbst. Stellen Sie sich vor, wie Sie aussehen, wenn Sie Ihr Wunschgewicht erreicht haben. Wie fühlt sich das an? Wie sehen Sie aus? Was für Kleidung tragen Sie? Was für Komplimente erhalten Sie?

Der Kopf kann nicht zwischen Realität und Traum unterscheiden. Wenn Sie sich Ihr Ziel, wie viel Sie abnehmen möchten, wie Sie aussehen wollen, wie Sie sich dabei fühlen, immer wieder vorstellen, es sich vor Augen malen und davon träumen, verändert sich Ihr Handeln, denn das vorgestellte Bild wird für Sie zur Realität.

Ins Sichtfeld holen

Legen Sie sich Ihren *Lebe-leichter*-Planer oder den Jahresplaner wieder in Sichtweite. Führen Sie Buch, was Sie gegessen haben. Ein guter Tipp ist, wenn Sie immer zuerst aufschreiben, was Sie essen wollen. Das hilft, so manches Stück nicht in den Mund zu schieben.

Stellen Sie sich Ihre Turnschuhe in Sichtweite. Die Walkingstöcke. Legen Sie die Sporttasche ins Auto. Planen Sie Ihre Mahlzeiten vor. Räumen Sie konsequent Süßes aus Ihrem Sichtfeld. Melden Sie sich zu einem *Lebe-Leichter*-Kurs an.

Werden Sie konkret. Warten Sie nicht auf morgen. Beginnen Sie jetzt.

Heikes Blog (8.12.2011)

23 Tage, was ist das schon?

Spürst du manchmal, wie gut es sich anfühlt, wenn du nach einem Teller aufhörst zu essen? Merkst du, wie sich dein Körper verändert, wenn du dich regelmäßig bewegst? Was macht es mit dir, wenn du merkst, dass die Hosen lockerer werden? Wie stolz bist du auf dich selbst, wenn du zum Nachtisch nur einen Keks isst, anstatt am Nachmittag die halbe Dose leer zu futtern?

Hey, das kennen wir doch alle, oder?

Und in solchen Zeiten denken wir: »Das passiert mir nie wieder, dass ich mich so gehen lasse.« Wir sind auf der Siegerseite und gewiss, dass uns nichts ins Wanken bringt.

Und dann bist du plötzlich so drin in dem Sog, zu viel zu essen, ständig zu naschen – keine Lust auf Bewegung, und schon gar nicht auf Obst und Gemüse. Auf die Waage stellst du dich erst gar nicht, kramst aus dem Schrank die Hosen mit hohem Stretchanteil raus, zu Hause rennst du am liebsten in Jogginghosen rum. Dabei ist es nicht so, dass dir das alles egal ist. Jeden Abend, wenn du ins Bett gehst, und jeden Morgen wenn du aufwachst, denkst du: »So, ab heute geh' ich mal wieder ins Programm, streng' mich an, bin diszipliniert, gehe laufen.«

Dein Vorsatz hält genau bis nach dem Mittagessen, schon dann ist's vorbei. Und wenn du dann noch die ganzen Herausforderungen der nächsten Wochen anschaust: Weihnachtsmärkte, Weihnachtsfeiern, Lebkuchen in den Regalen, Kekse backen, Süßigkeiten, die man geschenkt bekommt, Einladungen, Weihnachtsessen, Silvesterparty, dann denkste doch: »Ach, lohnt eh nicht mehr dieses Jahr. Im neuen Jahr nehm ich ab.«

Sag mal, wie oft hast du das um diese Jahreszeit schon gesagt? Wenn du etwas verändern willst, dann beginne jetzt. Leg die Schokolade aus der Hand, mach den Rechner aus (gleich, wenn du fertig mit lesen bist) und schwing dich in deine Turnschuhe, auf dein Trampolin, den Heimtrainer oder dein Fahrrad. Nimm dir eine halbe Stunde, tu dir was Gutes. Heute ist der 8.12.2011.

Du hast genau noch 23 Tage, um Anlauf zu nehmen. Du musst ja nicht unbedingt jetzt Vollgas geben. Das kannst du dann im Januar machen. Aber jetzt einfach so willenlos sich den Umständen hingeben, das bist du doch gar nicht.

Wenn du jetzt anfängst und dich 23 Tage

- an drei Mahlzeiten am Tag hältst
- dem Magen zwischen den Mahlzeiten eine Pause gönnst
- mit zwei Maxis die Woche auskommst
- dich jeden Tag eine halbe Stunde bewegst
- 2–3 Liter am Tag trinkst und im günstigsten Fall an einem *Lebe-leichter*-Treffen oder am Online-Coaching teilnimmst

dann wirst du garantiert über die Festtage nicht zunehmen, und wer weiß, vielleicht auch noch ein paar Pfündchen verlieren. Ich verspreche dir das.

Und dann brauchst du dir nichts vorzuwerfen. Dann brauchst du dich am 1.1.2012 nicht zu ärgern. Du brauchst nicht zu denken: »War das nötig?« Dann hast du dich schon mal warm gemacht, und dann kannst du im neuen Jahr so richtig loslegen. Und dann hältst du dich 2012 volle 366 Tage ans Programm.

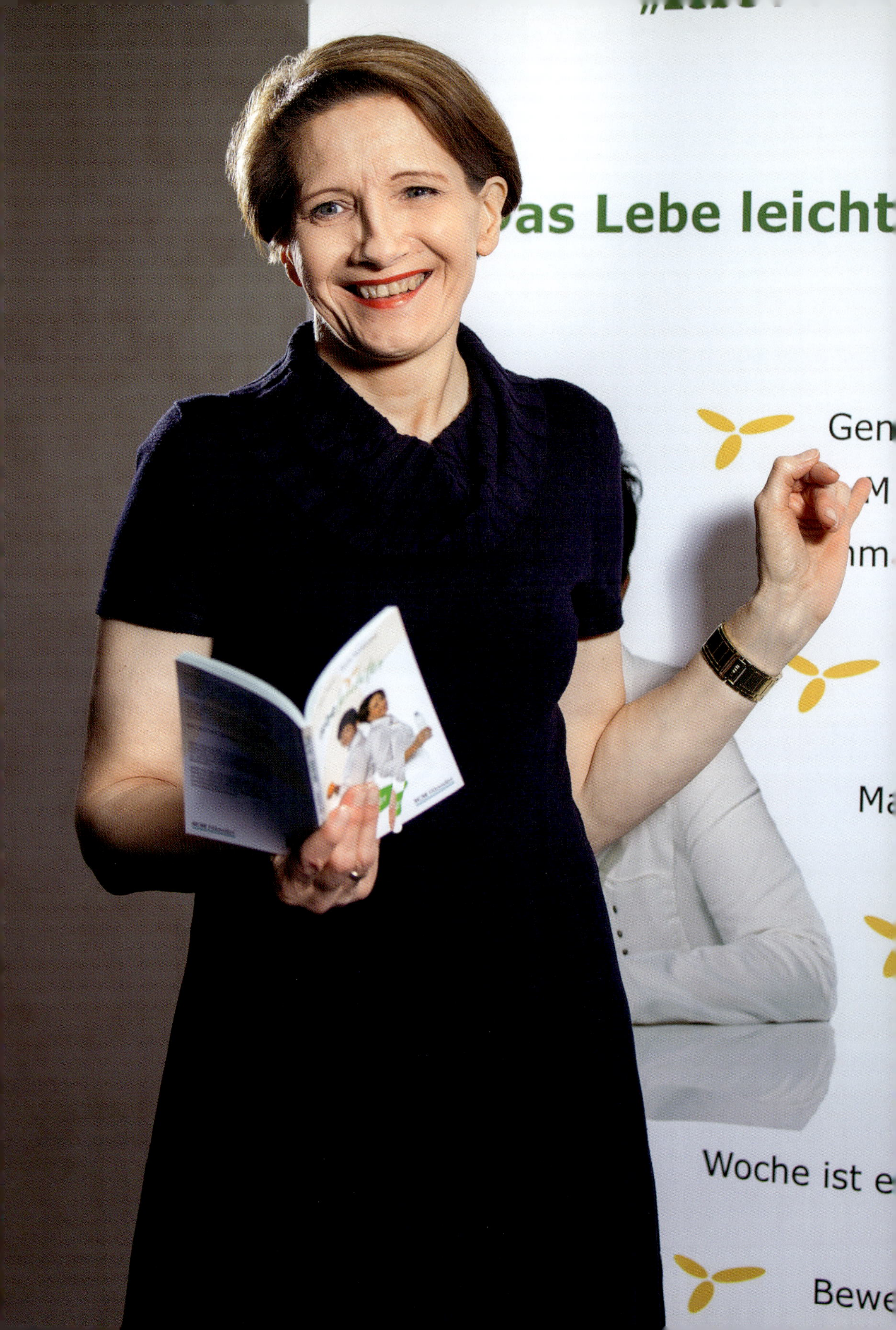
Lebe
Woche ist

Wichtige Programmfragen

Können Diabetiker am Lebe-leichter-Programm teilnehmen?

In den Diabetes-Leitlinien hat sich in den letzten Jahren viel verändert und es gibt keinen Grund mehr für viele kleine Mahlzeiten. Drei Mahlzeiten am Tag werden als ausreichend akzeptiert. Eine Abnahme trägt fast immer zu einer Verbesserung des Diabetes bei. Diabetiker sollten ihren Arzt über die Teilnahme am *Lebe-leichter*-Kurs informieren und selbstverständlich immer den Anweisungen ihres Arztes Folge leisten. Diabetiker, die Medikamente nehmen oder eine Insulintherapie machen, sollten ihren Arzt einbeziehen. Alle Teilnehmer, auch Diabetiker, nehmen auf eigene Verantwortung am *Lebe-leichter*-Programm teil.

Wie wird das Abnehmen durch die Wechseljahre und die Hormonlage beeinflusst?

Mit den Jahren, nicht in erster Linie den Wechseljahren, baut der Körper naturbedingt Muskelmasse ab und stattdessen Fettmasse auf. Da Muskeln die Verbrennungsmotoren des Körpers sind, verlangsamt sich also naturgemäß auch der Stoffwechsel. Eine Frau in den Wechseljahren kann durch mehr Bewegung Muskelmasse erhalten oder aufbauen und sollte auch etwas weniger und leichter essen als mit 20, weil sie, wie übrigens auch ein Mann, nicht mehr so viel braucht und verbrennt wie in jungen Jahren.

Selbstverständlich beeinflusst auch die Hormonlage den Stoffwechsel und die Gefühle bzw. das Essverhalten. Da die Lebe–leichter-Kurse jedoch keine individuelle Gesundheitsanalyse vornehmen, sondern sich auf das Umsetzen eines normalen Essverhaltens konzentrieren, geben wir auch in den Wechseljahren keine weiteren Empfehlungen, als das *Lebe-leichter*-6x1 umzusetzen.

Wie geht ein Allergiker mit dem Lebe-leichter-Konzept um?

Die Zahl der Laktose-, Fruktose-, Weizenmehl- und sonstigen Nahrungsmittelunverträglichkeiten steigt. *Lebe-leichter*-Teilnehmer können essen, was sie wollen und vertragen. Sie dürfen ihre Teller mit dem füllen, was ihnen auch vorher gut bekommen ist. Wer spezielle Obstsorten nicht verträgt, weicht entsprechend auf die Obstsorten aus, die er verträgt, oder auf Gemüse.

Beeinflussen Medikamente die Abnahme?

Schilddrüsenblocker, Antidepressiva und Cortison sind einige der Medikamente, die erfahrungsgemäß eine verlangsamende Wirkung auf den Stoffwechsel haben. Trotzdem neh-

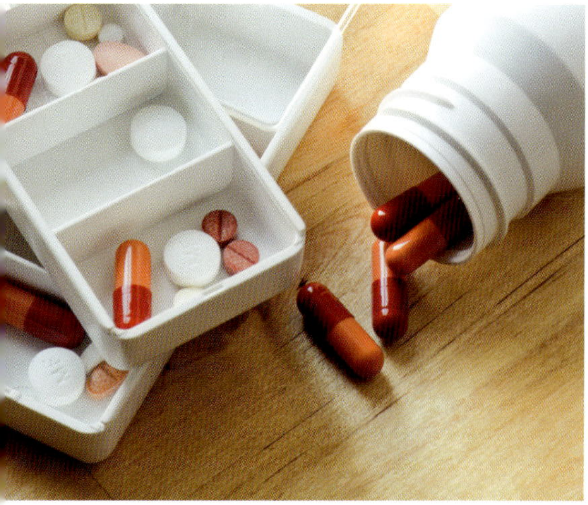

men die Teilnehmer ab, wenn sie sich an das Programm halten. Es kann sein, dass sie ein bisschen mehr Geduld brauchen als andere Teilnehmer. Aber wir haben auch bei bescheinigter Schilddrüsenunterfunktion gute Abnahmeerfolge bei Teilnehmern verzeichnet.

Wie sinnvoll sind Nahrungsmittelergänzungen?

Lebe leichter empfiehlt eine Abnahme durch eine gesunde, ausgewogene Ernährung mit einem ausreichend hohem Anteil an Obst und Gemüse und durch ein verändertes Essverhalten.

Darf ein Vegetarier die Anzahl der Teller erhöhen, weil ja keine Fleischportion dabei ist?

Fleischlose Küche ist nicht unbedingt kalorienärmer. Mit drei ausgewogenen Mahlzeiten, in denen Eiweiß, Kohlenhydrate und Fette enthalten sind, kann auch ein Vegetarier gut abnehmen, wenngleich er sorgfältiger auf eine ausreichende Gesamtversorgung mit Mineralstoffen, vor allem Eisen und Vitaminen, achten muss als Menschen, die auch Fleisch essen.

Müssen alle Kohlenhydrate als Vollkornprodukte verzehrt werden?

Die zwölf *Lebe-leichter*-Treffen sollen neben der Motivation und den Tipps zur Umsetzung des Konzepts wöchentlich dazu beitragen, das Ernährungswissen der Teilnehmer zu erhöhen. Vollkornprodukte haben eine besonders positive Auswirkung auf die Sättigung und den Blutzuckerspiegel. Wenn Teilnehmer keine Vollkornprodukte mögen oder vertragen, brauchen sie natürlich keine zu verzehren. Auch ein ausreichend hoher Obst- und Gemüseanteil versorgt den Körper mit Ballaststoffen und bewirkt eine gute Sättigung.

Sind die drei Mahlzeiten an bestimmte Uhrzeiten und Zeitabstände gebunden?

Lebe leichter empfiehlt drei Mahlzeiten pro Tag. Ob das Frühstück schon um 6 Uhr eingenommen wird oder erst um 9 Uhr, liegt beim Teilnehmer. Erfahrungsgemäß reagiert unser Körper positiv auf Regelmäßigkeit. Zwischen den Mahlzeiten sollte ein zeitlicher Abstand von mindestens 4–5 Stunden eingehalten werden.

Je früher das Abendessen eingenommen wird, desto selbstverständlicher wird es sein, dass der Teilnehmer am nächsten Morgen auch Hunger hat. Findet das Abendessen erst am späteren Abend statt und hält sich der Teilnehmer an die Portionsgröße, nimmt er auch ab.

Die Hauptsache ist, dass die Gesamtenergiebilanz des Tages negativ ist.

Kann man aus drei Mahlzeiten auch zwei machen, zum Beispiel, wenn man zum Frühstück einfach noch nichts herunterbekommt?

Unserer Erfahrung nach nimmt man besser mit drei als mit zwei Mahlzeiten ab, weswegen wir diese Kernaussage im Konzept verankert haben. Der Stoffwechsel braucht den Anreiz, regelmäßig arbeiten zu müssen, um richtig in Gang zu kommen. Außerdem ist es bei drei Mahlzeiten einfacher, mit einer moderaten Portion zufrieden zu sein. Wenn die letzte Mahlzeit des Tages nicht zu spät am Abend erfolgt, stellt der Teilnehmer meist fest, dass er morgens auch Hunger hat.

Müssen Teilnehmer, die einen BMI über 30 haben, auf jeden Fall vier Teller essen?

Je höher das Ausgangsgewicht eines Menschen, desto höher ist sein Grundbedarf. Wenn der Teilnehmer einen BMI über 30 hat, steht ihm täglich ein Extrateller zur Verfügung. Bei einem BMI über 40 sind es sogar zwei Extrateller täglich. Ob er den/die Extrateller morgens, mittags, abends oder auch mal gar nicht verzehrt, bleibt dem Teilnehmer überlassen. Allerdings unterstützen wir keinesfalls ein »so wenig wie möglich essen«, was einen sinkenden Grundumsatz zur Folge haben könnte. Die Teilnehmer sollen wissen und erleben, dass regelmäßige, passend portionierte Mahlzeiten ihnen mittel- und langfristig den besten Abnahmeerfolg sichern.

Darf man zwischen den Mahlzeiten zuckerfreie Kaugummis kauen?

Wenn der Teilnehmer auf den Süßstoffreiz und die Kaubewegung des Muskelapparates nicht

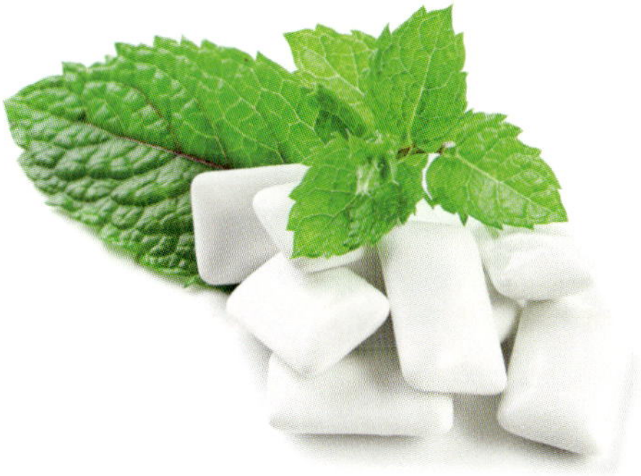

mit Hunger reagiert, ist gegen den Gebrauch von Kaugummi nichts einzuwenden. Wir empfehlen dem Teilnehmer, das selber zu prüfen. Bonbons, auch zuckerfreie Sorten, sind jedoch nicht erlaubt.

Macht es Sinn, abends auf Kohlenhydrate zu verzichten?

Viele Teilnehmer haben bereits gute Erfahrungen mit dem abendlichen Verzicht auf Kohlenhydrate gemacht. Mit *Lebe leichter* haben wir einen völlig anderen, neuen Ansatz: Essen, was schmeckt, aber portionsmäßig begrenzt. Weil sich auf jedem Teller ein Drittel Obst oder Gemüse befindet, wird der Kohlenhydratanteil mäßig ausfallen. Der Teilnehmer kann selbst entscheiden, welche Zusammenstellung er am Abend persönlich für am sinnvollsten hält.

Gibt es eine Empfehlung für die Kalziumversorgung des Körpers?

Die Deutsche Gesellschaft für Ernährung empfiehlt eine Kalziumaufnahme von 1000 mg pro Tag. Zwei- bis dreimal täglich sollte sich deshalb ein kalziumreiches Lebensmittel auf Ihrem Teller befinden. Das Kalzium aus Milch und Milchprodukten empfehlen wir hierbei besonders. Die angegebenen Portionen entsprechen ca. einem Drittel des täglichen Kalziumbedarfs.

- 3 EL geriebener Parmesan: 360 mg Kalzium
- 250 g Magermilchjoghurt: 350 mg Kalzium
- 250 g Magerquark: 300 mg Kalzium
- 250 ml fettarme Milch: 300 mg Kalzium
- 500 ml Molke: 300 mg Kalzium
- 250 ml Buttermilch: 275 mg Kalzium
- 30 g Käse (30 % Fett): 262 mg Kalzium
- 250 g Fenchel: 273 mg Kalzium
- 125 g Grünkohl: 265 mg Kalzium
- 250 g Broccoli: 263 mg Kalzium
- 300 g Lauch: 261 mg Kalzium
- 1,5 l. Mineralwasser: ca. 225 mg Kalzium

Kann man auch zu wenig Fett essen?

Lebe leichter empfiehlt eine Mindestmenge von einem Teelöffel pflanzlichem Fett pro Mahlzeit. Das kann die Margarine auf dem Brot sein oder der Teelöffel Öl im Salat oder zum Anbraten. Fett ist Geschmacksträger, aber auch notwendig für das Aufschließen fettlöslicher Vitamine. Außerdem: Ist der Fettanteil in der Nahrung zu gering, beschwert sich die Verdauung.

Olivenöl ist das dominierende Fett der Mittelmeerländer, in denen weit weniger Herz-Kreislauf-Erkrankungen diagnostiziert werden als in Deutschland. Es hat einen positiven Einfluss auf den Cholesterinspiegel. Olivenöl lässt sich hoch erhitzen, ohne dass seine wertvollen Inhaltsstoffe verloren gehen. Ein weiteres, sehr erwähnenswertes gesundes Öl, ist das Leinöl. Leinöl ist ein Spezialist, der das Gefäßsystem stärkt und pflegt und den roten Blutkörperchen »freie Fahrt« verschafft. Doch ist es nicht lange haltbar. Ist die Flasche einmal geöffnet, nur 2–4 Wochen.

Woran liegt es, wenn ein Teilnehmer schlecht abnimmt, obwohl er sich an das Programm hält?

Eine schleppende Abnahme kann verschiedene Gründe haben. Ein langsamer Stoffwechsel, ein durch viele Diäten verunsicherter Körper, Medikamente, Schilddrüsenunterfunktion, unbewusstes Essen und Ungenauigkeit bei der Umsetzung des Programms, um nur einige Ursachen zu nennen. Da wir bei den Teilnehmern unserer Kurse keine individuelle Gesundheitsanalyse vornehmen, konzentriert sich unsere Hilfestellung in erster Linie darauf, den Teilnehmer für seine gesamte Energiebilanz zu sensibilisieren. Manche Teilnehmer essen tagsüber diszipliniert, oft sogar zu wenig, lassen eventuell das Frühstück ausfallen, sind sich jedoch nicht im Klaren darüber, wie sehr die Abendmahlzeiten ihr persönliches Kalorienbudget überziehen. Klarheit bekommt sowohl der Teilnehmer als auch der Coach, wenn die Aufzeichnungen über den Umfang der drei Mahlzeiten und der Maxis im Planer einige Wochen dokumentiert und überprüft werden.

Kann man auch dreimal in der Woche eine Stunde Sport machen statt täglich eine halbe Stunde?

Selbstverständlich. Mit der Aussage »Bewegen Sie sich täglich eine halbe Stunde« möchten wir den Teilnehmer möglichst täglich zu einem aktiven Lebensstil anspornen. Teilnehmer, denen die Zeit für die tägliche halbe Stunde fehlt, können ihr Bewegungspensum auch zusammenlegen. Dabei sollten Sie darauf achten, dass Sie mindestens dreimal die Woche in regelmäßigen Abständen in Bewegung kommen und die Stundenzahl, also mindes-

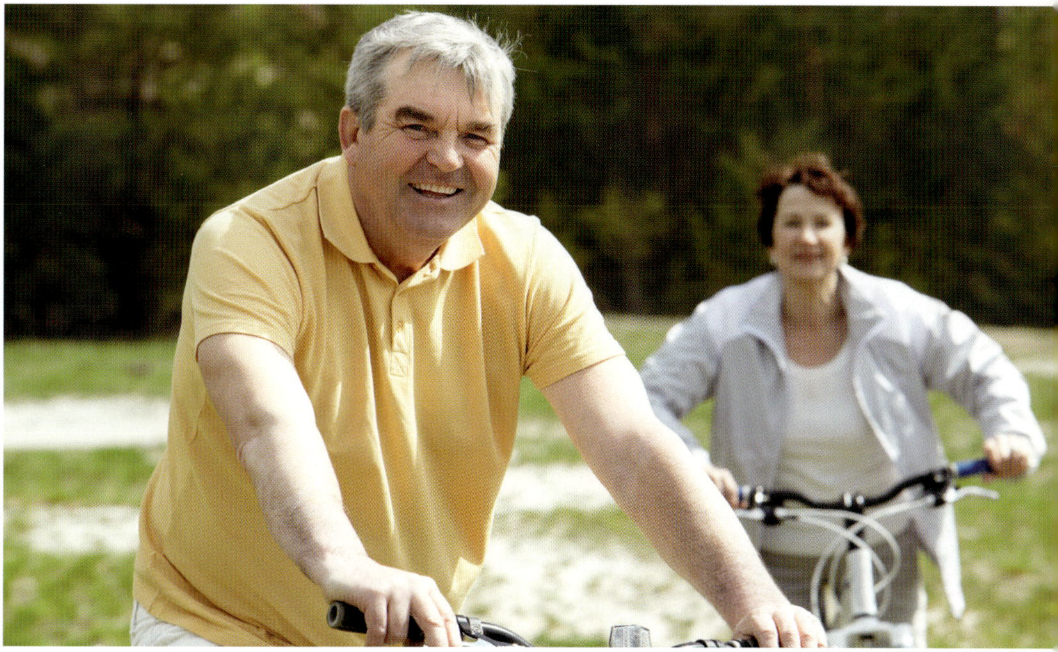

tens dreieinhalb Stunden, am Ende der Woche stimmt.

Warum wiegt man nach dem Sport am nächsten Tag manchmal mehr?
Diese Erfahrung machen besonders Teilnehmer, die mit dem Sport beginnen. Da die Muskeln durch diese neue Art der Anstrengung besser durchblutet werden als vorher, befindet sich gerade an Trainingstagen bzw. dem Tag danach mehr Wasser im Körper als sonst.

Ist es besser, vor dem Essen Sport zu machen oder nach dem Essen?
Der Teilnehmer sollte selber entscheiden, mit welcher Variante er sich wohlerfühlt. Das kann für den einen vor und für einen anderen nach dem Essen sein. Direkt nach einer Mahlzeit mit vollem Magen sollte man besser nicht trainieren.

Wie sieht die Erhaltung des Wunschgewichts bei Lebe leichter aus?
Erreicht ein Teilnehmer durch das *Lebe-leichter*-Konzept mit drei sättigenden Mahlzeiten am Tag sein Wunschgewicht und möchte dieses Gewicht halten, sollte er alle Gewohnheiten, die ihm zu dieser Abnahme verholfen haben, langfristig einüben und beibehalten. Zu befürchten, dass ein ehemals übergewichtiger Teilnehmer mit drei Mahlzeiten zu schlank wird und dem entgegensteuern muss, halten wir für unbegründet. Eher könnte es passieren, dass ein zufriedener, schlanker Teilnehmer mit der Zeit nachlässiger wird und in alte Verhaltensmuster zurückfällt.

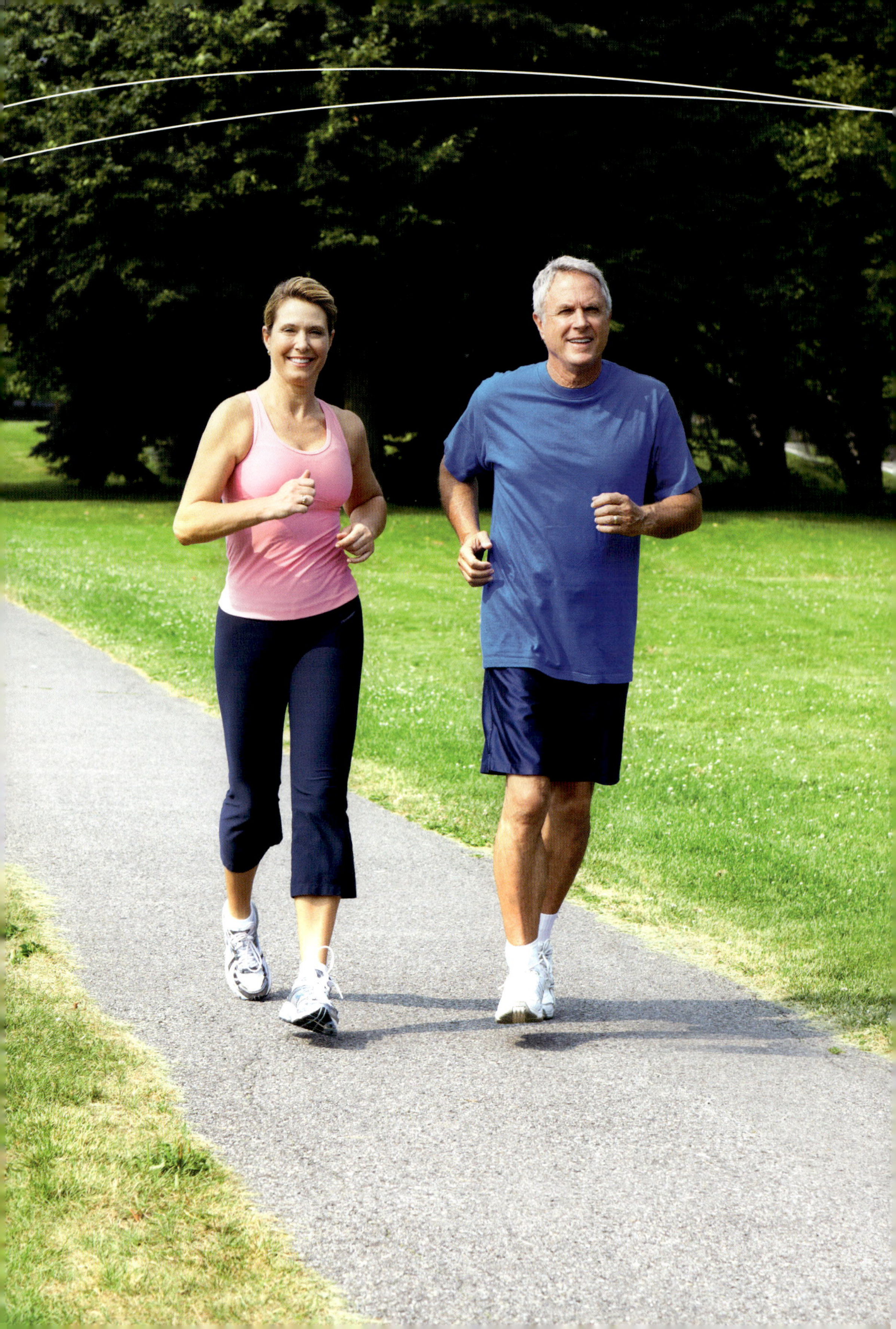

Mit Bewegung leichter leben

Wer fit ist, hat es leichter im Leben und ist zufriedener mit sich selbst. Sagen Sie sich das, wenn Sie morgens den Lift oder die Rolltreppe nehmen wollen oder in den Bus steigen möchten, statt aufs Fahrrad. Treppensteigen hilft nicht nur, Kalorien zu verbrauchen, sondern stärkt Ihre gesamte Kondition.

Mehr als sieben Gründe, sich zu bewegen

1) Bewegung ist Knochennahrung und baut Knochen und Knorpel auf.
2) Bewegung verbessert das psychische Wohlbefinden und beugt Depressionen vor.
3) Bewegung verringert das Risiko, an Typ-2-Diabetes (Altersdiabetes) und Bluthochdruck zu erkranken. Auch ein hoher Cholesterinspiegel wird durch Bewegung positiv beeinflusst.
4) Bewegung verbrennt Kalorien bzw. Körperfett.
5) Bewegung erhöht das Leistungsvermögen bei Arbeit, Sport und Spiel.
6) Bewegung macht den Kopf frei und lenkt ab.
7) Bewegung setzt Endorphine, Glückshormone, frei.

Das *Lebe-leichter*-Konzept sieht eine halbe Stunde Bewegung am Tag vor. Laufen Sie so oft es geht zu Fuß. Schon mit drei täglichen Einheiten von mindestens 10 Minuten verbessern Sie Ihr Herz-Kreislauf-System und beugen vielen Krankheiten vor. Nicht nur beim Essen, auch beim Thema Bewegung setzt *Lebe leichter* auf Abwechslung. Wechseln Sie zwischen Flexibilitätstraining, Krafttraining und Ausdauertraining.

Flexibilitätstraining
Beim Flexibilitätstraining handelt es sich um Sportarten, die die Haltung und die Beweglichkeit verbessern: Pilates, Gymnastik, klassische Dehn-und Stretchübungen. Flexibilitätstraining verbraucht zwar eher wenig Kalorien, hält aber den Körper geschmeidig und mindert die Verletzungsgefahr.

Krafttraining
Krafttraining regt besonders den Muskelaufbau an. Es erhält die Muskeln, verhindert, dass während der Abnahme und auch mit zunehmendem Alter Muskeln abgebaut werden, und sorgt dafür, dass Ihre Muskeln auch im Ruhemodus Fett verbrennen.

Außerdem sorgt Krafttraining für einen starken Rücken und eine straffe Körpersilhouette.

Krafttraining ist Training mit Widerstand, Gerätetraining und Arbeit mit Gewichten. Auch das Theraband fällt in die Kategorie Krafttraining.

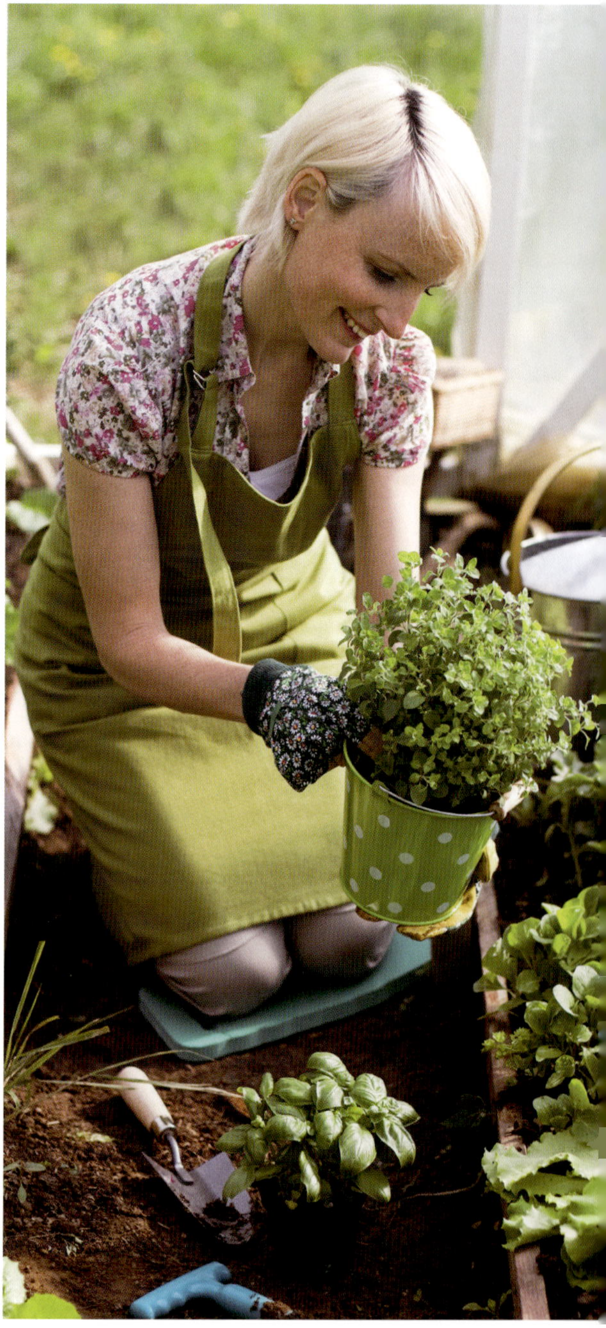

Ausdauertraining

Regelmäßiges Ausdauertraining kurbelt die Fettverbrennung an. Radfahren, Joggen, Walken und Schwimmen sind Ausdauersportarten. Sie steigern den Energieverbrauch, optimieren den Stoffwechsel, verbessern die Durchblutung und die allgemeine Kondition.

Anfänger sollten Ihre Ausdaueraktivitäten langsam aufbauen. Lieber öfter einen langen Spaziergang, statt nach 10 Minuten auf dem Laufband erschöpft aufzugeben. »Laufen ohne zu schnaufen«, lautet die einfache Devise.

Aktivitäten im Alltag

Nutzen Sie bewusst alltägliche Situationen, um sich mehr zu bewegen. Denn Ihren Muskeln ist es egal, ob sie sich gerade im Fitnesscenter oder bei der Gartenarbeit befinden.
Ob Sie regelmäßiges Ausdauertraining nach Plan machen oder sich im Alltag gezielt mehr bewegen: Beide Arten von Bewegung bringen nach einem Jahr das gleiche Ergebnis. Entscheidend ist: Je öfter Ihre Muskeln bewegt werden, desto besser.

Streuen Sie »Aktivizer« in Ihren Tagesverlauf ein. Ein fünfminütiger Powerwalk zum Bus, konsequentes Vermeiden von Rolltreppen und Fahrstühlen, ein paar Verbeugungen bzw. Kniebeugen vor dem Kopierer und der Sprint durchs Treppenhaus, um sich die Unterlagen vom Kollegen zu holen. Und schon haben Sie ganz natürlich und ohne Zeitverlust Bewegung und Fitness in Ihren Berufsalltag geholt.

Auch Ihre Haus- und Gartenarbeit können Sie ganz bewusst dazu nutzen, sämtliche Muskelgruppen zu aktivieren.

Ganz wichtig dabei: Mit positivem Schwung an die Haus- und Gartenarbeit gehen, um einen gesundheitlichen Nutzen daraus zu ziehen.

An den Nutzen der Bewegung glauben

Eine Untersuchung der Harvard-Universität in Cambridge befasste sich mit der gesundheitlichen Situation von Raumpflegekräften. Es ging darum, inwiefern sich eine positive Einstellung zu ihrem Beruf auf ihre Gesundheit auswirkte.

44 Zimmermädchen wurden untersucht und erhielten die Information, dass ihr Beruf eine gesundheitsfördernde Wirkung habe und ihre Tätigkeit den Empfehlungen der Gesundheitsbehörde für gesunde Lebensweise entspreche. Weitere 40 Zimmermädchen erhielten neben der Untersuchung keinerlei weitere Informationen. Nach einem Monat stellten die Forscher einen wesentlichen Unterschied zwischen den beiden Gruppen fest! Die Gruppe, die meinte, ihre Arbeit wirke sich positiv auf ihre Gesundheit aus, reduzierte ihr Gewicht um fast ein Kilogramm, der Blutdruck senkte sich um 10 Prozent und auch die Körperfettwerte hatten sich verbessert.

Darüber hinaus hatte sich das subjektive Empfinden der Gruppe verändert. Obwohl das Verhalten gleich geblieben war, glaubten sie, sich seit der letzten Studie mehr zu bewegen. Bei der anderen Gruppe war keine Veränderung festzustellen.

Die Forscher kamen dadurch zu dem Ergebnis, dass die eigene Einstellung einen erheblichen Einfluss auf den gesundheitlichen Nutzen der täglichen Bewegung hat.

Also: Wenn Sie Sport treiben, gewöhnen Sie sich an, gleichzeitig mental zu trainieren. Stellen Sie sich beim Muskeltraining die trainierte Muskelgruppe vor. Stellen Sie sich beim Laufen vor, wie gut Sie sich fühlen und wie hilfreich die Bewegung für Sie sein wird. Denken Sie beim Fensterputzen daran, wie die Fettpolster schmelzen.

Was aber nicht funktioniert: Nur dran denken! Leider!

Klare Worte

- Der Kalorienverbrauch beim Sport wird oft überschätzt. Wenn Sie Sport treiben, erhalten Sie Ihre Muskeln oder bauen Sie auf, ja! Das Abnahmeergebnis sollte sich trotzdem auch auf der Waage zeigen. Wenn Sie trotz vieler Bewegung nicht abnehmen, essen Sie wahrscheinlich noch zu viel.
- Um einen Schokoriegel abzutrainieren, müssen Sie eine Stunde zügig Fahrrad fahren.
- Nur mit Sport, ohne die Veränderung Ihres Essverhaltens, nehmen Sie nicht ab.
- Je leichter Sie sind, desto weniger Kalorien verbrennen Sie beim Sport.
- Unprofessionelles Abnehmen durch Hungerkuren und Fasten schluckt Muskeln. Da Muskeln die Verbrennungsmotoren des Körpers sind, nehmen Sie demzufolge schlechter ab. Was aber nicht bedeutet, dass Sie Muskeln abbauen, wenn Sie zwischen Ihren drei Mahlzeiten mal Hunger bekommen. Das ist gewollt und beschert Ihnen eine gute Abnahme.
- Mit der Zeit ist beim Sport ein Tempowechsel angesagt. Der Körper hat sich an die

Herausforderung gewöhnt. Vielleicht ist sogar eine neue Sportart dran.

- Mehr Bewegung kann helfen, einen Gewichtsstillstand zu überwinden.

Wie lange bewegen?

Steigern Sie nach und nach Ihr Pensum auf eine halbe Stunde. Damit haben Sie schon das offizielle *Lebe-leichter*-Ziel erreicht.

Die beste Wirkung erzielen Sie, wenn Sie Ihre sportliche Aktivitäten gleichmäßig über die Woche verteilen. An zwei oder drei Tagen Ausdauertraining, in den Tagen dazwischen Krafttraining, um Muskeln aufzubauen.

Um Verletzungen vorzubeugen, ist es wichtig, sich vor dem Sport aufzuwärmen.

Ganz praktisch

Ein geniales Trainingsgerät ist das Theraband. Es kostet wenig, passt in jede Schublade und einige der Muskelübungen lassen sich sogar auf dem Bürostuhl durchführen.

Rückenzieher

Legen Sie das Theraband zusammen. Umfassen Sie es mit beiden Händen. Strecken Sie die Arme über dem Kopf etwas mehr als schulterbreit auseinander. Die Hände bilden dabei mit den Unterarmen eine gerade Linie. Die Handflächen zeigen nach vorne. Halten Sie die Spannung im Bauch und fallen Sie nicht ins Hohlkreuz.

Ziehen Sie die Arme langsam zugleich nach außen und unten, bis das Band auf Nackenhöhe liegt. Halten Sie die Oberkörperspannung aufrecht und ziehen Sie die Schultern leicht nach hinten. Dabei drehen sich die Schulterblätter leicht nach innen zueinander. Der Kopf bleibt stabil.

Wie oft? 1-2 Durchgänge à 15 Züge.

Der Rückenzieher stärkt Arm-und Rückenmuskeln.

Brustspreizer

Setzen Sie sich auf einen Stuhl. Strecken Sie ein Bein nach vorne, legen Sie das Theraband um den Fuß und schlingen Sie die Enden um die Hände. Spannen Sie Bauch- und Pomuskeln an.

Ziehen Sie die Arme in Schulterhöhe gerade und fast gestreckt langsam nach außen und nach hinten. Arme und Schultergürtel bilden nun eine gerade Linie. Ziehen Sie Ihre Schulterblätter zusammen. Dann kehren Sie kontrolliert in die Ausgangsposition zurück.

Wie oft? 20 Durchgänge.

Der Brustspreizer stärkt die Rücken-, Oberarm- und Brustmuskulatur.

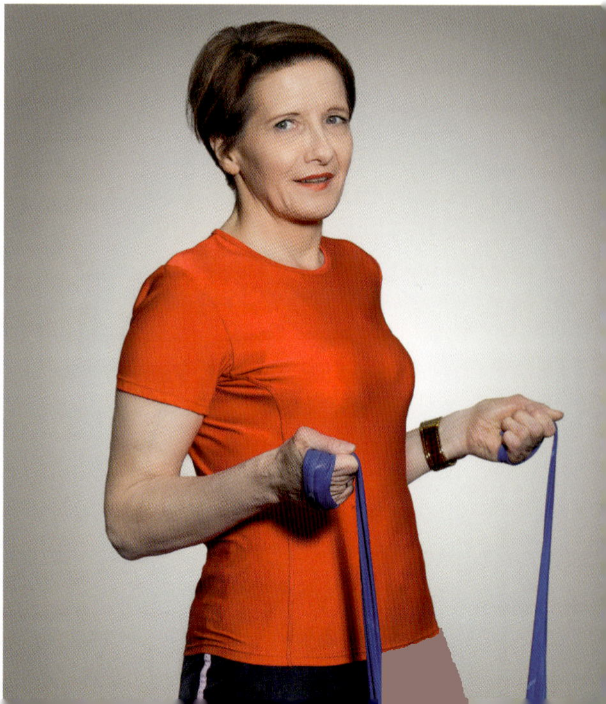

Bewegungstipps für Vielbeschäftigte

- Räkeln Sie sich lange und ausgiebig im Bett.
- Nutzen Sie die Zeit beim Zähneputzen für klassische Skigymnastik, gehen Sie in die Abfahrtshocke.
- Bewegen Sie sich schon unter der Dusche so viel wie möglich.
- Legen Sie einen Fünf-Minuten Powerwalk zum Bus ein.
- Laufen Sie die Rolltreppen in der U-Bahn oder in Kaufhäusern hoch.
- Parken Sie so weit wie möglich vom Zielort entfernt. Beim Einkaufen, bei der Arbeit, beim Stadtbummel, beim Besuch bei Freunden. Nicht Schritte sparen, sondern Möglichkeiten suchen, um zusätzliche Schritte zu gehen.
- Heißer Tipp für die, die in einem Hochhaus wohnen: Stellen Sie Ihre Einkäufe in den Aufzug und schauen Sie, wer zuerst oben ist.
- Meiden Sie ansonsten Aufzüge.
- Laufen Sie während des Telefonierens so viele Kilometer wie möglich oder machen Sie dabei Gymnastik.
- Kaufen Sie sich einen Schrittzähler. Versuchen Sie, täglich auf 10 000 Schritte zu kommen.
- Machen Sie unter dem Schreibtisch »die Venenpumpe«.
- Machen Sie Tischliegestützen.
- Machen Sie Kniebeugen vor dem Drucker oder in der Werbepause.
- Nutzen Sie die Treppen in Ihrem Haus.
- Nutzen Sie Wartezeiten, z. B. im Auto. Spannen Sie für fünf Sekunden alle Muskeln so fest an, wie Sie können.

Beates Blog (1.7.2010)

Treppauf, treppab

Meinem Mann stehen vor Lachen Tränen in den Augen, während er beobachtet, wie ich mich fertig mache. »Was hast du denn?«, argwöhne ich. Er: »Du läufst und läufst und läufst …«

Auch wenn ich im Moment eher keine ausgesprochene Sportskanone bin, bewege ich mich mehr als früher. Nach dem Motto »Kleinvieh macht auch Mist« und »Jeder Gang macht schlank« nutze ich die Gelegenheiten, die sich mir im Alltag bieten. Treppauf, treppab, mal schnell in den Keller, mal alle 88 Stufen hoch ins Arbeitszimmer gesprintet. So sehe ich im Moment gar keine Veranlassung, meine Fitness durch Schwitzen mit Gewalt zu steigern. Treppensteigen, das effektivste, einfachste und preiswerteste Bauch-Beine-Po-Training. Ohne einen Cent Vertragsgebühren. Einfach mal rauf und runter – die 88 Stufen, mach' ich mit links. Und auch wenn ich mich ab und zu als Couch-Potato oute, ganz so schlecht ist es um meine Fitness gar nicht bestellt. Wegen dem Kleinvieh.

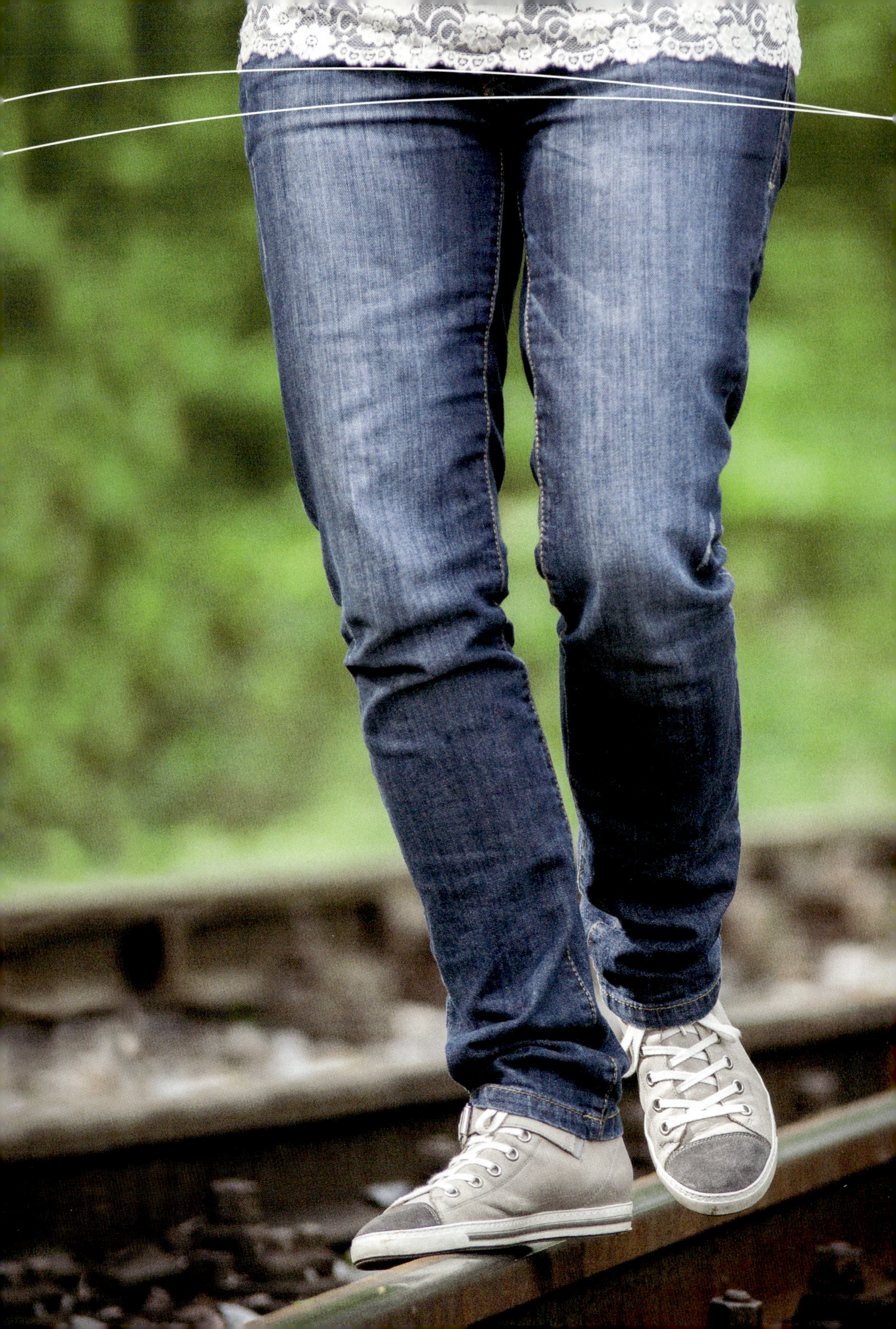

Einen ausgewogenen Lebensstil entwickeln

Was ist langfristig Ihr Ziel? Immer leistungsfähiger zu werden? Immer mehr in immer kürzerer Zeit zu leisten? Vielleicht sogar, um sich immer mehr leisten zu können?

Oder sich von einem leistungsorientierten, getriebenen Menschen in einen ausgeglichenen, belastungsfähigen Menschen zu verwandeln?

Was ist der Preis für Ihre hohen Ansprüche an Sie selbst?

Lernen Sie, Nein zu sagen. Oft erfolgt ein Ja aus dem Gefühl heraus, nicht genug geleistet zu haben. Leben Sie in dem Bewusstsein, dass Sie nicht alles tun können. Weil niemand alles tun kann.

Wer nicht lernt, Nein zu sagen, muss immer wieder Nein zu den eigenen Bedürfnissen sagen.

14 Möglichkeiten, Nein zu sagen

»Meldet sich jemand freiwillig?«, fragte ich im Rahmen eines Seminars zum Thema Stress. Eine junge Frau hob die Hand und kam zum Mikrofon. Es war Marita, eine junge Ärztin, die in einer 30 km entfernten Kleinstadt arbeitete – eine Mutter von drei kleinen Kindern.

»Das Neinsagen gehört mit zum Schwersten, was wir Frauen lernen müssen, um unsere Kräfte zu bewahren«, begann ich. »Ich möchte Ihnen heute zeigen, wie schwierig es sein kann, die richtige Entscheidung zu fällen.«

Dann sprach ich Marita an: »Stell dir vor, du bist überlastet von deiner Arbeit. Du fühlst dich ausgelaugt und bist nervös und gereizt. Dir ist klar, dass du keine weiteren Verpflichtungen auf dich nehmen solltest. Was immer ich dich jetzt fragen werde: Sag Nein!«

Ich mimte einen Anruf, stellte mich als die Frau des Pastors vor und berichtete ihr von der großartigen Möglichkeit, in diesem Sommer das Ensemble eines amerikanischen Gospelchores in unsere Stadt zu holen. Dann fragte ich sie, ob sie bereit wäre, zwei der Teilnehmer für ein paar Tage bei sich aufzunehmen.

»Nein, das geht nicht!« – »Aber – wenn du absagst, wird das ganze Projekt ins Wasser fallen.« – »Nein.« – »Vielleicht könnten wir sogar ein Konzert in eurer Kleinstadt einschieben. Das wäre doch eine große Möglichkeit, ein bisschen für Publicity zu sorgen.«

»N...nein.« – »Gastfreundschaft ist so wichtig. Und sie wird immer seltener praktiziert. Ich glaube, die Gäste würden auch für eure Familie ein großer Segen sein.«

Sie wurde unsicher. Die anderen konnten merken, dass sie in Versuchung geriet zuzusagen. »Ich muss erst mal mit meinem Mann darüber reden.« – »Ach bitte, Marita – wenn du jetzt zusagst, habe ich meine Planung abgeschlossen und ich kann dem Chorleiter antworten ...« – »Ja, gut, ich denke, es klappt schon«, brach es aus ihr heraus.

Die Zuhörer lachten. Viele fanden sich in Marita wieder. Obwohl sie genau wusste, dass sie auch nicht eine einzige Last mehr tragen konnte, hatte sie Ja gesagt. Die meisten von uns handeln genauso, wenn nur fest genug an unseren Schuldgefühlen gezerrt wird.

Das Neinsagen

Wenn es Ihnen ebenso schwerfällt wie den meisten anderen Menschen, etwas abzulehnen, werden Ihnen die folgenden Vorschläge vielleicht in Zukunft helfen.

Das absolut gültige Nein

»Ich bin in dieser Woche schon an drei Abenden weg gewesen. Ich bleibe zu Hause und sehe mit den Kindern fern.«

Das Lass-uns-die-Last-teilen-Nein

»Ich bin mir sicher, du findest noch einen anderen, dem das Aufräumen nach der Versammlung ebenso viel Freude macht wie mir beim letzten Mal.«

Das Lassen-Sie-es-jemand-anderes-für-sich-sagen-Nein

(Vielleicht ist dieses Nein ja ein Zeichen von Schwäche, aber es ist speziell für solche Zeiten bestimmt, in denen besondere Situationen besondere Maßnahmen erfordern und in denen es durchaus einmal erlaubt ist, schwach zu sein.) »Liebling, gehst du bitte eben nach nebenan und sagst Mrs. Jones, dass ich zu ihrer Party diese Woche nicht kommen kann?«

Das Nachdem-man-zugesagt-hat-Nein

»Ich habe einen Fehler begangen. Ich hätte nicht zusagen sollen! Es tut mir sehr leid, aber ich muss einen Rückzieher machen!« Legen Sie auf und tun Sie einen tiefen Seufzer der Erleichterung.

Das Fünf-Sterne-Nein

Das mag ich am liebsten: Danach gibt es kein Zurück mehr. »Ich muss es lassen!«

Das Im-Moment-nicht-Nein

»Ich habe es schon gemacht, und ich werde es auch sicher wieder tun, aber im Moment kann ich nicht.«

Das Werden-Sie-streng-Nein

(Dazu kommt es meist am Ende eines Gerangels zwischen Teenagern und Eltern, z. B. wenn der Teenager in ihrer Abwesenheit eine Party geben möchte.) »Ich bin hier die Mutter. Du bist das Kind. Die Antwort lautet Nein!«

Das Ich-würde-ja-gerne-Nein

»Ich würde es sehr gerne machen, denn ich weiß, es ist sehr interessant, und ich habe mir immer gewünscht, einmal dazu zu kommen, aber im Moment bin ich absolut nicht in der Lage.«

Das Ringlein-wandere-Nein

»Ich habe an diesem Tag schon etwas anderes vor, aber ich bin mir sicher, dass Virginia

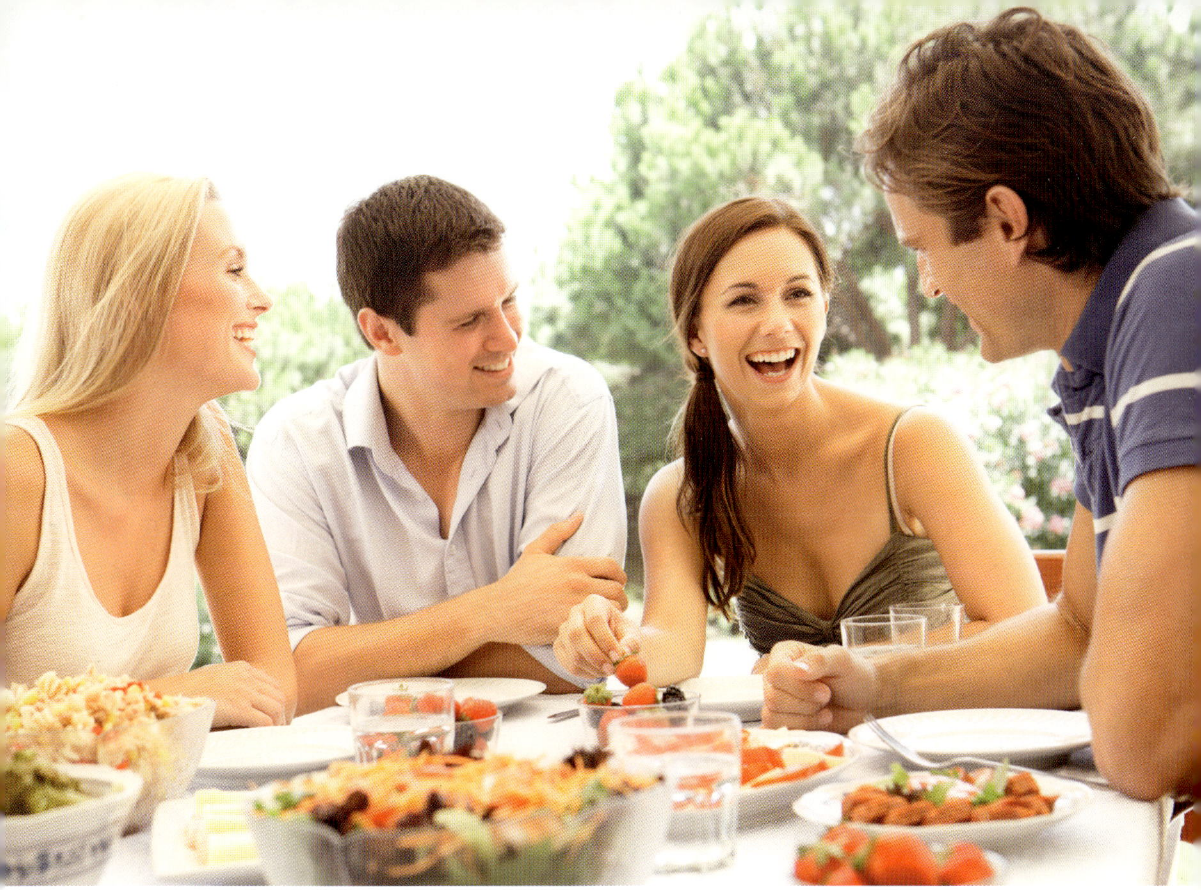

gerne mitgehen möchte. (Erwähne aber bitte nicht, dass ich dich auf sie gebracht habe)«. (Natürlich nur, wenn Sie wissen, dass Virginia Zeit hat und sich freuen würde.)

Das höfliche Nein
Es tut mir außerordentlich leid, aber mein Terminplan lässt es nicht zu, eine weitere Verpflichtung in dieser Woche / diesem Monat / diesem Jahr / dieser Zeit zu übernehmen.«

Das Auf-keinen-Fall-Nein
Es ist für den halbwüchsigen Sohn bestimmt. Er möchte, dass Sie Ihre Freunde bitten, Sie abzuholen, damit er das Auto haben kann. Blicken Sie ihm voll in die Augen und lächeln Sie dabei. Sprechen Sie deutlich. Sagen Sie Nein.

Das diplomatische Nein
»Es war ja freundlich von Ihnen, an mich zu denken. Ich fühle mich dadurch sehr geschmeichelt! Es tut mir außerordentlich leid, dass ich nicht kann!«

Das Körpersprache-Nein
(Es ist anzuwenden, wenn Leute nicht nach Hause gehen wollen, obwohl Sie Ihnen bereits mitgeteilt haben, wie müde Sie sind.) Stehen Sie auf. Strecken Sie sich. Frösteln Sie ein wenig. Verlassen Sie den Raum. Kommen Sie nicht mehr zurück.

Das absolute Nein
»Ich kann das nicht machen. Ich habe weder den Wunsch, noch die Zeit, noch das Interesse, noch die Kraft dazu. Nein. Absolut nein!« (Behalten Sie sich dieses Nein für besondere Situationen vor.)[3]

[3] Pat King, Geschafft, Oncken Verlag 1987, S. 86-89.

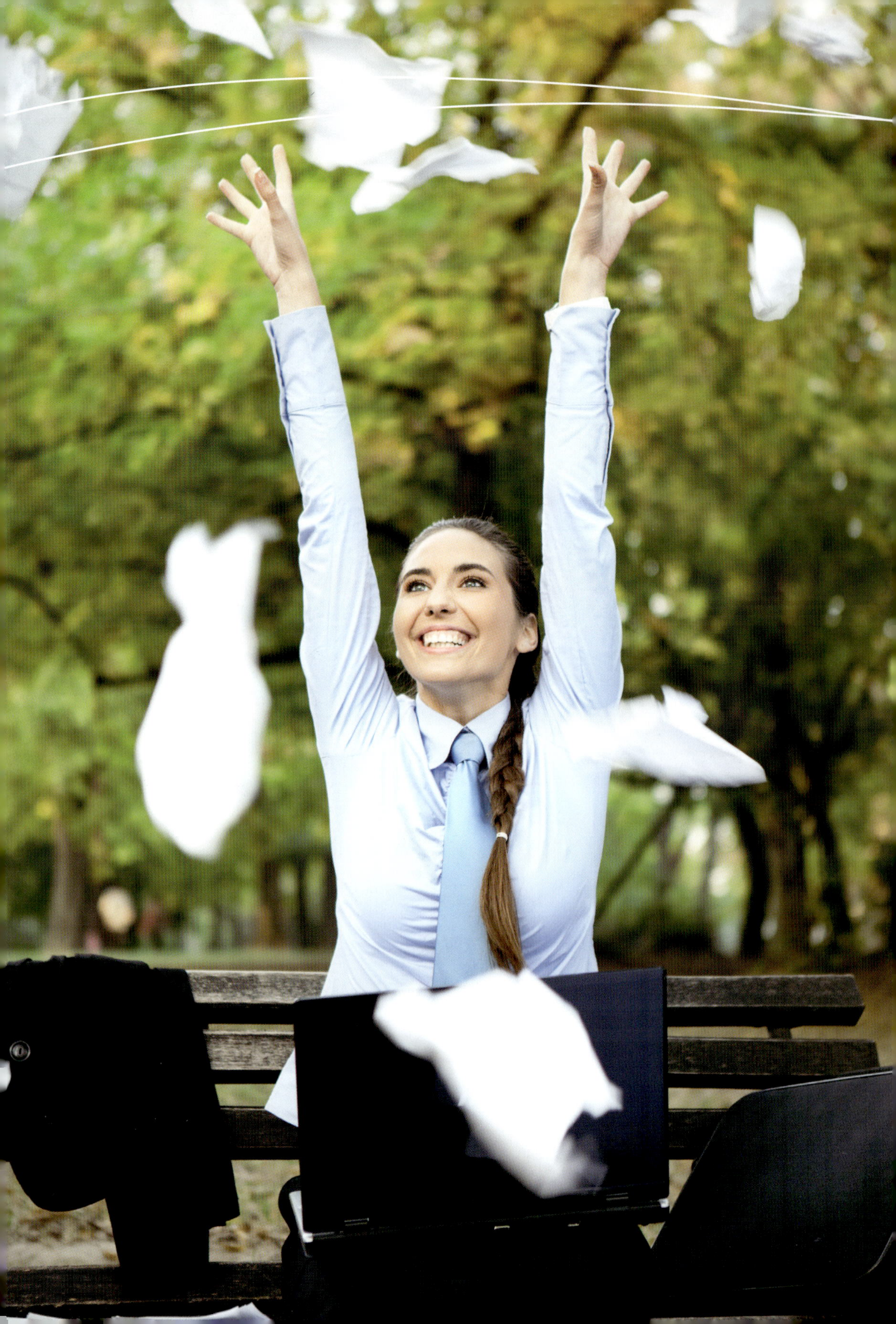

Ein neuer Lebensstil

Entwickeln Sie einen neuen Lebensstil, der der Schöpfungsordnung entgegenkommt.

Ein materialistischer Lebensstil wird Sie auf Dauer nicht glücklich machen. Übertriebene Leistungsbereitschaft kann Sie sogar krank machen. Es nützt nichts, die Schuld für Ihren Stress und Druck immer anderen Menschen oder den ungünstigen Umständen in die Schuhe zu schieben. Finden Sie den Punkt, wo Ihr Leistungswunsch in Leistungszwang umschlägt, und ziehen Sie die Bremse.

- Planen Sie Aufgaben und Termine nicht zu dicht.
- Beachten Sie Ihre Leistungskurve.
- Fangen Sie morgens konzentriert an und begrenzen Sie Ihre Arbeitszeit für anstrengende Aufgaben.
- Lernen Sie, Nein zu sagen!
- Fördern Sie Wachstum und Eigeninitiative in Ihrem Umfeld.
- Finden Sie eine maßvolle Ausgewogenheit zwischen Arbeit und Entspannung.
- Nehmen Sie sich Zeit, im Heute zu leben. Jeder einzelne Tag Ihres Lebens muss lebenswert sein.
- Achten Sie auf Ihre Seele.
- Gönnen Sie sich Spaß.
- Pflegen Sie Freundschaften.
- Überdenken Sie Ihre Prioritäten.
- Setzen Sie Ihren Herzenszustand ganz oben auf Ihre Prioritätenliste.

Wo könnte ein erschöpfter Mensch besser zur Ruhe kommen als bei dem, der gesagt hat: *»Kommt her zu mir alle, die ihr frustriert und überlastet seid, und ich werde euch Erholung geben.*

Geht an die Dinge heran, wie ich es tue und lernt von mir, denn ich bin sanft (freundlich, verständnisvoll, unaufgeregt) und demütig (bescheiden und doch mutig, entspannt, muss nicht andere übertreffen, es allen beweisen, recht haben) im Herzen und ihr werdet Ruhe finden für eure Seelen (schlechten Stress abbauen, in euch ruhen).

Denn wer das Leben so auf sich nimmt und annimmt, wer so glaubt und lebt, der müht sich zwar auch, aber lässt dabei viel Unnötiges los. Er gewinnt Leichtigkeit und macht das Leben nicht noch schwerer als es ist. Bewundert mich nicht nur, sondern kommt und macht es mir nach.

Es ist leichter, als ihr denkt!«
(nach Matthäus 11,28-30)[4]

[4] Mit freundlicher Genehmigung nach Martin Pepper.

Werden Sie *Lebe-leichter-* Coach

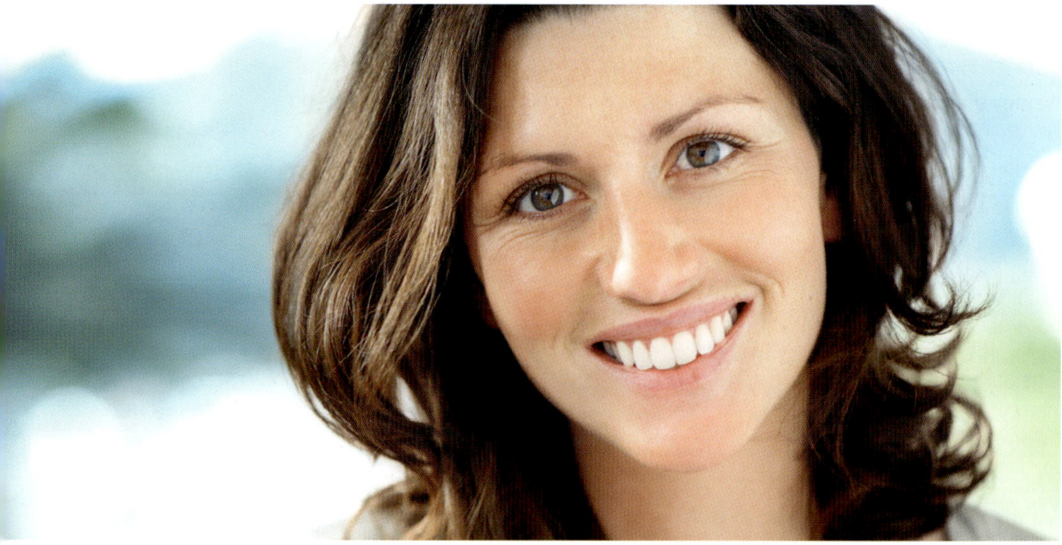

Man könnte es als neue berufliche Chance betrachten, aber auch als Einstieg in eine neue, leidenschaftliche Tätigkeit. »Wer liebt, was er tut, braucht nie wieder zu arbeiten«, lautet unsere Devise. Wir, die Autorinnen, könnten uns keinen besseren Job vorstellen, als Woche für Woche Menschen zu motivieren und zu unterstützen. Motivation ist unsere Stärke, deshalb fällt es uns so leicht, andere zu begeistern. Steckt in Ihnen auch die Sehnsucht, anderen Menschen zu mehr Leichtigkeit zu verhelfen? Sind Sie angesteckt von der Grundidee von *Lebe leichter*? Konnten wir Sie für eine neue Leichtigkeit gewinnen?

Wenn der Gedanke daran, selber *Lebe-leichter*-Coach zu werden, ihr Herz höher schlagen lässt, dann bewerben Sie sich bei uns. Gerne senden wir Ihnen weiteres Infomaterial. In einem Zwei-Tages-Seminar erhalten Sie von uns das nötige Know-how, um *Lebe-leichter*-Gruppen zu leiten. Sie erwerben sich damit die Lizenz, eigene Treffen zu eröffnen und selbständig tätig zu sein. Positiver Nebeneffekt: Als *Lebe-leichter*-Coach gelten Sie ständig als Vorbild und bleiben am Puls der Thematik. Wir unterstützen Sie dabei. Weitere Infos finden Sie auf unserer Website *www.Lebe-leichter.com*.

Beates Blog (29.1.2012)

Der Unterschied

Sie sind wieder in alle Himmelsrichtungen gefahren. Norden (Hamburg), Osten (bei Chemnitz), Westen und Süden. Sechs neue, engagierte, pfiffige *Lebe-leichter*-Coaches. Zwei Ausbildungstage sind eigentlich viel zu wenig. Und doch fahren alle mit dem Gefühl heim, ein gehöriges Stück Neuland erobert und die wichtigsten Bausteine des Coachings erlernt zu haben. Während der Ausbildung wurde allen der Unterschied zwischen einem Ernährungsberater und einem Coach klar.
Was wäre dir denn lieber? Ein Gesundheitsberater, der dir mitteilt, was gut für dich ist? Was du besser tun und lassen sollst?
Oder ein Coach, der dir hilft, deine auf dich und dein Lieblingsleben zugeschnittene Spezialantwort zu finden. Indem er dir zuhört. Dir die richtigen Fragen stellt. Akzeptiert, dass du dich kennst und ziemlich gut weißt, was du auf keinen Fall willst – nämlich jeden Tag Sport machen. So, dass du jedes *Lebe-leichter*-Treffen mit einem Lächeln und einer echt guten Idee verlässt, die du unbedingt mal ausprobieren möchtest.
Du entschlackst deinen Kleiderschrank, testest zum Nachtisch den Smoothie von Anne und googelst heute Abend sofort nach dem Lied über Luise, das Alisa vorgespielt hat. Und das Rezept mit dem Birchermüsli, das so toll satt machen soll, probierst du aus, sobald die Geschäfte wieder offen sind. Du wolltest doch schon immer mal eine 5-Korn-Mischung kaufen. Und du telefonierst mit Franziska. Fragst sie, wie sie es geschafft hat, so super abzunehmen ... Da hängst du dich dran ... und würdest glatt eine Runde mit ihr laufen.